中国百年百名中医临床家丛书

董 廷 瑶

王霞芳　邓嘉成　编著

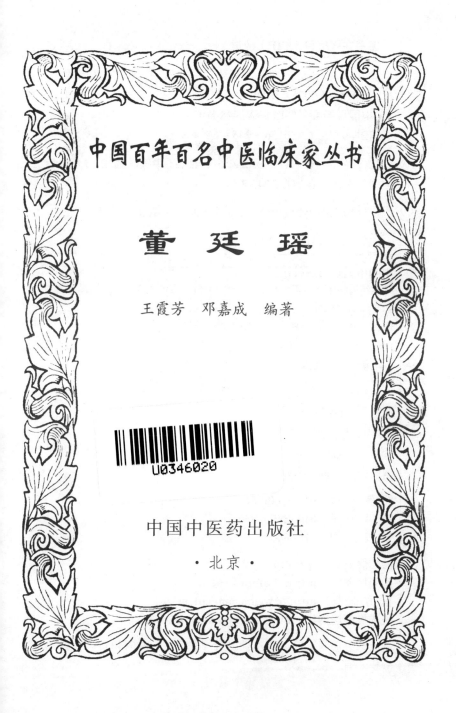

U0346020

中国中医药出版社

·北京·

图书在版编目（CIP）数据

董廷瑶 / 王霞芳，邓嘉成编著 . -- 北京：中国中医药出版
社，2001.06（2025.4 重印）
（中国百年百名中医临床家丛书）
ISBN 978 - 7 - 80156 - 245 - 6

Ⅰ.①董… Ⅱ.①王… ②邓… Ⅲ.①中医学临床—经验—
中国—现代 Ⅳ.① R249.7

中国版本图书馆 CIP 数据核字（2001）第 037279 号

中国中医药出版社出版

北京经济技术开发区科创十三街 31 号院二区 8 号楼
邮政编码 100176
传真 010-64405721
廊坊市佳艺印务有限公司印刷
各地新华书店经销

开本 850×1168 1/32 印张 13.75 字数 312 千字
2001 年 6 月第 1 版 2025 年 4 月第 4 次印刷
书号 ISBN 978 - 7 - 80156 - 245 - 6

定价 49.00 元
网址 www.cptcm.com

服 务 热 线 010-64405510
购 书 热 线 010-89535836
维 权 打 假 010-64405753

微信服务号 zgzyycbs
微商城网址 https://kdt.im/LIdUGr
官 方 微 博 http://e.weibo.com/cptcm
天猫旗舰店网址 https://zgzyycbs.tmall.com

如有印装质量问题请与本社出版部联系（010-64405510）
版权专有 侵权必究

出版者的话

祖国医学源远流长。昔岐黄、神农，医之源始；汉仲景、华佗，医之圣也。在祖国医学发展的长河中，临床名家辈出，促进了祖国医学的迅猛发展。中国中医药出版社为贯彻卫生部和国家中医药管理局关于继承发扬祖国医药学，继承不泥古、发扬不离宗的精神，在完成了《明清名医全书大成》出版的基础上，又策划了《中国百年百名中医临床家丛书》，以期反映近现代即20世纪，特别是新中国成立50年来中医药发展的历程。我们邀请卫生部张文康部长做本套丛书的主编，卫生部副部长兼国家中医药管理局局长佘靖同志、国家中医药管理局副局长李振吉同志任副主编，他们都欣然同意，并亲自组织几百名中医药专家进行整理。经过几年的艰苦努力，终于在21世纪初正式问世。

顾名思义，《中国百年百名中医临床家丛书》就是要总结在过去的100年历史中，为中医药事业做出过巨大贡献、受到广大群众爱戴的中医临床工作者的丰富经验，把他们的事业发扬光大，让他们优秀的医疗经验代代相传。百年轮回，世纪更替，今天，我们又一次站在世纪之巅，回顾历史，总结经验，为的是更好地发展，更快地创新，使中医药学这座伟大的宝库永远取之不尽、用之不竭，更好地服务于人类，服务于未来。

本套丛书第一批计划出版140种左右，所选医家均系在中医临床方面取得卓越成就，在全国享有崇高威望且具有较高学术造诣的中医临床大家，包括内、外、妇、儿、骨伤、针灸等各科的代表人物。

本套丛书以每位医家独立成册，每册按医家小传、专病论治、诊余漫话、年谱四部分进行编写。其中，医家小传简要介绍医家的生平及成才之路；专病论治意在以病统论、以论统案、以案统话，即将与某病相关的精彩医论、医案、医话加以系统整理，便于临床学习与借鉴；诊余漫话则系读书体会、札记，也可以是习医心得，等等；年谱部分则反映了名医一生中的重大事件或转折点。

本套丛书有两个特点是值得一提的：其一是文前部分，我们尽最大可能收集了医家的照片，包括一些珍贵的生活照、诊疗照，以及医家手迹、名家题字等，这些材料具有极高的文献价值，是历史的真实反映；其二，本套丛书始终强调，必须把笔墨的重点放在医家最擅长治疗的病种上面，而且要大篇幅详细介绍，把医家在用药、用方上的特点予以详尽淋漓地展示，务求写出临床真正有效的内容，也就是说，不是医家擅长的病种大可不写，而且要写出"干货"来，不要让人感觉什么都能治，什么都治不好。

有了以上两大特点，我们相信，《中国百年百名中医临床家丛书》会受到广大中医工作者的青睐，更会对中医事业的发展起到巨大的推动作用。同时，通过对百余位中医临床医家经验的总结，也使近百年中医药学的发展历程清晰地展现在人们面前，因此，本套丛书不仅具有较高的临床参考价值和学术价值，同时还具有前所未有的文献价值，这也是我们组织编写这套丛书的初衷所在。

中国中医药出版社

2000 年 10 月 28 日

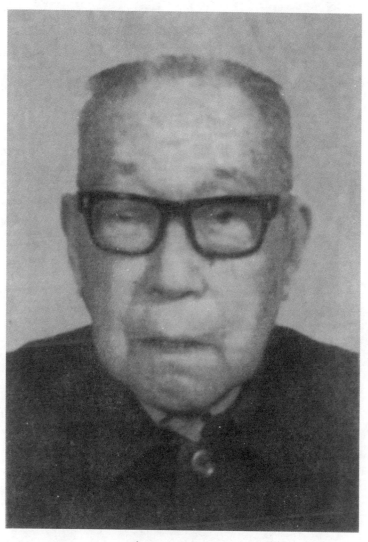

董廷瑶先生近照

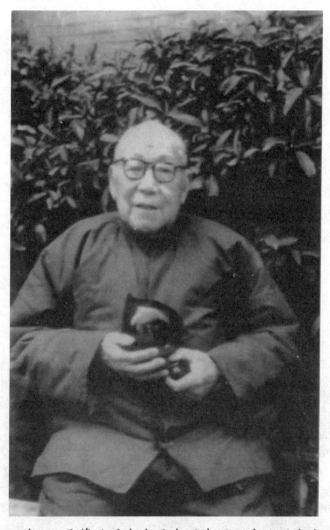

1998年12月董廷瑶先生于中国中医研究院医史文献研究所，时年96岁。

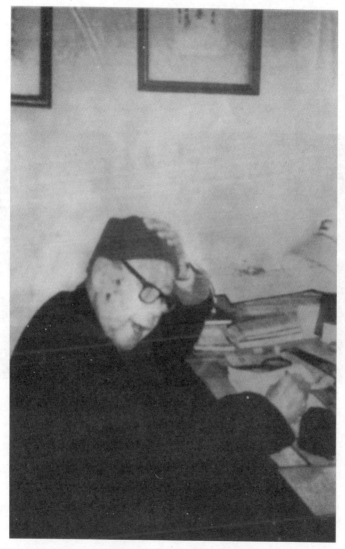

董廷瑶先生于书斋中

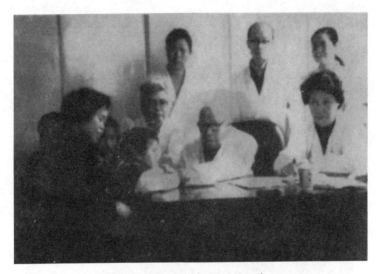

董廷瑶先生正在为患儿诊治

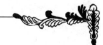

目　录

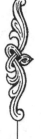

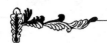

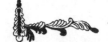

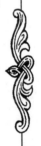

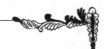

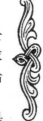

　　余祖居浙江鄞县南乡董家眺农村。祖传中医，父水樵公是宁波城乡知名中医内儿科，讲求医德，同村老小贫病求治，一律免费医治施药，尝曰："医者仁心，才有仁术。"给儿辈留下了深刻印象。

　　吾出生于1903年6月。上有六位姐姐，长兄早逝，是独生幼子，先天原本不足，又因父亲抱孙心切，故于16岁时就早婚，后天难免有损。父母虽钟爱万分，但督教甚严，7岁即延聘秀才老师启蒙，经史医籍，悉皆背诵。15岁起教读《素问》《灵枢》及汉唐方书，边读书，边学医侍诊，在严父悉心带教下勤学苦练三年，尽得家传。18岁春，父病故，在弱冠之年应诊，自感学识经验俱不足，一面四处求教医药前辈，以求深造，一面临诊悉心钻研，兢兢业业，理论与经验均有长足进步，诊务日增，得能立足于医林之中。

　　21岁时突遭土匪绑架，藏匿于奉化深山，勒索巨款，终以8500银圆赎回脱险，深感乡居不宁，奉母命移居宁波

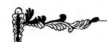

城内，悬壶行医，并撰写"匪窟十日记"发表于时事公报，连载15日，惊险曲折的经历轰动城乡，更以医术精湛，医技高超，医德高尚，而名扬城郊，求医者日众，门庭若市。然尚自知不足，发奋图强，昼日门诊出诊应接不暇，夜间挑灯攻读医籍，遇疑难则必上门请教师辈及同行。久则心身交瘁，积劳患肺结核，形瘠咯血，当时又无特效药，生命可虑。然在知医之下，试服野山参，每日3克隔水服，连服1月，胃口形气渐复，有云："气壮而胃自开，气和而食自化。"脾健胃和，土能生金，肺气得养，其疾自安。此后每在春季生发之时，续服野山参壹两，分10天服，补肺益气，连服10年后肺结核钙化而愈。

1929年国民党歧视中医，竟然通过"废除旧医以扫除医事卫生之障碍案"、声称"旧医一日不除……新医事业一日不能向上"，并制定了消灭中医的6条措施，妄图消灭中医。消息传来激怒了全国中医，公推代表去上海，宁波推荐吴涵秋、王宇高及我3人为代表。3月在上海召开代表大会，推荐代表组成请愿团赴南京国民政府请愿，大家当仁不让，直奔南京，强烈要求取消议案，最终取得了胜利。

1937年抗日战争，甬城迭遭轰炸，不得已携眷逃难至上海，开业行医。因旅沪及逃难来沪的同乡众多，经精心诊治，诊务十分繁忙，名扬沪上市郊。

解放后党的领导大力振兴卫生事业，提出四大方针。1951年我约集了20余位中西同道，集资创办新成区第二联合诊所，通力协作开展诊务，自给自足绰有余裕。

1956年我光荣地被推选为新成区第三届人民代表。翌年参加万人检查团，全面检查全区大小卫生单位，同吃同住同劳动的创举，对我过去好逸恶劳的陋习是有很大的教育。连

续被推选为静安区人民代表共五届（第三、第四、第五、第六、第七届），直到调离静安区，任文献馆馆长为止。

1958年冬上海麻疹大流行，死亡率之高为历年罕见，市卫生局调我去大公医院，同西医协作抢救患儿。我为不辜负党的期望，毅然停歇私人门诊，放弃可观的诊金，有人说我是"憨大"。我却无怨无悔日夜不离医院，千方百计精心诊治，创用了解毒活血汤治疗麻疹逆证，挽救了并发症危重儿的生命，死亡率由初期的10%降至0，平均死亡率仅3%，为全市最低，获卫生局表彰。1959年光荣地出席首都召开的全国传染病大会，会上宣读了论文，获得与会专家的赞同。

1959年调至静安区中心医院任中医科主任，门诊、病房、院外会诊、临床带教，工作很吃重。我听党的话毅然关闭私人诊所，放弃高额收入，全身心投入中医工作，急病人所急，痛病人所痛，不自稍懈，获得群众的信仰，诊务更繁忙每天达60人次，为全市可数之一。记得在我65岁时，主动要求参加医疗队下乡，一次乘一叶小舟去五里外出诊，船小江阔，舟翻落水，幸被救起，湿衣未换仍急忙为农民诊病，农家万分感动。同年在区卫生局的指示下举办了中医带徒班，我任班主任、教研组长，为振兴中医事业，延聘有教学经验的优秀老医师，按中医大学课程安排，认真教学。共办了五届，培养了近200位中医骨干，现在各级医疗机构中，发挥中医中药的优良作用。

我有4子1女，长子维和，继承家学在甬行医。但却因患肝癌不治，先我而逝，年仅53岁。唯有其子幼祺随我学医，颇有悟性，勤学苦研，能获我真传，继承发扬祖业，屡有创新，今在宁波中医院任儿科主任，已晋升为副主任医师。医术精良，医德高尚，获得病儿家长好评，诊务十分繁

忙，已获得科研成果奖。家有传人，聊慰吾心。

1979 年卫生局为振兴中医，重建中医文献馆，敦促我任馆长，我因年迈（八旬老人）不敢应聘。1980 年 11 月 7 日，我尊重局党委的指令到卫生局报到。到文献馆任职后，即开展中医文献工作，并聘请市内著名老中医任馆员及教师，创办了中医研究班为中医事业培养高层次的人才，共办了五届。这些高资历医师进修后，目前大多为各级医院中医科主任，在医教研方面作出了很大贡献。

1988 年被聘为上海中医药大学客座教授。

1990 年因对中医事业杰出的贡献，荣获国务院颁发的特殊津贴和奖状。

1990 年中央二部一局核准我为全国 500 名老中医之一，再次收徒，带教原学生王霞芳为我的学术经验继承人，为培养接班人和振兴中医儿科，我除上课讲学外，临床手把手悉心教导，使之成才，她亦获得国务院政府特殊津贴和奖状（1998 年）。

回顾 80 年的行医、教学研究工作，尚有很多不足，仍不敢自息，业余执笔撰写心得，指导带教学术继承人王霞芳及众多学生如宋知行、邓嘉成、倪菊秀、陈家树、夏以琳、封玉琳、林洁、胡文蓉、肖之佛、陈辽弘、虞盟莺、钱正修、夏近宜等。齐心协作整理我的学术经验。已出版《幼科刍言》及《幼科撷要》专著两册，均获市卫生局及中医药大学科技进步奖三等奖。又 "董廷瑶老中医诊治婴儿吐乳（火丁按压法）专长的临床研究及机理探讨" 课题，荣获国家中医药管理局及上海市科委科技进步奖三等奖。

晚年自思平生学医，继承家学一丝不苟，精益求精，更崇医德，不计较私利，不图虚名，常能推己及人，幼吾幼以

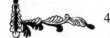

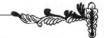

医家小传

及人之幼，就以"幼幼庐"作为堂名。终身贡献于中医事业全心全意为小病人服务，直至97岁高龄卧床，我仍督教接班的学生要继承吾志，兢兢业业，钻研医术，为广大儿童健康服务。

本书承曹翠娥、张云鹏主任医师指导。

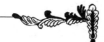

专病论治

传染病诊治经验

（一）麻疹的治疗经验

麻疹是小儿常见的一种传染病，四季均有发生，但以冬春季节为多见。麻疹又名"痧子""瘄子""疹子"；其发病原因，历代医家大多认为是内有胎毒（或曰伏毒），外感时气而诱发。《幼幼集成》云："麻虽胎毒，多带时行，气候寒温非令，男女传染而成。"解放后重视预防，自注射麻疹疫苗以来，发病率已大为降低。

对麻疹的治疗方面，必须把好二道关，一为早期诊断，二为合理透发。

早期诊断：麻疹将发之前，一般症状与感冒相似。唯麻疹有面红腮赤，呛咳时作，喷嚏频仍，眼睑红赤，目泪

汪汪，哈欠喜睡，或有恶心、呕吐、腹泻等，与感冒有所不同。特别要观察口腔黏膜，患儿牙龈之色较平素为红，其上间见白色细小乳头状点，为其他外感所不备。据我个人经验，其诊断正确性，较观察颊黏膜的柯氏斑为优。一般可根据上述症状，作为早期诊断的依据。

合理透发：麻疹的治疗原则，重在清解透表。麻疹的病情演变，有顺有逆。顺证身热和缓，神气清爽，咳嗽而气不促，三四天开始发疹，先见于耳后、头面，次及胸背、四肢，疹点匀净，色泽红活，无其他并发症；疹点在3天内透发完毕，渐次隐没，热退咳减，胃纳转佳，二便通调，渐趋康复。逆证疹出不畅，尤其两颧苍白，或疹出即没，或疹色紫暗，并见壮热咳剧，气急痰鸣，鼻扇胸高，口唇青紫，脉见洪大疾数，此乃并发肺炎之候；若疹色紫暗，形成斑块，舌质干绛起刺，是邪毒窜入营分、血分；若神昏谵语，痉厥抽搐，系邪毒内陷心包；若肤色苍白，疹点暗淡不红，昏睡肢厥，舌苔白滑，脉象沉微，属元气虚弱不能透毒外出，又如疹出而收太早，或中途隐没，或逾期不收，身有壮热，或疹收后壮热不退、喘咳泄泻等，亦为逆证之候。一般来说，逆证往往由于未能很好透发所致。故麻疹能发得透，则毒从外泄，变化就少；若发得不透，毒向内陷，每易发生种种险逆。

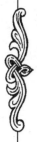

至于透发，必须掌握透发的时间。前人有"三日前宜升，四日后宜降"之说，即从见点起3天内应及时合理透发；如该透不透，或透不得法，或不该透而继续透，反会发生不良的后果，此其一。其次，疹宜通泄，故以大便通畅者为顺，即使泄泻几次，亦属无妨；大便闭结者，反恐凶候，故尤忌止泻之品。其三，初期鼻衄，亦属佳兆，犹如伤寒太

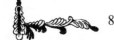

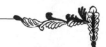

阳之红汗，乃邪气散越之征，可以勿忧。其四，更应注意用药，麻疹为阳毒，以清凉为宜；但也不可拘泥，应根据病情，因人因时因地辨证论治。

临床总结，麻疹之透法可有以下八种：风寒阻表用三拗汤，风温阻表用银翘散，湿热积滞用宣毒发表汤，气血不和用解毒活血汤，血虚阳衰用养血汤，泄泻痧陷用升麻葛根汤，暑天出疹用六一散和香薷饮，秋令出疹用清肺汤。

关于活血药在麻疹中的运用：患儿疹发不透，疹色淡白，或紫暗，或斑疹互见，面色灰暗或红赤，舌质红绛，口唇殷红，壮热不退，气急鼻扇，甚至昏迷嗜睡，此为血热和血瘀所致。由于心主血，肺主气，气行则血行，血滞则气亦滞，故可用活血药以行其气，使疹发而毒解。若是疹淡不明，两颧苍白，或疹暗色紫，或素体虚弱，以及患有先天性心脏病等，血行有阻而疹毒难透者，甚或并发肺炎、脑炎，均可在复方中参用活血之品。其常用者，有桃仁、红花、赤芍、川芎、紫草等，能通瘀行滞而不碍气分。

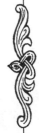

在冬春季节麻疹流行时，可使用一些汤液合剂。其法煎取汤液贮放，并略加糖浆矫味，以便服用。但亦须根据病情辨证施治；若症情严重复杂时，当另行处理。

1. 透解合剂

应用范围：用于疹发初期，病机在表，应因势利导，故以葛根解肌汤为主，辛凉疏透，使疹毒由内达外。

药物组成：葛根 45 克　前胡 45 克　荆芥 45 克　连翘 90 克　蝉衣 30 克　薄荷 24 克　光杏仁 60 克　象贝母 60 克　陈皮 30 克　牛蒡子 90 克　水煎

浓缩成 500ml，加糖浆 100ml。每次饮服 20ml，2 小时 1 次，每剂 60ml。

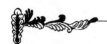

2. 肺炎合剂

应用范围：在麻疹发疹期，气急鼻扇，咳嗽高热，乃热毒蕴留肺胃，未尽宣泄，致并发肺炎。宜清宣肺胃里热，泄其未透之邪，加味麻杏石甘汤合剂主之。

药物组成：水炙麻黄 24 克　生石膏 300 克（先煎）　桑叶 90 克　连翘 90 克　光杏仁 60 克　象贝母 90 克　生甘草 18 克　生条芩 90 克　枇杷叶 90 克　大力子 90 克　白茅根 300 克

煎法及用法同上。

3. 痧后清火合剂

应用范围：在麻疹恢复期，余热未清者，此时须养阴清热。盖出痧以后，最易内伤阴津，故须清肺养阴较为合法。设再用解表清热。则更伤其阴矣。

药物组成：桑叶皮各 90 克　枇杷叶 90 克　白茅根 300 克　鲜芦根 300 克　连翘 90 克　银花 90 克　生甘草 18 克　杏仁 60 克　鲜生地 120 克　象贝母 90 克

煎法及用法同上。

4. 轻宣合剂

应用范围：麻疹已回，身热亦退，咳嗽气急均轻，宜清利肺气为治，以肃余邪。

药物组成：前胡 90 克　桔梗 60 克　杏仁 180 克　连翘 180 克　象贝母 180 克　桑叶 180 克　炒竹茹 60 克　橘红 90 克　牛蒡子 90 克

煎法及用法同上。

5. 泻肺合剂

应用范围：疹回而热虽退，但咳嗽痰多，乃肺经余火未清，宜清降泻肺。

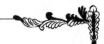

药物组成：甜葶苈 90 克　桑皮 120 克　桑叶 180 克　芦根 600 克　白茅根 600 克　马兜铃 180 克　大力子 180 克

煎法及用法同上。

6. 和中合剂

应用范围：麻疹回后，饮食不节，而致腹泻次多。此因脾胃已虚，易成消化不良也。但补消均须慎重，免妨脾胃。此剂以和胃为主，略参消化之品，无过补过消之偏，用于疹后消化不良颇为适宜。

药物组成：煨葛根 120 克　炒扁豆衣 180 克　焦六曲 180 克　土炒白术 90 克　茯苓 90 克　陈皮 9 克　荷蒂 60 枚　桔梗 60 克　炒谷芽 180 克

煎法及用法同上。

7. 解毒活血合剂

应用范围：适用于麻疹期间疹出不明，并发肺炎或脑炎时，高热气急，神识昏迷。此乃痧毒热邪深入血分，亟须解毒活血法，使血活而毒解。本法在 1958 年麻疹大流行时，很多病儿因肺炎合并脑炎者，通过服用得以转危为安，抢救了大量病儿。

药物组成：当归 30 克　大生地 90 克　柴胡 24 克　葛根 45 克　连翘 90 克　枳壳 30 克　赤芍 45 克　桃仁泥 90 克　生甘草 24 克

煎法及用法同上。

上述 7 种合剂，可供临床上大规模治疗时参考选用。

后遗症的问题，由于患儿禀赋各异，病情轻重不一；或治疗失当，每每出现一些后遗症。常见的有下痢、潮热、口疮、发颐、痧癫等，其症治如次。

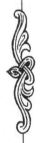

1. 下痢

麻疹虽收，身热未退，大便胶黏，赤白相兼，里急后重，日数十行。乃疹毒壅盛，因迫大肠而为下痢。治宜加味白头翁汤（白头翁、黄连、秦皮、黄柏、白芍、木香、地榆、条芩、枳实、甘草），以清肠去热，调气导滞，凉血解毒。

2. 潮热

麻疹之后，潮热日久不解，并见干咳，大便不调，形体羸瘦，肌肤枯槁。此系邪毒伤阴，耗损肺气。迁延日久，可成痧痨。治宜地骨皮饮（地骨皮、银柴胡、知母、甘草、太子参、鳖甲、黄芩、茯苓），以养阴清热。

3. 口疳

麻疹后口内生疮，或齿龈肿痛出血，甚则溃烂而成走马牙疳。此为热壅肺胃两经，上熏口舌所致。宜内外兼治。

内服加味黄连解毒汤（黄连、黄柏、黄芩、栀子、丹皮、银花、连翘、生地、甘草、灯心草），以凉血解毒，导热下行。

外用药：牙疳可外搽砒枣散（成药）；口疳可外涂口疳散（胡连、甘草、人中白、冰片、硼砂、黄柏、青黛等，共研细末而成）。

4. 发颐

两腮红热肿痛，甚则化脓。此系麻毒未清，郁于肝胆两经上攻颔面所致。可用普济消毒饮去升柴（川连、黄芩、连翘、元参、马勃、大力子、甘草、僵蚕、橘红、薄荷、桔梗、板蓝根）。

5. 痧癞

麻疹后皮肤瘙痒难忍，此乃热毒恋于肌腠未尽。宜外敷

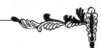

青黛散（青黛、石膏、滑石、黄柏，研细末，和匀之），干搽或麻油调敷患处。

最后附带提一下护理问题。本病在病情发展过程中（包括出疹、回疹和疹后）的传变，与护理的关系很大。如果护理适当，则可减少或避免并发症的发生。一般应注意以下几点。

（1）卧室应温暖湿润。如冬寒春冷时，房中可置火盆以取暖，盆上再放水壶，使水沸蒸汽散布，则空气温而不燥。

（2）空气要流通。在侧处开窗户，避免直接吹风，或随时开关调节温度。

（3）室内光线不宜过强，更不宜强光射目。

（4）衣被不宜太厚，以免助热"窝瘆"，或汗出过多而耗伤津液。

（5）口腔、眼、鼻均需常常洗涤，保持清洁，以免污染发炎。

（6）应给饮水、以补充水液，有利于微汗透发，可调节体温，排泄废物。

（7）食物以流质或半流质为宜，适于清淡，忌进油腻荤腥、辛辣，生冷瓜果，亦闭皮毛。如有兼现腹泻之婴儿，应减乳食，代以米汤，在麻疹愈后才可增加食物。

例1 范某　女　1岁　住院号：1135

患儿于1981年1月23日入院，当时发热3天，出疹1天，气促伴咳，大便1日6~7次，稀黏，发育营养尚好，无青紫；咽红，有费柯点，心率120/分，二肺有湿啰音及支气管呼吸音，肝脾阴性，背部有稀少皮疹。血检：红细胞380万，血色素11克，白细胞7600/mm^3，幼形3%，杆形1%，分核72%，淋巴24%。大便镜检阴性。诊断：麻疹、支气管

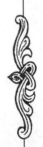

肺炎、肠炎。次日因疹仍稀少，建议用中药透发。

中医初诊，发热4天，疹出二朝，淡而不明，高热41℃，咳呛气急，舌红苔腻，是邪毒内伏，亟须宣表透发。处方：淡豆豉、桔梗、前胡、连翘、荆芥、大力子、橘红、浙贝、蝉衣、钩藤，一帖。二诊时疹透已明，咳呛不爽，目肿封闭，舌红苔薄，热势较和（38.4℃），二便尚通，用双解法。处方：荆芥、连翘、银花、桑叶、浙贝、白茅根（去心）、生黄芩、桔梗、杏仁。服1帖后，疹回热净，咳嗽有涕，痰多不爽，舌苔黄腻，便通溲多。以清肺为主，服2剂后痊愈出院。

例2 张某 男 6月 住院号：2075

患儿于1961年2月23日入院，当时发热10天，出疹4天。发育中等，营养差、消瘦、咳嗽，鼻翼扇动，皮疹满布于躯干、面部及四肢，咽红，两颊内有费柯氏点，心率130/分，二肺有支气管呼吸音及湿啰音，红细胞430万/mm^3，血色素13.6克，白细胞13950/mm^3，单核1%，幼形8%，杆形3%，分核61%，淋巴27%。肝肋下二指。诊断为麻疹并发支气管肺炎，营养不良，佝偻病。用镇静剂、毛地黄、考的松等，次日疹仍不透，转由中医治疗。

中医初诊：质薄形瘦，疹出头面不明，已呈回象，邪毒内侵，热转高壮，咳逆面青，气急鼻扇，舌红干燥。便溏溲少，阴津受耗，虑其不支，急予救阴清热、凉血解毒法。处方：葛根、花粉、麦冬、大生地、赤芍、红花、连翘、银花、元参、白茅根（去心）、活芦根。1剂。

次日疹已齐透呈回，热度退尽，咳嗽气缓，舌色红润，以凉血解毒为主。服药后咳减舌润，面色滋泽，予以调理兼清余毒，旋痊出院。

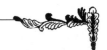

例3 潜某 男 2岁 住院号：2749

患儿于 1961 年 3 月 19 日入院，当时发热 5 天，出疹 2 天，咳嗽，腹泻黏便，日 9 次，伴有呕吐，日 6~7 次，小便少，神萎嗜睡，营养差，有脱水现象。耳后及背部隐见散在疹子，色暗，二目封闭，咽红，颊黏膜有费柯氏点痕，心率 140/ 分，二肺有湿啰音、肝肋下 2 厘米。红细胞 220 万 /mm^3，血色素 8 克，白细胞 9750/mm^3，幼形 3%，分核 56%，淋巴 41%。大便镜检：白血球 10~14，红血球 2~4，高倍视野培养（－），二氧化碳结合力 22 容积 %。诊断：麻疹，支气管肺炎，肠胃炎，脱水，酸中毒，营养不良。治疗以纠正脱水，解除酸中毒，用抗生素、激素及支持疗法，次日皮疹仍不透，故加用中药。

中医初诊，疹见三日，色暗不红，两颊未明，壮热烦渴，呕恶频作，舌绛干燥，唇干，心神不宁，泻利六次，色绿，小溲几无，痧毒有内陷之势，拟解毒活血，使疹毒外达。处方：当归尾、赤芍、桃仁泥、杜红花、葛根、枳壳、生甘草、川连、连翘、荷蒂、大生地、鲜石菖蒲。1 帖。

次日二诊，痧较昨透，但仍未足，宗前法出入 3 帖。

三诊时见疹已明透，热度退尽，咳爽声高，舌光而红，胃气虽动，多食即恶，神怠喜睡，便下黏溏，小溲量少，予以增液和胃，药用鲜生地、生扁豆、钗石斛、元参、白茅根（去心）、绿豆衣、生甘草、桑叶、枇杷叶、生谷芽等。经 2 剂后，一般情况好转，痊愈出院。

例4 血滞毒陷 张某 男 15 个月 住院号：18849

初诊：发热 6 天，疹出旋没而不透，刻下热度 39.6℃，咳嗽不爽，气急鼻扇，面色苍白，涕泪均无，舌红苔薄润。有先天性心脏病史，气血有阻，拟活血透疹法。处方：

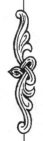

当归4.5克　桃仁6克　赤芍6克　杜红花3克　连翘9克　荆芥4.5克　葛根6克　枳壳4.5克　象贝9克　前胡4.5克　1剂

二诊：通过活血，疹已明透，身热尚高（39.2℃），涕泪已有，咳嗽轻爽，气急略平。症象好转，兹拟表里双解，兼活其血。处方：

荆芥4.5克　连翘9克　大力子9克　前胡4.5克　象贝9克　杏仁6克　赤芍6克　当归4.5克　蝉衣2.4克　1剂

三诊：麻疹齐透呈回，身热亦减（38℃），咳嗽尚多，大便秘结，小溲短赤，舌红苔黄腻。拟清泻之剂。处方：

桑叶9克　连翘9克　银花9克　白茅根（去心）30克　枇杷叶9克　杏仁6克　生山栀9克　瓜蒌仁9克　知母6克　紫菀6克　生大黄9克　1剂

药后热净疹回咳减，大便下4次，呈酱色，苔薄舌绛，再经清理而愈。

按：患儿有先天性心脏病史，在血运方面与常儿不同；而麻疹之透，须赖血活气行。初诊所见，乃是肺气不宣，血滞毒陷，病属严重。故以活血透疹法，方以王清任活血解毒汤加减，其中归、芍、桃、红活血行滞，荆、翘、葛根宣肺透表，贝、前、枳壳止咳下气，而以生甘草和中解毒；诸品合用，乃使疹透毒宣，症势遂见好转。三诊时便秘溲赤，予清泻之剂，以除余邪。

例5　毒攻心包　毛某　女　3岁8个月　住院号：1873

1961年1月19日初诊：疹发7天，壮热不退（39.4℃）。热毒内攻，疹色紫暗成块，神昏摇头，龄齿啮衣，烦躁不

16

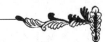

安，便通一次，小溲尚多，口唇干燥，咳嗽气促，舌红苔薄润而腻。乃疹毒由血分入侵心包，但尚未化燥。拟活血解毒、清热开窍。处方：

赤芍4.5克　葛根6克　当归4.5克　枳壳4.5克　连翘9克　生草2.4克　大生地9克　桃仁9克　杜红花4.5克生黄芩9克　另苏合香丸1粒开水化服1剂

1月20日二诊：上药服后神志清晰，疹色转润，摇头停，龄齿除，神安热退（37.4℃），舌红苔黄，大便不多，小溲仍通。再拟活血解毒为主。处方：

大生地9克　杜红花4.5克　赤芍4.5克　桃仁泥9克当归4.5克　生甘草2.4克　连翘9克　银花9克　生黄芩9克　白茅根（去心）30克　1剂

1月21日三诊：神清热净，咳嗽气缓，二便通调。予清肺调理。处方：

桑叶9克　枇杷叶9克　竹茹6克　杏仁6克　生甘草2.4克　大生地9克　麦冬（去心）6克　2剂

服后痊愈出院。

按：患儿于该年1月13日发疹后高热不退，曾在他院经各种抗生素治疗，未见效果。于18日转来我院，西医诊断：麻疹并发肺炎、脑炎。19日中医会诊。根据症状，乃疹毒由营入心，但尚未化燥，故用活血解毒剂合苏合香丸，服1剂后疹色转润、神清热减。继用原法，第三天病势已入坦途，予清肺调理之剂，数剂而愈。

例6　热毒阻血　景某　女　4岁　住院号：22881

1961年1月22日初诊：发热6天，疹见3日，两颧不明，四肢不温，疹已呈回，壮热烦躁不安，舌红苔黄，口唇干裂，干咳不爽，大便泄利，小溲短少。毒邪内陷营分，拟

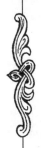

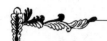

清营解毒、活血透疹。处方：

葛根 6 克　生条芩 9 克　川连 3 克　鲜石菖蒲 4.5 克　炒枳壳 4.5 克　杜红花 4.5 克　桃仁泥 9 克　赤芍 4.5 克　连翘 9 克　另至宝丹一粒（开水化服）　1 剂

1 月 23 日二诊：麻疹明布，热势亦和（38℃），四肢温暖，神志清晰，舌润苔黄，口唇干燥，大便溏利，小溲短少，血活疹透，兹拟表里双解。处方：

葛根 6 克　生黄芩 9 克　荆芥穗 4.5 克　桑叶 9 克　连翘 9 克　银花 9 克　枇杷叶 9 克　鲜石菖蒲 4.5 克　白茅根（去心）30 克　另神犀丹一粒（开水化服）　1 剂

1 月 24 日三诊：药后疹回热退，神志亦清，咳爽气平，舌色红润，口唇干燥，时有叫吵，便黏溲少。肺阴受耗，拟清肺增液。处方：

鲜生地 30 克　元参 9 克　知母 6 克　麦冬（去心）9 克　天花粉 9 克　桑叶 9 克　生黄芩 6 克　枇杷叶 9 克　淡竹叶 6 克　生甘草 3 克　白茅根（去心）30 克　3 剂后平。

按：此例乃血分瘀热，毒不宣泄，并协热下利（西医诊断为麻疹并发支气管肺炎、口腔炎）。予葛根芩连汤合活血药，并加至宝丹，泻火解毒、清心安神，防其热毒侵脑。1 剂后疹明布，热势亦和，神志清晰，再以表里双解而热退疹回。由于壮热烁液，肺阴受耗，故三诊以清肺养阴之剂，数日而愈。

例 7　热结肺胃　石某　男　3 岁　住院号：23752

1963 年 4 月 29 日初诊：麻疹发已二周。入院 5 天，壮热不退（40℃），咳嗽气急神志清晰，四肢不温，大便不通，胃纳呆钝，小溲短赤，舌苔红润，脉急数。疹毒内积，亟须清降泻火。处方：

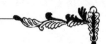

元明粉6克（冲） 生大黄6克 瓜蒌仁12克 连翘9克 生黄芩9克 生石膏30克（先煎） 桑叶皮各9克 生山栀9克 白茅根（去心）30克 1剂

4月30日二诊：服昨方大便通畅，毒火得下，高热亦退，舌质滋润，咳爽有痰，胃气亦动，哭则有泪，小溲通长。通下之剂，中病即止；再予清降法。处方：

桑叶皮各9克 生石膏18克（先煎） 生黄芩9克 知母6克 元参9克 麦冬（去心）6克 枇杷叶9克 白茅根（去心）30克 瓜蒌仁12克 绿豆30克 2剂

5月2日三诊：热净三天，咳嗽亦瘥，舌苔滋润，胃气已动，两便均通；唯腹部胀气。予以调中。处方：

陈皮3克 佛手柑4.5克 桑叶皮各6克 炒枳壳4.5克 广木香1.5克 大腹皮9克 竹茹6克 紫菀4.5克 通草3克 2剂

药后胃和便调，热净脉软，稍有咳嗽，再予清肺化痰之剂。数日后痊愈出院。

按：此孩入院时患麻疹已旬日，但身热不退，咳嗽气急。西医诊断为麻疹并发肺炎。经多种抗生素治疗无效。根据症状，显系痧毒未清，蕴结肺胃，热毒内炽，幸舌苔红润，尚未化燥。予清热解毒泻火之剂，便通毒下而热退，病势即得转机。

例8 热燔伤阴 朱某 男 3岁 住院号：22198

1963年3月14日初诊：疹回以后，痧邪未清，热毒内炽，壮热不退，伤津劫液，舌绛干燥，面赤目肿，口唇燥裂，咳呛不爽，啼哭少泪，便闭溲少。亟需清热解毒，增液润燥。处方：

鲜生地30克 元参9克 麦冬（去心）6克 知母9克

绿豆 30 克　生黄芩 12 克　生石膏 60 克（先煎）白茅根（去心）30 克　生甘草 3 克　活芦根（去节）30 克　另紫雪丹 3 克　分二次服　1 剂

3 月 15 日二诊：症势如昨，仍予原方一剂，紫雪丹改为 1.8 克　1 剂

3 月 16 日三诊：药后热虽未和（39℃），但痧毒渐清，舌苔滋润，气缓咳爽有痰，形神尚振，口唇干裂，便下 7 次，小溲通长。再以清热增液。处方：

鲜生地 30 克　元参 12 克　知母 9 克　桑叶 9 克　连翘 9 克　银花 9 克　枇杷叶 9 克　生黄芩 9 克　白茅根（去心）30 克　2 剂

3 月 18 日四诊：服后热净（37.1℃），痧毒平息，舌苔滋润，咳嗽痰爽，胃口亦开，大便 4 次，小溲 4 次，小溲通长，口唇亦滋。再需清理。处方：

桑叶 9 克　枇杷叶 9 克　白茅根（去心）30 克　生黄芩 9 克　银花 9 克　元参 6 克　绿豆 30 克　活芦根（去节）30 克　生甘草 2.4 克　2 剂

上药服后热度即净，舌润咳爽，胃和便调，症势显见好转。嗣后予清肺调理数剂，痊愈出院。

按：此例与案 4 同为麻疹后热毒内炽，但在辨证治疗上有所不同。案 4 舌苔润，大便秘，津未化燥，里热实结，故用清热泻下之剂。此例舌绛干燥，口唇燥裂，乃久热烁煎，津液枯涸；其便秘者乃热邪伤阴，不能滋润大肠所致，故不宜苦寒攻下，而用大剂清热解毒，增液生津之品。服两剂后津见回而大便通利；虽热仍高（39℃），大便一通，则热从便利解，此为临床实践中所屡见者。

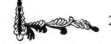

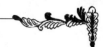

（二）猩红热（红痧、烂喉痧）的治疗经验

本病之症状、病机，一般可分初、中、末三期。

初期：骤发寒热，初起热多寒少。迅即高热，皮肤焮红，并有头痛、心烦、口干、恶心、骨节酸楚等症状。在咽喉部可见红点如芥子大，伴有红肿疼痛、痰涎增多，纳谷不利等。耳后、颈部、颌下等处，可见到针头样大小红疹。数小时内蔓延躯干及四肢，呈弥漫性猩红色疹点，似鸡皮样稍隆起于皮肤，疹点间隙多满布红晕，几无正常皮肤可见。用手指按压可使红晕暂退，瞬息复现原状。口唇周围皮肤苍白。

中期：多数患儿在皮疹出后 3~4 天，舌苔剥脱，红绛起刺，呈杨梅舌。

末期：疹出一周后，按原出疹顺序逐渐消退。轻者有脱屑现象，重者成片脱下，有的手、足心可见大片蜕皮。

本病从起病到净蜕皮，约一周左右。如丹痧早回，或一出即隐，则热度更高，甚至神昏谵语，是毒从内陷，病势严重。亦有丹痧发出未透，颈部可结成丹毒。

上述为一般经过。在临床轻重程度有很大不同：轻症发热较低，全身症状亦轻，红疹稀少，喉痛亦轻；重者高热，疹色紫暗，脉数无力，伴有呕吐、昏迷或谵妄，咽喉腐烂，形成内闭外脱危症。

治法：本病主要为毒火壅盛，不能外泄，而上蒸于喉。如痧得以畅透，热得外泄，上炎之势自衰。初期邪在卫分、气分或气营之交，治应疏泄清热，可用清咽利膈汤加减或加减黑膏汤。中期多为气营两燔，当以凉营清热、泻火解毒为主，可用丁氏凉营清气汤。末期余热未清，而阴液已伤，可

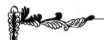

用养阴清肺汤或竹叶石膏汤加减。如痧毒内陷，神昏谵语，可加用紫雪、神犀；如毒结颈项，则当加解毒退肿之品，如银花、生甘草、当归、赤芍等。总之，一般处理以清、散并用为原则。若过用寒凉，难免遏毒在里，丹痧不能畅达，则变症百出；若表散太过，则可能伤津劫液，引动肝风，发为痉厥。

至于外用吹喉之药，咽喉红肿疼痛者，可用珠黄散；兼有白腐者，可用锡类散。

清咽利膈汤：连翘9克，生山栀9克，黄芩4.5克，薄荷2克（后入），防风4.5克，荆芥4.5克，元明粉6克（冲入），桔梗4.5克，银花6克，元参9克，大黄6克，甘草3克，黄连2克。

加减黑膏汤：淡豆豉9克，鲜生地12克，生石膏15克，薄荷2克（后入），连翘9克，僵蚕9克，赤芍6克，蝉衣3克，鲜石斛10克，生甘草3克，竹叶6克，茅根30克，芦根30克，浮萍3克，浙贝6克。

丁氏凉营清气汤：犀角（水牛角代之）10克（先煎），鲜石斛12克，黑山栀9克，丹皮9克，鲜生地12克，薄荷2克（后入），黄连2克，赤芍6克，元参9克，生石膏15克，生甘草3克，连翘9克，竹叶6克，茅根30克，芦根30克，人中黄6克。痰多加竹沥1支。

养阴清肺汤：鲜生地12克，元参9克，麦冬9克，薄荷2克（后入），白芍6克，丹皮9克，生甘草3克，银花6克，土牛膝9克，川贝3克。

竹叶石膏汤：竹叶6克，生石膏15克，半夏9克，麦冬9克，党参6克，生甘草3克，粳米30克（包）。

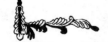

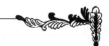

（三）流行性乙型脑炎的治疗经验

流行性乙型脑炎以夏秋之际发病为多，属祖国医学"暑温"的范畴，亦有谓暑痫、暑风者。如吴鞠通曰："小儿暑温身热，卒然痉厥，名曰暑痫。"《医宗金鉴》云，幼儿暑风，症见抽搐似惊风，烦渴身热有汗，二便黄赤。其证候之描述类似于"乙脑"。

本病之病因，由于感染暑温邪毒所致，证属温热时疫，毒从外袭。以小儿腠薄，于夏令溽暑之时，汗出必多，阴液阳气随汗而泄。以致营卫空虚，构成了易感邪毒的内在因素。病机方面，其发病过程一般尚合温病学说的卫气营血传变规律，亦见逆传心包直达营血的。其症情总以暑热为主，也可随流行年份，地区气候，体质条件流行高峰前期和后期等不同因素，使表现的症候，存在偏温偏湿的差异；然均以起病突然，壮热头痛，项强抽搐，神昏肢厥，甚则角弓反张等症为特征。

在辨证上，急性期可有如下之分型：

一般轻型，邪在气卫。病初起时，邪在卫分，高热微有恶寒，或但热不恶寒，面赤头痛，口渴呕吐，苔白微黄，脉象浮数。邪在气分，高热头痛，口渴，面红目赤，嗜睡半昏，项强烦躁，轻度痉厥，苔黄腻而燥，脉洪数；如热毒传入阳明而成里实时，则烦躁加重，腹满便秘。

重型，是邪由气入营。表现为气血两燔，邪陷心包，或热盛动风。症见高热，头痛，烦渴，项硬，神志时清时昏，或昏迷不醒，反复或持续抽搐惊厥；若昏迷加重，高热不退，抽搐不止，可突然出现呼吸衰竭，喘促痰鸣等危重症状；其大便或闭或泄，舌苔黄糙或厚腻，舌质红绛，或但红

不绛。

极重型则是邪窜营血，痰热内闭，风火相煽，症情更为严重。高热不退，深度昏迷，强烈抽搐，惊厥，甚则角弓反张，全身强直，目合口开，呼吸气粗，痰声辘辘。如邪火煎迫，每至肺气上脱，心阳暴亡，出现面色苍白，汗出肢冷，脉伏息促，甚至内闭外脱而死亡。极重型的形成，其势急暴，有从气营型传变而来，也有从卫气型突变而成。因此在治疗过程中，必须严密观察症情，及时抓主要病机而急予抢救。

本病之主要经验方：大青叶30克，板蓝根30克，银花15克，连翘15克，黄芩9克，活芦根60克，生石膏60克（先煎），生甘草2克，每日一剂至二剂。

加减法：如卫分表证，加薄荷3克，杭菊6克；汗少可加香薷4.5克，鲜荷叶9克；偏湿加鲜藿香9克，鲜佩兰12克，滑石15克，米仁12克，偏热盛加川连3克；气分热重，加重石膏120克，知母9克。

气营两燔，去银花、连翘、黄芩、芦根，加入丹皮9克，鲜生地30克，元参12克，紫草9克，或另用紫雪丹1.5~3克，化服。

痰热盛者，加竹沥30克，胆南星3克，天竺黄6克；大便秘结，加生大黄9克，元明粉6克（冲）；昏迷，加鲜菖蒲4.5克，郁金9克，至宝丹1粒或神犀丹1粒另化服；抽搐，加地龙6克，钩藤9克，或抱龙丸1粒另化服；湿浊痰阻，或呕吐，用紫金锭0.6~0.9克，分次化服。

本病在发病上的特点，以暑温邪毒，症属疫疬，其性暴戾，传变瞬息，势如奔马，急若掣电。故其发骤疾，邪势鸱张，病毒深入，即成燎原。其病机集中在热盛化火，生风

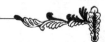

炼痰，盖热炽化火，因而壮热不退；火热伤阴，因而肝风内动；风火相煽，因而熬液成痰；风火痰热，交相鼓动，因而旋陷营血，深犯心包。故高热、神昏、惊搐、痉厥诸症叠见矣。且邪毒亢盛，精气易夺，暑温热毒易伤心营，又耗真气，故常可见心阳衰竭之脱证；或虚实并见，内闭外脱，构成急剧危重之症。因此，临床之抢救治疗，必须把好高热、抽搐、痰涎壅塞、呼吸衰竭、亡阴亡阳这五个关键，而不可忽视。

针对暑温邪毒急暴剧变之性，这里要强调以攻逐邪毒为主的先发制病的问题。前贤常谓：温病不下嫌早。戴北山言之甚详："时疫下法与伤寒不同。伤寒下不厌迟，时疫下不厌早。伤寒在下其燥结，时疫在下其郁热"。"时疫不论表里罢与不罢，但兼里证即下"。"时疫上焦有邪亦可下，若必待结至中下二焦始下，则有下之不通而死者"。他的论述蕴含着先发制病的治疗思想。喻嘉言指出《金匮》"治痉为病，胸满口噤，卧不着席，脚挛急，必龂齿，可与大承气汤"，为"死里求生之法也"；并加以发挥："此证入里之热，极深极重……故取用大下之方，以承倾其一线之阴气"。这些经验要诀启发后人，根据本病的特点，治疗上必须采取先发制病的措施，防其传变；且用药应重，泄内在热邪，使温毒有其出路，而杀其猖獗之势，争取症情之转机。上述之经验方药，即包含着承气、凉膈、羚羊白虎之类是我们临床所常用者。

实践经验证明，对本病重在治发机先，给邪毒以出路，至于石膏、羚羊之用于偏热，芳香化浊用于偏湿，豁痰开窍息风诸法，根据天时、地理、人体，灵活运用，不拘泥成方，不胶执于舌脉，而触类旁通之。从治疗的病例来看，初

步掌握其发病规律，先发制病，及时用药，获得了一些效果。以本病变起仓卒，务必严密注视，护理得当，亦为重要的环节。

另有恢复期的治疗：如余热未清，气阴不足，宜益阴清热，应以鲜石斛、鲜沙参、生地、麦冬、丝瓜络、青蒿、鲜荷叶、白薇、西瓜翠衣、甘草等较为有效。如余热未清而痰浊留阻，宜豁痰清热，可用鲜菖蒲、郁金、丝瓜络、天竺黄、胆星、白芍、淡竹叶、元参等。如热伤阴液，虚风内动，宜滋养肝肾，育阴潜阳，应以生地、炙甘草、阿胶、火麻仁、牡蛎、鳖甲、穿山甲、磁石等为主药。如瘀阻经络，筋脉失养，宜活血通络，如当归、白芍、丹参、地龙、秦艽、木瓜、蜈蚣、红花、乳香、没药、生地等。痰多加礞石滚痰丸。以上方药，根据不同情况，灵活施用，殊有一定疗效。

病案1：暑热腑实 郑某　男　2岁

1965年7月29日初诊：患儿高热（38.5℃～39.4℃）已有3天，肢冷无汗，颈强抽搐，时有嗜睡，神志尚清，便闭5天，腹部微满，舌苔薄润，脉象细数。西医诊断为乙脑；是为暑温邪热内结。亟须清解泻火，开门逐盗。处方：

西香薷3克　益元散12克（荷叶包）　西锦纹6克　元明粉4.5克（冲）　黑山栀9克　大青叶9克　连翘9克　钩藤6克　鲜佩兰12克　1剂

7月30日二诊：便通5次，腹已柔和，小溲尚通，颈软搐减；但热度仍高，舌红脉数。温邪初得出路，其势尚炽。再以清火解毒。处方：

生石膏30克　知母6克　大青叶9克　川连1.8克　益元散12克（包）　鲜竹叶50片　连翘9克　鲜青蒿12

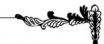

克　1剂

7月31日三诊：热势较松（38.5℃），便下5次，睡时惊惕，舌绛苔薄。温邪未消，病势犹重。再以泻火清热，祛除邪毒。处方：

川连2.4克　淡黄芩6克　黑山栀9克　益元散12克（包）　扁豆花4.5克　连翘9克　银花9克　大青叶9克鲜竹叶50片　紫雪丹0.9克　化服　1剂

8月1日四诊：热退惊平，便下亦和，舌红苔润，续以清泄。处方：

川连1.8克　淡黄芩4.5克　六一散12克（荷叶包）　连翘9克　银花9克　桑叶9克　淡竹叶4.5克　大青叶9克川石斛9克　知母6克　2剂

8月3日五诊：诸恙均和，形神亦振，唯小便短少，大便干涩，苔薄而干，是温热伤津之故。病差当予清润调理。处方：

元参9克　知母6克　瓜蒌仁12克　火麻仁12克　炙甘草3克　炒谷芽9克　川石斛9克　麦冬9克　大生地12克　2剂

药后病愈出院。

按：病孩症起三天，已见实热里结，可见暑温传变急骤，邪毒正盛；故即予通腑泻火之剂。昔贤喻嘉言谓：金匮治痉为病，胸满口噤，卧不着席，脚挛急，必龂齿，可与大承气，乃死中求生之法也。服之邪毒初得通泄，其猖獗之势顿挫。二、三诊时，先予白虎加味，继之黄连解毒，均以清气泄热、解毒化暑为主。其后邪势大衰，病情遂入坦途，治方逐渐转为清润滋养而愈。

病案2：实火熏蒸　陈某　男　10岁

1966年7月7日一诊：暑温高热、呕吐已有4天，现热重39.5℃，肢凉嗜睡，脊项强硬，便闭3天，有时腹痛。舌苔薄润，脉象濡数。西医诊断乙脑。其邪偏于气卫，亟需清宣。处方：

连翘9克　西香薷4.5克　鲜藿佩各9克　钩藤6克（后下）　凉膈散12克（包）　银花9克　炒枳实4.5克　黑山栀9克　清水豆卷9克　1剂

7月8日二诊：四肢较温，吐恶已无，热度略降（37.8℃），嗜睡稍差。唯脊项仍强，时感头昏，大便未下，舌苔薄黄。邪恋气分，防其转营。再以清气化热，兼泻实火。处方：

枳实4.5克　川朴4.5克　西锦纹6克（后下）　元明粉6克（冲）　鲜藿佩各12克　连翘9克　黑山栀9克　银花9克　清水豆卷12克　鲜竹叶50片　1剂

7月9日三诊：热度尚平（38.8℃），头痛不已，项强纳呆，嗜睡烦躁，大便仍闭，5天不通，小溲通长，苔黄脉数。邪在气分不解，防渐入营。泻火清暑，冀泄邪毒。处方：

葛根6克　川连1.8克　条芩4.5克　凉膈散12克（包）　枳实6克　鲜藿佩各12克　西锦纹（浸冲）9克　黑山栀9克　西香薷4.5克　元明粉6克（冲）　连翘9克　1剂

7月10日四诊：温邪鸱张，头痛项强，神志半昏，烦扰不安，四肢不温，手足惊颤，舌苔黄润，二脉弦数。邪毒有内陷心包之势，而便闭腹痛，犹未通下。亟以灌肠辅之，使毒早泄。并拟大剂清火解毒。处方：

生石膏60克（先煎）　大青叶30克　连翘12克　银花9克　西香薷3克　凉膈散30克（包）　黑山栀9克　鲜石菖蒲4.5克　鲜竹叶50片　至宝丹1粒化服　2剂

7月12日五诊：大便得通，其热即降（37.7℃），神志清醒，肢温项柔，小溲尚长，舌苔薄腻。病势由险化夷，续以清化解毒。处方：

连翘9克　鲜竹叶50片　陈青蒿9克　大青叶15克鲜石菖蒲4.5克　桑叶9克　银花9克　鲜佩兰12克　六一散12克（荷叶包）　至宝丹1粒化服　1剂

7月13日六诊：热度已平，神志亦清，肢温汗多，胃动思食；嗜睡仍有，舌苔黄腻。病情渐和，湿浊余热未尽，再以清化余邪。处方：

钩藤6克（后下）　淡竹叶6克　大青叶15克　连翘9克六一散（荷叶包）12克　鲜佩兰12克　赤苓9克　桑叶9克橘叶6克　牛黄清心丸1粒化服　3剂

服后诸恙悉安，调理出院。

按：患儿之症，为暑湿温邪胶结气分。邪毒郁聚而未得泄，致使症情日益转甚，四诊时已见内陷心包之势。唯因初治以来，坚持泻火泄毒，并佐以灌导，使已成实热之邪毒，顺势下泄，则凶象旋弛。续以清化涤秽即得安和。

病案3：暑风痰热　林某　女　9个月

病史摘录：患儿高热3天，伴呕吐、嗜睡而入院。面色差、热高、惊跳，腰椎穿刺：脑脊液白细胞212；血象：白细胞11500/mm³，中性49%，淋巴51%。脑膜刺激征阳性，瞳孔对光反应迟钝。呼吸较浅而不规则。四肢强直，抽痉频繁。西医诊断为乙脑。

1965年7月27日一诊：热高40℃，项强惊跳，肢强而冷，频发痉搐，昨曾吐恶，大便未通，嗜睡半昏，喉有痰声。啼哭无泪，汗少溲短。舌红苔薄，脉数而急。症属暑温，热盛动风。势虑剧变，亟须解热镇惊。处方：

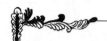

　　钩藤6克（后入）　羚羊粉1.2克（先煎）　大青叶9克　西香薷3克　益元散12克（荷叶包）　连翘9克　银花9克　川连2.4克　鲜佩兰12克　鲜竹叶50片　1剂

　　7月28日二诊：热势稍平（38.4℃），神志稍清，便下溲通，哭时有泪，昨晚疼搐，四肢不温，舌质较红，脉象急促。邪势似减，仍防有变。再以息风定惊，清火解毒。处方：

　　羚羊片1.2克（先煎）　钩藤6克（后入）　鲜石菖蒲4.5克　大青叶9克　川连2.4克　西香薷3克　知母6克　生石膏30克（先煎）　连翘9克　鲜竹叶50片　至宝丹1粒分二次化服　1剂

　　7月29日三诊：温热势仍鸱张，邪毒尚未得泄。今虽神清，犹虑传变。惊惕抽搐，四肢不温，腹部胀满，便燥气臭，两脉细数，舌红苔润。温邪燔灼，实热里结。拟予通腑泻火，泄其邪毒。处方：

　　西锦纹6克　元明粉4.5克（冲）　生甘草2.4克　生石膏30克（先煎）　知母6克　钩藤6克　大青叶9克　鲜石菖蒲4.5克　连翘9克　银花9克　1剂

　　7月30日四诊：服昨方便通3次，毒势仍炽。以温邪熬津，痰多气急；风火相煽，壮热频搐。舌红苔润，症势仍重。兹拟清火豁痰，以制其惊。处方：

　　钩藤6克　淡竹沥30克（姜汁二滴冲）　陈胆星3克　蝎尾1.2克　蜈蚣1.5克　生石膏45克（先煎）　大青叶9克　紫草6克　川连2.4克　淡黄芩6克　川贝母3克　1剂

　　7月31日五诊：热度初和，今37.2℃，腹部柔软，小溲通长，然抽搐未止，痰鸣喉间。舌红苔薄黄，是痰热化风。

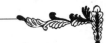

再宗原法，息风豁痰。处方：

钩藤6克　炒僵蚕9克　陈胆星3克　淡竹沥30克 蝎尾0.9克　蜈蚣0.9克　麝香0.09克　猴枣散0.3克　二味化服　1剂

8月1日六诊：热度尚和，抽搐稍缓，便秘溲长，痰鸣未罢，舌苔垢腻，风痰未清。前法既合，应予连用。

上方加川贝4.5克，陈皮3克，1剂

8月2日七诊：热度退净，抽搐已止，项柔肢温，舌苔薄润。便秘3天，痰声尚有，病势已出险境，兹拟清化痰浊。处方：

橘红3克　川贝母4.5克　杏仁6克　陈胆星3克　桑皮6克　钩藤4.5克　竹茹6克　枇杷叶9克　猴枣散0.3克化服　2剂

嗣后痰化便通，神清惊定，续以调养之剂，痊愈出院。

按：乙脑为急性暑温热毒，病热急骤，传变迅速。因之必须迎头截击，及时救治。故临床之际，用辛凉透邪，自是正法；然更重要的是使毒邪早有出路，泄其内在邪热，从而杀其猖獗之势。前哲均谓：温疫下不嫌早，确系经验之谈。喻氏强调指出《金匮》治痉用大承气，乃死中求生之法。本例初期，乃属暑风暑痫，为"热初入营，肝风内动，手足瘛疭"（《温病条辨》）。一、二方中以羚羊、钩藤镇惊息风为主，药后热势稍缓。三诊时见热结阳明，立即抓住时机，投以白虎、承气，使毒有出路。幸以救治及时，得以毒泄热减。其后之抽搐未止，乃温邪余势，痰热生风所致，故专主豁痰息风，其症寻愈。

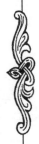

（四）百日咳的治疗经验

百日咳是小儿呼吸道的一种传染病。本病以阵发痉挛性咳嗽为主症，病程缠绵，经久不愈，故名百日咳，因连续阵发咳嗽，又称顿咳。顿咳之发，古谓"湿痰蕴肺，因感风而触发"。《温病条辨》记述本病："凡小儿连咳数十声，不能回转，半日方回，如鸡声者。"《幼科全书》亦载有"咳久连声不已，且口鼻皆出血者"，亦有结膜出血的，则均为阳络受伤矣。由于本病初起类似感冒，阵咳不显，多不引起家长注意，医者亦每从外感咳嗽之疏表化痰着手。待至痉挛性阵咳发作，病情异变，已为中期阶段。临床所见者亦多为这一阶段。其病机为时邪病毒，阻于肺窍，痰火内蕴，肺失清肃，致使痰浊壅遏气道而发为剧烈的阵咳。痉咳特别以夜间发作次数最多，阵咳时痛苦万状，咳至哽不成声，颜面浮肿，甚则呕吐。

百日咳的治疗着重于痉咳期的治疗，初期症状尚不明显，轻微咳嗽流涕喷嚏者，可用疏肺化痰，如止嗽散、三拗汤等。如果阵咳发作，痰阻不畅，此邪毒内恋，郁而化热，治宜宣肺泄热，化痰止咳。常用麻杏石甘为治疗痉咳之主要方剂，配入川贝、桑皮、百部、天竹子等。如鼻衄咯血，可随症加茅花、芦根、藕节、山栀。若病久咳嗽虽缓，但痰浊未清，而肺胃已虚者，则在清肺化痰剂中参入和胃健运之品，如谷芽、石斛、白术、茯苓等，使脾胃气复，肺金得养也。

成药鸬鹚丸具有宣肺、清热、化痰、和中等作用，对百日咳痰浊恋肺者，不论中期和初期、末期，皆可服用；如症状较轻者，亦可单独使用，并无副作用。遵此为治，一般

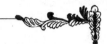

均能迅速地控制病情，并很得以痊愈，而绝非"百日"乃止也。

例 1 肺气不宣 徐某 男 1岁半 门诊号：333183

初诊：顿咳逾月，其势尚剧，痉挛咳呛，日夜阵发多次，舌苔薄白，浊痰内阻。肺失清肃，治拟宣肺化痰，顺气止咳。三拗汤加味。处方：

麻黄3克 杏仁9克 生甘草2.4克 紫菀6克 桑皮9克 橘红3克 百部9克 川贝3克 姜半夏9克 鸬鹚丸1粒（化服） 3剂

二诊：顿咳初差，阵咳次数较减，喘急尚有，痰仍不活，二便正常，舌苔淡薄。再以原法。处方：

炙麻黄2.4克 杏仁9克 苏子4.5克 桑皮9克 紫菀6克 款冬花9克 川贝3克 百部9克 竹茹6克 鸬鹚丸1粒（化服） 4剂而愈。

按：上例之顿咳已在中期阶段，故有痉挛性阵咳、痰阻不畅等典型百日咳症状。此因时行病邪侵肺，致使肺失清肃，痰浊阻滞。幸未伤及肺络，未见咯血等症。因此治以麻黄、杏仁、紫菀、桑皮清宣肺气，橘红、半夏、百部、川贝化痰止咳，使肺气通畅，痰浊得清，而咳自瘥也。

例 2 肺闭热郁 吴某 男 9个月 门诊号：274313

一诊：近旬以来，顿咳甚剧，阵发痉咳日数十次，痰阻不活，舌红苔薄。痰热内蕴，治以宣郁清肃。麻杏石甘主之。处方：

麻黄2.4克 杏仁6克 生石膏12克（先煎） 生甘草2.4克 橘红3克 仙半夏6克 竹茹6克 百部6克 桑皮6克 川贝2.4克 紫菀6克 鸬鹚丸1粒（化服） 5剂即安。

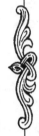

按：本例亦为顿咳中期，是邪毒侵入后，痰阻肺闭，郁而化热。遂见肺热阵咳，痰稠不畅。治以麻杏石甘合二陈、竹茹、百部、川贝、桑皮、紫菀及鸬鹚丸等，疏郁散邪，清肺泄热，润降化痰，对于百日咳中期痰阻热郁而未伤络阴损者，迅即建功。

例3　余邪恋肺　于某　男　3岁　门诊号：352583

一诊：顿咳二月，咳痰虽少，迁延未愈。胃纳减少，形色消瘦，大便尚调，小溲短少，舌红苔净，脉象细弱。此肺胃两虚，痰浊不清。治拟清肺和胃，化痰止咳。处方：

桑叶皮各9克　枇杷叶9克　紫菀6克　百部6克　川贝3克　杏仁6克　橘红3克　竹茹6克　炒谷芽9克　清甘草2.4克　鸬鹚丸1粒（化服）　3剂

二诊：顿咳已瘥，胃纳仍呆，面色苍白，口渴舌洁。再以前法，略增培土。处方：

桑叶皮各9克　枇杷叶9克　紫菀6克　百部6克　川贝3克　竹茹6克　橘白3克　川石斛9克　炒谷芽9克焦白术6克　鸬鹚丸1粒（化服）　3剂而愈

按：此例顿咳已趋末期，阵咳虽减，但余邪未清，而病久肺胃已虚；因此，方中以桑、枇、贝、杏、菀、橘红清肺化痰，茹、斛、谷、术、草、橘白和中调胃。脾胃机复，肺气得展，则痰浊即化，其咳自瘥也。故近末期之顿咳，不可疏肺散邪，只宜清肺和胃，调治求愈。

（五）痢疾的治疗经验

痢疾古称"肠澼"，亦曰"滞下"。本病为夏秋季节的肠道传染病，乃由疫邪致病。但其内因，则是饮食不洁，脾胃不和，凝滞停积，蕴毒结作，更因寒暖不慎，暑湿内合和其

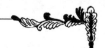

他的兼夹，造成下痢。

痢疾常见于小儿，盖以小儿气血怯嫩，脏腑娇弱，夏日又恣啖瓜果冷饮，每每脾胃先伤，加以贪凉冒寒，疫邪干正，即发本病。一般症状，便下黏液，红白脓血，里急后重，腹痛次频。如见高热惊厥，来势急骤者，是为疫毒痢。

临床辨证，以热痢为多见。此时发热或高热，腹痛呕吐，下利窘迫，里急后重，肛门灼热，小便短赤，舌苔薄腻或厚腻，脉数带滑或濡。应以消积导滞，清热解毒为主。

痢疾初期常采用程钟龄的治痢散加味施治，见效良好。其组成为葛根、酒炒苦参、广木香、酒炒条芩、陈皮、酒炒赤芍、炒麦芽、炒山楂、陈松萝茶。以葛根升清和痢，使邪不下陷。苦参、黄芩味苦辛寒，清热燥湿，酒炒者以其能升药气而性疏滞也。麦芽、山楂消导下积，松萝茶化食和痢，陈皮、木香理气行滞，赤芍活血和里。再加入川连泻火，马齿苋除脓血，服用数剂，即能见功，

痢疾中期可用用葛根芩连汤同白头翁汤混合施治。两方原为治热痢之主方。葛根芩连汤专治协热下利、便血等症，以芩连清热，葛根升散，解阳明之表，使下陷之邪上达，不迫协于下。白头翁汤以白头翁直清血分湿热，秦皮清湿热而止后重，黄连、黄柏清泻肠道之湿火。总的作用是去风火而解毒治痢。

马齿苋为治痢要药。其性酸寒，入心肝脾三经，既具有清热解毒之功，又有凉血利肠之力，在上述诸方中均可加入。香连丸、芍药汤、枳实或槟榔导滞丸等法，也可随机选用，要在据症而斟酌之。有表证者须参合表剂以疏外邪，甚则用荆防败毒散，此喻嘉言所谓逆流挽舟法也。然须确诊而辨治之。

由此可见，治痢之法，端绪不一。必待辨证求因，审因论治。湿热者宜清利之，积滞者宜导下之，因于气者调其气，因于血者和其血；有表证者须兼解表，新病属实者则须通因通用，久病因虚者，虽古训有痢无止法之说，亦可考虑塞因塞用。凡此乃治痢之大法也。

下痢已和而便泄不化者，吴鞠通有"先滞后利者易治"之言。常见面色㿠白，肢倦体乏，舌质淡白，便泄次多诸症，乃属痢后肠滑，脾运无权。须用理中汤加石榴皮、赤石脂、石莲子等，以温补固涩之剂而收全功。

尚有大便培养始终阳性，兼见痢和而泄者。此缘痢后脾阳已弱，真气虚惫，不能制菌。此时用中药温运脾阳，扶正祛邪；则正气一振，其菌自制。临床经验，屡得解决。曾治一6岁患儿，痢已旬余，纳和腹软，但便溏未复，日二三次，大便培养痢疾杆菌始终阳性。遂停用各种抗生素，改服中药。根据辨证，其属脾阳虚弱，投予温中扶土之法，7剂后大便成形，培养亦告阴性矣。此中医所谓治病求本之义也。

前人尝谓治痢四忌。一忌温补。盖痢之为病，由于湿热胶滞肠道而发，治宜清邪毒，导壅气，行滞血。若用参术等温补药，则热愈盛，气愈结，血愈凝，久之正虚邪实，不可治矣。二忌大下。痢因邪热粘结于内，颇与沟渠壅塞相似，唯宜磨劫疏通。若用承气类下之，则徒伤胃气，真元受伤而邪毒不去也。三忌发汗。痢有头痛目眩、身寒发热者，此非外感，乃郁毒熏蒸，自内而外，似有表证，实非表邪。若发汗则耗散正气，且风剂燥烈，尤助邪热，亦为"释邪攻正"之举。四忌分利，利小便者，乃治泻之良法，以之治痢则大谬。盖痢之邪热胶结灼阴，若以五苓类利水，则津液更枯，

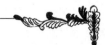

涩滞愈甚而难愈矣。

但所谓忌温补者，忌在初起邪实痢剧之时，若正气确虚，则酌用补法在所不避。具体方法甚多：邪尚未清，可消补兼施；久痢滑脱，可补涩并举。所谓忌大下者，忌于邪未实满也。若大实大满、痢势盛而正气实者，亦可用承气急下之。但宜中病即止，免伤胃气。所谓忌发汗者，忌于似有表证而无表邪之假者，若痢初起，兼有表邪，则疏表之剂亦可参入，但不宜过剂。余之治痢，用药颇为灵活。有荆防之疏表，亦有硝黄之峻下，又有参术之温补，更有赤石脂、石榴皮之敛涩。要在用之得当，有是症而用是药，故可不忌。

反之，药不适合，虽葛根芩连、白头翁、枳实或槟榔导滞，亦非所宜。此所以必"先议病，后议药"，随宜而治，乃中医不易之道也。

小儿疫毒痢，每有未见下痢而热极惊搐者，此时之诊断易与乙脑混淆。故须灌肠查粪以作鉴别。否则误诊，贻害非浅。此即西医所称中毒性菌痢。因其发病急骤，高热昏厥，抽风痉挛，故可出现闭脱之危证。临床上可分为两种类型。一为实热内闭型。由于热毒炽盛，化风化火，故见壮热烦躁，面红目赤，谵妄抽搐，下痢脓血，小溲短赤，其舌红，苔黄腻。救急之法，以紫雪丹鼻饲泄热制惊，熊胆灌肠剂泻火解毒。如得热降惊定，然后亟进马齿苋、生军、槟榔、枳实、银花炭、川连、炒条芩、楂肉炭、白头翁等，清热导滞，解毒止痢；继予葛根芩连和白头翁汤清其湿热余毒。二为内闭外脱型。多为体质素弱的病儿，在热闭抽搐的同时，突然出现面色苍白或灰白，脉象沉细，舌质转淡苔腻，四肢厥冷等。此为正不胜邪，气血凝滞，内闭外脱的危象。

兹举一例，曾治一郭姓女孩，下痢赤白，里急后重，日

十余行，腹满拒按，舌苔厚腻，高热 39~40℃，神志昏糊，四肢厥逆。由于病前冷食杂进，显系邪毒蕴郁、冷实不消的疫毒痢疾。将成内闭外脱之势。即采用千金温脾汤以温通之。方中用大黄、川朴、元明粉荡涤积热；用干姜、附子祛除里寒，温中回阳，配以参草扶元和脾，当归调血润肠。盖因内有实积，非攻不去；里有阴寒，非温难除。药后积下肢温，症情缓和，阴寒得温已散，但湿热内滞则难遽去。故见下痢次多，再进葛根芩连汤合白头翁汤清热和痢，加理气导滞之品，渐得好转。但痢后仍见便泄，乃中气受戕，脾运失健，遂调扶脾胃而愈。对这一病例所作的应急治法，因能符合症情，故使迅获得效，当然未可作为常法而论也。志之以作研考。

熊胆灌肠剂，为疫毒痢急救时的常用方，其效尚称满意。药物组成：熊胆 0.6 克，马齿苋 15 克，黄柏 12 克，椿根白皮 15 克，下血多者加苦参 9 克，用水 200 毫升煎至 30 毫升，保留灌肠，每日 1~2 次。熊胆苦寒无毒，入心肺肝胃四经，苦泻火，寒胜热，功能清火凉血、解毒开结。椿根皮苦寒而涩，入胃、大肠，功能燥湿清热、涩肠固下。再加黄柏、马齿苋，均为治痢要药。

例 1 湿热蕴滞 黄某 男 1 岁 住院号：1389

1961 年 2 月 4 日一诊：痢下 7 天，日约十许次，红多白少，秘利后重；体温 38℃，胃纳不和，形神较软，舌苔薄腻（西医检查大便培养福氏痢疾杆菌阳性）。由于湿热蕴滞，当先行气和痢。处方：

枳实炭 4.5 克　楂肉炭 9 克　槟榔 9 克　马齿苋 12 克川朴 3 克　陈皮 3 克　广木香 2.4 克　银花 9 克　荆芥炭 6 克白芍 9 克　酒炒黄芩 4.5 克　2 剂

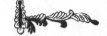

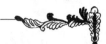

2月6日二诊：血痢已瘥，大便次数亦减，胃纳尚呆，腹部柔软，舌苔薄腻。上法加减可也。去槟、朴、荆芥，加谷芽9克，2剂。

2月8日三诊：痢下见和，胃纳亦开，形神活泼，舌苔已薄。湿热初化，当须调理。处方：

姜炭2.4克　白术炭9克　酒炒白芍9克　怀山药9克　陈皮3克　马齿苋9克　扁豆9克　谷芽9克　焦甘草2.4克　3剂

药后二便调和，大便三次培养均为阴性。痊愈出院。

按：本例痢疾为湿热胶滞，气血并伤，赤白兼下。初诊即予导滞和痢，方用川朴、陈皮、木香除湿行气，槟榔下逆破结，枳实、楂炭消积化滞，黄芩、白芍清热和血，荆芥、银花入营清热，马齿苋为治赤白痢必用之药。4剂以后，痢和胃动，乃去清热消积诸品，而以健脾和中为主，旋即告瘥。本例初方以疏利开结乃一般治痢之法，轻症数天即能见功。

例2　湿食兼表　傅某　男　4岁　住院号：5892

1961年6月15日初诊：腹痛下痢5天，日七八次，赤白相夹，高热不退，38.5℃~39.5℃，纳呆作恶，形神较钝，舌苔薄腻，两脉细数（西医检查大便培养为福氏痢疾杆菌阳性）。证属邪积内滞，亟须疏消通利。处方：

荆芥炭4.5克　防风4.5克　藿梗9克　枳实4.5克　槟榔9克　炒莱菔子9克　楂肉炭9克　川朴3克　广木香3克　益元散12克（包）　荷梗1尺　1剂

6月16日二诊：热度已和，胃纳尚可，但痢下脓血，日近十次，腹痛后重，而舌心苔厚。宿滞不清，再以通利消滞。处方：

当归9克　白芍9克　郁李仁9克（打）　川朴3克　楂肉炭9克　槟榔9克　广木香3克（后入）　葛根6克　赤芍6克　炒莱菔子9克　1剂

6月17日三诊：身热退净，胃气稍动，痢次亦减，脓血尚有，舌苔渐薄。原法清滞和痢。处方：

枳实4.5克　楂肉炭9克　马齿苋15克　槟榔9克　广木香3克（先入）　赤白芍各9克　扁豆花4.5克　川朴3克　炮姜2.4克　郁李仁9克（打）　藕节炭9克　2剂

6月19日四诊：痢滞渐化，粪色酱竭，脓血已无，胃开纳和，舌苔亦薄。仍以清利和中。处方：

炮姜2.4克　楂肉炭9克　广木香3克　马齿苋12克　焦枳实4.5克　槟榔9克　白芍9克　陈皮3克　怀山药9克　藕节炭9克　2剂

6月21日五诊：大便仅日二次，色酱质厚，胃口已开，腹觉微满。兹拟温和脾胃，以清宿滞。处方：

陈皮3克　白术9克　川朴2.4克　楂肉炭9克　炮姜2.4克　麸炒枳壳4.5克　广木香3克　神曲9克　白芍9克　谷芽9克　2剂

药后诸症均安，再予调扶，大便培养三次阴性，痊愈出院。

按：该例是湿食内结，又兼风邪外袭，气机阻滞而致下痢。故初诊即用荆、防、藿香疏风解表，荷梗、益元散清利湿邪，枳、朴、槟、楂、莱菔子消积导滞。服后表解热退，但腹痛后重，大便脓血，显系邪积胶结，累及气血，即予导滞化瘀之剂。服后腹痛瘥，痢次减，脓血便亦少；续予消积导滞，数剂而滞清痢止。则以温扶脾胃参以化浊之品调理而愈。本例初期下痢发热，乃因肌表有邪，故用荆防败毒之

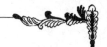

意，此仿喻嘉言逆流挽舟之法也。

例3　脾虚浊恋　戴某　女　6岁　住院号：9591

1962年2月17日一诊：病史摘要：患儿于本月5日入院，大便红白黏液，培养为宋内氏痢疾杆菌，西医诊断中毒型菌痢。因高热抽搐，西医用抗生素病情好转，但大便培养始终为阳性。故停用西药，改由中医治疗。其症胃纳已和，腹部柔软，而便泄不化，日二三次，脉细软，舌苔厚腻。是脾运失健，法当温扶中阳，使化机复而菌自灭也，处方：

肉桂1.5克　炮姜2.4克　焦白术9克　煨木香3克焦楂肉9克　川朴2.4克　陈皮3克　炒白芍6克　条芩4.5克　苦参6克　3剂

2月20日二诊：腹软胃和，大便仍泄，脉细软，舌已洁。再以温扶脾阳。处方：

肉桂1.8克　党参4.5克　炮姜2.4克　炒于术6克　茯苓9克　焦甘草2.4克　煨木香3克　炒扁豆9克　焦山查9克　酒芩4.5克　4剂

此后大便成条，每天一次。胃和腹软，大便培养三次均为阴性。以理中加味善后。

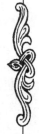

按：本例患儿乃痢后脾阳虚弱，运化失调；故舌苔厚腻，邪浊不清。我们重在温运以化浊。二诊时舌苔已洁，就须益气健脾，药后大便成形，培养阴性，调治而愈。

例4　脾虚肠滑　吴某　男　4岁　住院号：4543

1961年6月2日初诊：病史摘要：患儿于5月22日大便下痢赤白黏胨、高热抽搐、神志昏迷而入院。西医诊断中毒型菌痢。经抢救治疗后症状减轻，大便培养已转阴性；大便下泄利，次数尚多，故改由中医诊治。症见痢后肠滑，泄利不化，日仍多次，胃纳虽和，面色㿠白，舌淡无苔。脾阳

虚损，法须温扶略兼收涩。处方：

党参 4.5 克　于术 6 克　炮姜 2.4 克　焦甘草 3 克　怀山 9 克　炒谷芽 9 克　石榴皮 4.5 克　石莲子 9 克　煨木香 3 克　3 剂

6 月 5 日二诊：胃纳和，腹部软，便仍泄利，舌质光淡。是痢后脾阳气虚，下焦不固。仍宗温中固涩相参。处方：

上方去谷芽，加扁豆 9 克，赤石脂 9 克，3 剂。

服后便泄即瘥而出院。

按：本例属于痢后肠滑，其症泄利滑脱，面色㿠白，舌光而淡，显系元气下夺，砥柱无权；所幸胃气未败，尚能食谷。故予温中固涩之剂，二诊时更增赤石脂等，见效甚速。盖补可去弱，涩以固脱，乃仲师桃花汤之变法也。然治痢用兜涩，前贤每有告诫；若非确见邪祛滑泄，当然不可轻用也。

例 5　疫毒痢　李某　男　6 岁　住院号：8008

1961 年 8 月 2 日一诊：病史摘要：患儿昨起呕吐 3 次，腹泻 1 次，高热惊厥，大便培养为宋内氏痢疾杆菌，西医诊断暴发型菌痢。入院后用西医抗生素、可的松、补液等。现高热 40.5℃，四肢厥冷，手足抽搐，面色㿠白，神志昏迷，两脉沉数，舌苔黄垢。属暴发疫痢，来势险急。宜泄热解毒。处方：

紫雪丹 1.5 克，分二次化服；熊胆剂灌肠救急处理，1 剂（熊胆剂组成及用法：熊胆 0.6 克，马齿苋 15 克，椿根白皮 15 克，川柏 12 克，用水 200 毫升，煎成 30 毫升保留灌肠）。

8 月 3 日二诊：体温下降（现 38.5℃），神志转苏，抽搐亦定，大便痢滞，日十余次，舌苔黄腻。为积滞夹杂，热

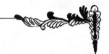

毒未清也。再予清泄导滞。处方：

枳实 4.5 克　楂肉炭 9 克　马齿苋 15 克　生军 6 克　生白芍 9 克　槟榔 9 克　炒莱菔子 9 克　连翘 9 克　鲜菖蒲 4.5 克　鲜藿佩各 9 克　银花炭 9 克　2 剂

8 月 5 日三诊：身热尚有（38.9℃），腹痛，便下黏胨，小溲短赤，胃口不开，舌尖红绛，苔灰腻。痢滞未化，湿热蕴结。兹拟苦寒泄热。处方：

葛根 6 克　条芩 4.5 克　川连 3 克　川柏 6 克　白头翁 9 克　秦皮 9 克　银花 9 克　马齿苋 12 克　六一散 12 克（包）2 剂

8 月 7 日四诊：便痢黏胨，日三四行，舌苔已薄，胃气亦和，两脉滑数。再拟苦寒清痢。处方：

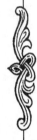

葛根 6 克　香连丸 2.4 克　条芩 4.5 克　扁豆花 6 克　马齿苋 9 克　生甘草 2.4 克　车前子 9 克　山药 9 克　白芍 9 克　炒银花 9 克　2 剂

8 月 9 日五诊：大便趋于正常，次数亦减；但胃口一动，多食胀气，面部略浮，小溲短少，形成食复。急令节食，改以消导理气。处方：

陈皮 3 克　青皮 4.5 克　川朴 2.4 克　广木香 2.4 克　神曲 9 克　扁豆 9 克　带皮苓 9 克　地骷髅 9 克　清甘草 3 克　炒谷芽 9 克　2 剂

诸症随手而安，大便培养已三次阴性，痊愈出院。

按：该儿为疫痢重症，势甚危急。初诊时系热深厥深，即予紫雪丹泄热定惊以济急，熊胆剂灌肠泻火解毒以清理，上下合治。翌晨即神苏搐止，体温下降，痢次增多而毒得下泄，痢疾症状反而明显。其舌苔黄腻，为积热与湿浊的夹杂，故予苦寒泄热之葛根芩连合白头翁汤为主方。药方诸症

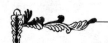

渐轻，大便趋于正常，虽因食复而面浮腹满，则戒以节食且与消导理气而安。

例6 内闭欲脱 郭某 女 7岁 住院号：11316

1961年10月7日一诊：急性下痢赤白，兼夹里急后重，日十余行，身热39.5℃~40℃，神志昏糊，四肢厥冷，面色㿠白，纳呆作恶，脉伏微细（血压下降），舌苔厚腻。西医诊断中毒型菌痢，大便培养福氏痢疾杆菌。中医认为积热蕴郁，冷实不消，内闭欲脱也。病情危重，亟须温脾汤温通下达以抢救之。处方：

淡附片4.5克 干姜3克 肉桂1.5克 酒浸大黄9克元明粉9克 炙草3克 党参6克 当归4.5克 炒白芍9克1剂

10月8日二诊：清晨神志半清，大便绿黏，少能进食，舌脉如昨，药症尚合，续与原方，追踪1剂。

10月9日三诊：二进温脾汤后，热毒外泄，痢次反剧，日十七八次之多，赤白黏胨，兼夹绿色。热度渐降（38.3℃），神识清醒，阳回肢温，吐恶亦止，脉象细数，舌红苔化。症势由重转轻，但郁滞未化尚须苦寒泄热。处方：

葛根6克 酒芩6克 水炒川连2克 白头翁4.5克川柏4.5克 秦皮9克 马齿苋9克 银花炭9克 扁豆花9克 车前子9克 2剂

四诊、五诊乃以上方去秦皮、川柏加酒赤芍、酒苦参、连服7剂。

10月18日六诊：热度已平，痢下初和，胃纳转佳，但大便溏泄，面足略浮，形体软弱，舌淡苔厚，脉滑软数。此为痢后土虚，脾阳不振也。治拟温中消滞，以化余湿。处方：

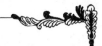

党参 4.5 克　焦白术 9 克　炮姜 2.4 克　肉桂 1.5 克　广木香 2.4 克　陈皮 3 克　川朴 3 克　楂炭 9 克　煨葛根 6 克　酒芩 4.5 克　2 剂

七诊时又连 5 剂。

10 月 25 日八诊：痢疾已除（大便培养多次阴性），腹软纳佳，大便仍溏，两脉细弱，舌根尚腻。是脾阳虚耗，须温运兼予固涩以善其后。处方：

党参 4.5 克　焦白术 9 克　姜炭 3 克　粳米 15 克　山药 9 克　煨木香 3 克　扁豆花 9 克　石莲子 9 克　石榴皮炭 9 克　赤石脂 9 克　5 剂

服后诸症皆安而出院。

按：患儿高热神昏、痢下赤白、里急后重，为典型的痢疾，病势确实严重。我们在治疗过程中，大体上分四个阶段。第一个阶段从 10 月 7 日起，当时身热虽高，神志昏沉，但无痉搐，而四肢厥冷、面色㿠白、脉伏微细、血压降低、舌苔厚腻；虽似热深厥深，乃冷实不消与湿热的错杂蕴郁，而成内闭欲脱之象也。故即用千金温脾汤寒温互施、补泻同用，以桂、附、姜、参、归、草、芍温中回阳，调和气血；以硝、黄荡涤积滞，清热开结。1 剂后神志半清，少能进食，下利绿黏；症情虽无改善，亦未恶化。然此类寒热补泻并用的峻剂，若不对症，则定生变端矣。实因病势严重，其效不显；迨二进温脾汤后，即见阳回肢温，神志清醒，热势亦缓。虽痢次反多，是阳气得回，而阴寒之邪夹湿滞下泄也。从 10 月 9 日起为第二阶段，由于阳回阴消，病情不同，故以葛根芩连合白头翁汤清热和痢，参入理气导滞之品。至 10 月 19 日痢下已和，胃气亦动，但便泄不化，舌苔仍厚，是痢后脾虚，余滞未尽耳。故以消扶兼施，方用肉桂、理中

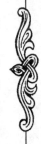

温扶，合陈皮、川朴、楂肉、木香、神曲、枳实等消滞，如此治疗一周，这是第三阶段。10月25日后胃和苔化，腹部柔软，而溏泄未止，此缘脾虚肠滑，下焦不固也，故用加味理中参入石榴皮、赤石脂等，以固涩之，直至痊愈，此为最后阶段。

综观本案，初起之寒热错杂、病势危急，自须胆大心细、辨证正确；设用一般套方，恐有暴脱之虞，势必不救。在二进温脾汤后阳回热降，虽痢次仍多，然已脱险境。在阳回阴消之下，改用清热导滞以和其痢；至痢和而便泄者，乃中气受戕，余邪未清，则以消扶兼顾。嗣后胃和苔净腹软便泄，为脾虚肠滑、摄纳无权；故加固涩之品而健全功。以上治法，按辨证而求因，审因而论治，取得了满意的疗效。

（六）腮腺炎（痄腮）的治疗

例1　温毒火盛　张某　男　6岁　门诊号：286800

1971年12月23日一诊：高热10天，现39.6℃，两腮肿痛，略有咳嗽，西医诊断腮腺炎。纳少唇红，便结溲黄，脉数，舌绛有刺而燥。此温毒痄腮，亟须清热泄毒。处方：

知母6克　生石膏30克（先入）　条芩9克　僵蚕9克花粉9克　芦根30克　生地12克　连翘9克　银花9克生军6克　碧玉散9克（包）　2剂

12月25日二诊：身热略退，现38.9℃，大便仍闭，脉症同前，仍须清泄，增以解毒。

上方去知、芦、花粉，加板蓝根12克，蒲公英12克，桑叶9克，2剂。

12月27日三诊：热度初和，腮肿见退，便下二次，咳嗽亦减，脉数，舌红无苔。上方既合，续予清利。处方：

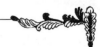

桑叶 9 克　玄参 9 克　条芩 6 克　知母 6 克　碧玉散 18 克（包）蒲公英 9 克　板蓝根 12 克　生甘草 2 克　银花 9 克　连翘 9 克　3 剂

12 月 20 日四诊：热已退净，两腮不肿，胃纳见动，便下已调，脉细带数，舌红略干。温毒初解，尚须清润以为调扶。处方：

鲜生地 30 克　元参 9 克　麦冬 9 克　生草 2.4 克　知母 6 克　花粉 6 克　桑叶 9 克　淡竹叶 4.5 克　3 剂

药后病愈。

按：本病系风温邪毒郁结于少阳经络而成，其症有表、里、轻、重之别。常用方有银翘散、普济消毒饮之类。此例见症已是温毒壅逆、里热炽盛，故治以清热泄毒之法，方中石、知、芩、地清热泻火，银翘、芦根宣泄解毒，僵蚕、花粉散风润燥，生军、碧玉通下泄毒；二诊时增板蓝根、公英以专解温毒，病情逐渐好转而向愈。

例 2　风热温毒　毛某　男　10 岁

一诊：两颊肿痛，饮食困难已有 3 天；昨起又增发热，现 39℃，食欲较差，进食时嘴嚼觉颊痛，检见两颊肿胀，质软，左侧较甚，拒按，局部皮肤紧张、发亮。精神不振，时有口臭，小溲短赤，大便尚通，舌红，苔白厚腻，脉数。血象：白细胞 11000/mm³，中性 84%，淋巴 16%，西医诊断：流行性腮腺炎。其症为热毒郁火，结于少阳经络。治宜清热解毒。处方：

连翘 9 克　条芩 6 克　板蓝根 30 克　大力子 9 克　僵蚕 6 克　柴胡 3 克　甘草 3 克　桔梗 6 克　薄荷 3 克　炒山楂 9 克　3 剂

二诊：热已退，肿渐平，两颊不痛，胃纳亦动，二便通

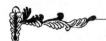
调，舌苔转薄。即连原方。

2剂而愈。

按： 本例为邪毒侵犯少阳经络，其症情较轻。故主以清热解毒为治。处方宗普济消毒之意，重用板蓝根、牛蒡子解阻结之邪毒，配条芩、连翘清上壅之郁火，又以柴胡、薄荷入少阳而疏利风热，桔梗、甘草走上部而开结除壅，再有僵蚕祛风化痰，兼能通络，山楂消除食积，并可开胃。果然3剂知而5剂平。与例1相比，无阳明实热及灼伤阴液，自能迅速痊安。

小儿高热证治

小儿高热是临床常见症状。引起高热的病因不同，症状各别，治疗各异。治小儿高热必须分清伤寒、温病，从六经或卫气营血论治。辨证明确，治无可误，既合病机，辄能药到热退。兹将几种小儿高热的辨治分述如下。

（一）风寒表证

感受风寒，邪在太阳，治宜辛温，以麻桂为主。太阳伤寒，寒邪束表，腠理闭塞，发热无汗，恶寒较重，鼻鸣喘逆，苔薄白，脉浮紧，宜麻黄汤发汗解表宣肺。

太阳中风，发热恶风，腠疏汗出，脉浮苔白，主用桂枝汤。而桂枝汤在素体较薄，面皖易汗，发热不高，饮食拒纳，舌苔薄润的幼儿，为了和营卫、养脾胃，其应用机会尤多。是质薄易感小儿之有效良方。

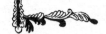

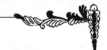

案例1 俞某 女 2岁 门诊号：5485

1984年2月14日就诊：发热二天，现体温38.5℃，咳嗽有痰，纳减便稠，小溲短浊，手凉欠温，舌淡苔薄白。营卫失调，外邪夹滞。治拟和表化痰消滞。药用桂枝3克，白芍6克，甘草3克，生姜3片，红枣5枚，陈皮6克，半夏9克，紫菀6克，莱菔子9克，连翘9克。服药2剂热净，诸症亦瘥（方中莱菔子合连翘乃取保和之意，消积化痰，里滞既化，表邪自解）。

风邪袭表，稍见恶寒，发热汗闭，鼻流清涕，咽喉肿痛，脉见浮数，舌苔薄白。一般选用荆防败毒散加减，疏解风寒，疏表发汗。药用荆芥、防风、苏叶梗、豆豉、陈皮、桔梗、杏仁、鸡苏散等主之。鼻塞不利加葱白、苍耳子，恶心呕吐加生姜、半夏；咳嗽痰多，配象贝、前胡、紫菀、百部；苔腻有痰，参入陈皮、半夏、川朴、六曲。体禀虚弱小儿，须酌加党参（或太子参）。

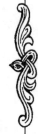

案例2 郑某 6岁 门诊号：35718

1978年10月12日初诊：气候突变，新感寒邪。腠闭无汗，发热2天（38.5℃~39℃），咳嗽气促，夜有痰鸣，胃纳欠佳，舌淡苔腻，脉浮紧。症属太阳伤寒，麻黄汤主之。药用：麻黄、桂枝、清甘草、陈皮各3克，姜半夏9克，杏仁、象贝、紫菀各6克，生姜3片，红枣5枚。3剂后热退气平。

案例3 周某 10月 门诊号：30567

1984年3月12日就诊：发热二天，今日体温39.5℃，便泄水泻，日4~5次，苔薄，脉浮细数，小便自利。风寒外袭，湿胜濡泄。治拟逆流挽舟法，荆防败毒散解表和泻。处方：

荆芥 4.5 克　防风 4.5 克　苏叶 6 克　豆豉 9 克　葛根
9 克　羌活 6 克　薄荷 4.5 克（后下）陈皮 3 克　甘草 3 克
服药二天热净。

（二）风热上受

风热之邪，入于口鼻，侵袭上焦，其恶寒见症短暂，而迅即出现高热、咳嗽、口渴、咽痛蛾肿、溲赤、舌红苔薄、脉浮数等证，此属温病（春温、风温），为邪在卫气之间。治宜辛凉轻解，用桑菊饮、银翘散为主。选用桑叶、连翘、薄荷、牛蒡子、桔梗、豆豉、黑山栀、银花、荆芥、竹叶、芦根、黄芩等以清透泄热。咽喉肿痛加蝉衣、射干；咳逆痰阻加杏仁、象贝、前胡、竹茹。此等病症，多见于急性上呼吸道感染，西药治疗效果不理想，应用上法，疗效甚佳，一般服药 2 剂，即可津津汗出而透，邪解热退。津津汗出乃微汗肤润之意，与用西药安乃近之类发汗不同，安乃近发汗虽大汗而邪留，须臾旋热；而津津汗出是邪随汗出，热度渐降。

案例 4　宋某　男　2 岁　门诊号：7586

1982 年 3 月 24 日初诊：感冒发热，数天不退，近日连续高热，夜间体温高达 40℃，鼻塞涕黏，咽喉肿痛，小溲黄赤，口干欲饮，舌边尖红苔薄，脉浮数。此风热外袭，兹拟凉解。药用：

桑叶 6 克　连翘 9 克　桔梗 6 克　生甘草 3 克　芦根
30 克　黄芩 9 克　银花 9 克　薄荷 3 克　蝉衣 4.5 克　淡豆
豉 9 克　3 剂。

药后津津汗出，高热于 2 天退净，咳嗽增多，再予清肃而安。

50

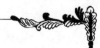

风热侵袭上焦，有以邪结咽喉为主者。症见咽喉红肿疼痛较剧，甚则扁桃体或咽峡分布疱疹，或有脓性分泌物之类。涕黄痰稠，溲赤便干，脉见弦数，舌质偏红。此时可用银翘马勃散方，功效甚佳。常用药物为银花、连翘、桔梗、生甘草、大力子、荆芥、马勃、射干、山豆根、黄芩、青黛（或碧玉散），清热解毒为主。咽干口渴加元参、花粉诸品；热高不降加板蓝根、紫花地丁之属。以本法再加重解毒软坚药（加夏枯草、大青叶、土贝母等），亦可用治"痄腮"（腮腺炎）。

案例5 潘某　男　2岁　门诊号：4406

1982年6月23日诊：经常扁桃体发炎，近日又作。现咽痛红肿，扁桃体满布白色斑点，高热不退，体温40℃上下，口渴喜饮，大便秘结，脉数，舌边尖红、苔薄而干。邪热壅结咽喉，治须解毒泄热利咽。处方：

山豆根9克　马勃6克　青黛3克（包）　黄芩6克
桔梗6克　生甘草3克　元参6克　花粉9克　瓜蒌仁10克
川石斛9克　4剂

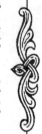

服后大便通下，咽痛亦和（扁桃体亦已如常），热尚未净，鼻塞咳嗽，续予清肺化痰就安。

若症见咳嗽热高，无汗烦躁，口渴喜饮，小溲黄赤，脉滑带数，舌红苔薄。此时选用栀豉汤、凉膈散加味。此时邪在气卫，胸膈发热，运用本法清泄透热，退热颇捷。

案例6 张某　男　9月　门诊号：5405

1984年5月16日就诊：发热二天，现体温39℃，舌红苔黄，腠闭无汗，躁扰不宁，大便坚硬，治拟清热解毒。处方：

黑山栀9克　豆豉9克　银花9克　连翘9克　生黄

芩9克　桑叶9克　竹叶6克　芦根30克　鸡苏散12克（包）2剂药下热降，三天退清。尚见纳呆苔黄，再拟清疏开胃。

温病四时皆有，但有新感伏气之分。新感即以辛凉轻解治之。而伏气多匿于膜原，或内舍于营，证属肺胃。若症见发热较高，咳呛不畅，痰鸣气促，舌红苔黄，脉弦滑数，为风温犯肺，热郁肺闭。如外感引发哮喘性支气管炎、支气管肺炎等，由于温邪上犯，肺胃郁热，亟当以麻杏石甘汤，加桑叶、薄荷、牛蒡子、连翘、象贝等品。痰涎壅盛者加桔梗、莱菔子、竺黄或竹沥；肺热较重加黄芩、桑皮、黑山栀、芦根。

案例7　陆某　男　17个月　门诊号：16791

1983年3月9日初诊：发热陡起，现体温40.2℃，咳逆喘促，面颊红赤，痰鸣喉间，小溲深黄，脉滑急数，舌红苔黄。风温犯肺，邪热郁闭，亟以麻杏石甘宣肺泄热。处方：

麻黄3克　生石膏30克（先煎）　杏仁6克　清甘草3克黄芩9克　芦根30克　大力子9克　前胡9克　连翘9克2剂

服药后次日高热渐降，续用原法三剂，其症告平。

（三）邪结少阳

小儿高热，亦有从少阳辨治。其症寒热往来，时高时低，烦扰不宁，纳少作恶，舌边尖红，脉弦而滑。治宜小柴胡汤和解退热。若上症伴微恶寒，骨节疼痛，乃少阳兼太阳表证，治宜柴胡桂枝汤，和解少阳，兼散外邪。

案例8　少阳太阳　朱某　男　18岁　住院号：135585

1977年3月1日：发热五六天，因高热40℃入院。血

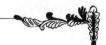

常规、胸透均无异常，西医拟诊"发热待查"。现发热、微恶寒，寒热往来，汗出不彻，咽干口苦，胸胁满闷，小溲短赤，便结两天，舌红苔薄白，脉弦数。症属少阳而太阳表证未罢，拟柴胡桂枝汤主之。处方：

桂枝3克　柴胡4.5克　白芍6克　条芩9克　清甘草3克　生姜2片　红枣3枚　3剂

3月5日二诊：汗出较多，热度已退，寒热不作，稍有咳嗽，舌红苔薄黄，脉缓。表邪初解，上焦余热未清。治以轻宣理肺。处方：

桑叶9克　蜜枇叶9克　杏仁9克　连翘9克　薄荷2.4克　象贝9克　条芩4.5克　陈皮3克　生草2.4克　3剂
药后病愈出院。

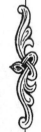

按：《伤寒论》第146条云："伤寒六七日，反热微恶寒，支节烦疼，微呕，心下支结，外证未去者，柴胡桂枝汤主之"。此为邪入少阳而太阳证尚未罢的证治。本例的病情属这一类型。其寒热往来、口苦咽干、胸胁苦闷、脉象弦数为一系列少阳见症；又有微恶寒、汗出不彻的太阳表证，故宜于柴桂汤。其加减之处，以不呕而去半夏，不渴而去人参，悉遵仲师之法度。由于辨证精确，见效甚速，服后二天热退；余邪不清，恋肺作咳，遂以轻清宣肺，三日而安矣。

应用小柴胡汤，增其退热疏宣之力，中气不虚者去党参。纳呆苔腻，加陈皮、枳壳；热势较高，加连翘、芦根；夜间热重，参以青蒿、白薇诸品。

案例9　少阳发热　徐某　女　18岁　住院号：132958

1976年9月25日一诊：发热月余不退，其症寒热往来，胃纳不佳，便下间隔，形色萎倦，舌苔白薄，脉象细数。邪恋少阳，治以小柴胡加味。处方：

党参 4.5 克　制半夏 9 克　柴胡 4.5 克　条芩 9 克　生姜 2 片　红枣 3 枚　炙甘草 3 克　枳实 4.5 克　青蒿 9 克　佩兰 9 克　3 剂

9 月 28 日二诊：发热升降不退，纳少便涩，脉舌略同。仍宗原法。

上方去枳实，加白芍 9 克，党参用 9 克，4 剂。

10 月 5 日三诊：发热已和（37℃），胃纳亦动，大便畅下，舌淡苔白，脉象细弱。原方既合，续予和解。处方：

党参 9 克　半贝丸 9 克（包）　条芩 6 克　白芍 9 克　炙甘草 3 克　生姜 3 片　红枣 3 枚　柴胡 4.5 克　陈皮 3 克　青蒿 9 克　4 剂

药后热平而愈。

按：仲景论少阳病，云："伤寒中风，有柴胡证，但见一证便是，不必悉具。"该患者初诊所见，寒热往来，不欲饮食之少阳病症，故可与小柴胡汤。加枳实以下气利便；加蒿、佩以清其兼夹暑湿之邪，乃因时制宜者也。一周后其热果退。大便随之而通畅，仲师所谓"上焦得通，津液得下，胃气因和"，遂使清升浊降也。

案例 10　少阳阳明　高某　女　44 岁　住院号：138075

1977 年 6 月 11 日一诊：原有风湿病，近因新感而高热二周不退。先寒后热，每日发作，胸脘不适，咽痛汗多，关节酸楚，大便 3 天未通，脉滑数，舌红苔黄。先从少阳阳明考虑，拟予大柴胡汤。处方：

柴胡 4.5 克　大黄 9 克　枳实 4.5 克　条芩 6 克　炙甘草 3 克　生姜 2 片　制半夏 9 克　红枣 2 枚　青蒿 9 克　3 剂

6月14日二诊：药后便下二次，热度初退，纳和溲长，但骨节酸痛，舌苔薄黄，脉象转缓，新感已解，须治风湿。处方：

　　桑枝寄生各9克　黑山栀9克　青蒿9克　条芩6克木防己9克　赤苓9克　陈皮3克　炙甘草3克　枳壳4.5克4剂

6月18日三诊：肢酸见瘥，胸脘亦舒，舌润脉和，兹以调养。处方：

　　桑枝寄生各9克　赤苓9克　炙甘草3克　陈皮3克川石斛9克　白芍9克　条芩4.5克　炒麦芽9克　7剂

服后诸症均安而出院。

按：大柴胡汤原主少阳郁热，阳明里结。本例见症新感而兼夹旧疾，急则治标，故初诊投以大柴胡汤加减和解通腑。二诊时因便通热降，故兼治旧疾。方以条芩、山栀、青蒿清解里热，桑枝、寄生、防己祛风胜湿，蠲痹镇痛，而以枳芩陈草调气和胃佐之。最后则以调养收功。

案例11　俞某　男　2岁　门诊号：59630

1984年1月24日初诊：发热已近一周，数日来入暮热升，体温达39.5℃，清晨则退。咳嗽有痰，纳食不佳，溲黄便通，睡眠尚安，舌边尖红苔浮腻，脉细弦数。邪在少阳，治以和解。药用：

　　柴胡4.5克　黄芩4.5克　半贝丸9克（包）　青蒿9克连翘9克　杏仁6克　陈皮3克　淡豆豉9克　芦根30克2剂。药后其热即退。

案例12　梁某　男　2岁　门诊号：18897

1983年12月15日就诊：发热三天，现肛温39℃，热势起伏，大便秘结，肢末清凉，咳嗽痰多，苔根薄腻，脉滑

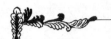

纳呆，邪郁少阳，腑有实积，治拟表里双解。药用：

柴胡 4.5 克　黄芩 6 克　半贝丸 9 克（包）　前胡 6 克　杏仁 6 克　川朴 4.5 克　枳实 6 克　生军 3 克（后下）　生姜 3 片　红枣 5 枚　3 剂。三日后复诊，其热即清。

以柴胡剂退热，其另一常用方为四逆散。指征在于寒热时作，而肢末清冷，每见迁延日久，纳少烦躁。症属少阳气结，热郁于内。以四逆散为主疏达运枢，解郁泄热，正合契机。其加味法同前。

案例 13　程某　男　6 岁　门诊号：15142　1983 年 1 月 26 日初诊：

低热五月，体温 37.5~38.5℃，夜间为高。四末不温，纳少便干，眠中寝汗，脉弦细，苔浮腻。西医理化检查无阳性发现。证属气机不舒，邪热内郁，治以四逆散。处方：

柴胡 3 克　枳壳 6 克　清甘草 3 克　赤芍 6 克　青蒿 9 克　地骨皮 9 克　陈皮 3 克　茯苓 9 克　生姜 2 片　红枣 3 枚　5 剂

药后夜热渐降，复诊时体温 37.2℃。再予银柴胡、地骨皮、青蒿、白薇、石斛、甘草等 5 剂，半年发热，迅即获安。

（四）阳明实热

小儿体禀稚阳，然其生气蓬勃，气阳旺盛，感受邪热，易入阳明，出现胃家实热之证，但有经证腑证之分。凡症见高热烦躁，口渴溲赤，舌红脉大，即从阳明经证论治，投以白虎汤清泄阳明气热。酌加银花、连翘、山栀、豆豉、芦根、竹叶、桑叶、黄芩等。热势尚轻者亦可投竹叶石膏汤加味。咳嗽有痰，加杏仁、象贝、前胡、竹茹；形神不振，脉软弱，加太子参或皮尾参。若舌干苔净者，或配花粉、石斛；舌苔见腻者，可加赤苓、六一散。热耗气阴者，需伍生地、玄参、麦冬、珠儿参等清热养阴；热高神昏者，则配以紫雪丹、至宝丹或牛黄清心丸开窍醒神。

案例14 阳明经热 袁某 女 21个月 门诊号：22132

1983年6月22日就诊：感冒发热，前后3周，屡经药治无效。近日高热，汗出不退，现39.2℃，唇干口燥，溲黄便干，稍有咳嗽，舌红苔腻，脉数。热在气分，治需白虎加味。药用：

生石膏30克（先煎） 知母6克 清甘草3克 粳米30克（包） 银花9克 连翘9克 黑山栀9克 黄芩6克 芦根30克 鸡苏散10克（包） 3剂

1剂服后，其热即降，3天而清。

若阳明腑实，壮热神糊，大便秘结，则需投以大小承气，亦应参入银花、连翘、山栀、竹叶等品。在某些高热重症，也有白虎承气同用者，再加黄连、黄芩、山栀、连翘等。本法在多种高热疾病如中毒性肺炎、流行性脑膜炎等，症见热结阳明者，据症而施，立挽危重。而在诊治乙型脑炎时，以本法为主，釜底抽薪，攻逐邪毒，殊有显效。正如喻嘉言所谓：《金匮》治痉用大承气，乃死中求生之法。

案例15 阳明腑证 邱某 女 2岁 门诊号：24487

1983年8月5日就诊：高热1周，体温在39℃左右，汗出遍体，渴饮溲黄，便秘4天，腹部硬满。咽蛾红肿，渗出黏涎，舌红，舌尖碎而作痛，苔薄腻，脉滑实。证属阳明，热实结腑，亟拟通腑泻热。药用：

枳实6克 川朴4克 生军6克（后下） 连翘9克

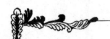

大青叶 9 克　桔梗 4.5 克　牛蒡子 9 克　碧玉散 12 克（包）
鲜石斛 30 克　通草 6 克　2 剂

药后便下即通，其热旋降。复诊但见渴饮烦吵，腹满食少，乃以疏滞清热而愈。

案例 16　邓某　男　11 月　门诊号：22681

1984 年 3 月 17 日就诊：发热 3 天，体温高达 40℃以上，刻下 38.5℃，舌尖溃疡碎痛，大便干结，小溲短赤，心胃火炎。治拟泻火。药用：

生石膏 15 克（先煎）　知母 6 克　制军 6 克　银花 9 克
连翘 9 克　川连 2 克　竹叶 9 克　生草梢 9 克　木通 4.5 克
碧玉散 12 克（包）　3 剂

3 日后复诊，热清口疡未愈，便下尚坚，原法加减，2 剂而平。

阳明热病之另一类型是腹泻之肠热者颇多，适用葛根芩连汤加味。

案例 17　阳明热痞　王某　男　19 岁　住院号：137689

1977 年 5 月 28 日一诊：高热一周，在 39.2℃~40.1℃之间。但热不寒，阵发腹痛，泛泛欲恶，按之濡软，大便闭结，小溲黄赤，脉浮数，舌红苔薄黄。血象：白细胞总数偏低，中性不高，无酸性颗粒细胞。西医诊断：伤寒病，产碱杆菌感染。证属胃热作痞，亟须大黄黄连泻心汤以泻热泄痞。处方：

川连 3 克　条芩 9 克　大黄 9 克　元明粉 3 克（冲）
2 剂

5 月 30 日二诊：大便通下，高热即退，腹痛不作，痞结已和，胃纳不佳，小溲短赤，脉缓，舌红苔薄黄。痞结初

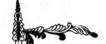

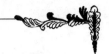

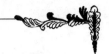

泄，邪热未解。尚须清疏。处方：

川连 2.4 克　条芩 6 克　赤苓 9 克　枳壳 4.5 克　桑叶 9 克　黑山栀 9 克　菊花 6 克　薄荷 2.4 克（后下）　淡竹叶 6 克　1 剂

5 月 31 日三诊：热度已净，大便软溏，色暗但无隐血，小溲短赤，胃纳未振，脉滑数，舌红苔薄黄。乃余热未清，当续予清解。处方：

芦根 30 克　川连 1.8 克　生条芩 6 克　六一散 12 克（包）　黑山栀 9 克　连翘 9 克　淡竹叶 6 克　石斛 9 克　通草 3 克　3 剂

6 月 3 日四诊：近日大便又闭二天，头晕有汗，胃纳仍差，口略觉渴，脉细带数，舌红苔薄。是热后津伤，治以清润。处方：

桑叶 9 克　石斛 9 克　炙甘草 3 克　菊花 6 克　枇杷叶 9 克　青蒿 9 克　火麻仁 12 克　知母 6 克　玄参 9 克　麦冬 9 克　3 剂

药后纳动便调，续与清润调扶而愈。

按：本例之证是阳明为病，痞热里结。《伤寒论》云："心下痞，按之濡，其脉关上浮者，大黄黄连泻心汤主之。"（第 154 条）故即投予本方；因见大便闭结，乃加元明粉以软坚，服后便通痞和。然余热尚在胸膈之间，故续予清心利尿、凉膈疏解，症情日见好转；后期因阴津受耗致使便燥口渴，故以清润之法而收全功。

（五）湿温热病

温病之邪属湿热者，在湿温、暑病、伏暑等症中均为常见，亦有非时之气与食饮不调相兼而见湿热为病的。以小儿

言，其邪固以逗留中焦为主，然往往气机不畅，弥漫三焦，故诊治不离乎清泄宣透，疏达三焦，应抓住芳化淡渗，透泄清利。其在气卫者，症见汗出不畅，发热不扬，脘痞胸闷，纳呆泛恶，大便时溏，小溲混浊，两脉濡缓，舌苔浊腻。一般选用清水豆卷、连翘、佩兰、黑山栀、青蒿、芦根、竹叶、菖蒲、茯苓、泽泻等以轻清疏松，透邪走泄为治。若苔腻垢浊，湿重于热者，则配以川连、黄芩、白薇、甘露消毒丹等。遵此而治，退热颇效。

案例 18 湿热蕴结 陈某 男 22 岁 住院号：135771

1977 年 3 月 8 日初诊：一月前突起高热，达 40℃，曾出现尿频尿急，外院作上感、尿路感染处理，用大量抗生素等，热度滞留在 38℃左右。血象：白细胞增多，尿检有红、白细胞，而胸透、小便培养均阴性。西医拟诊"发热待查"，"伤寒？"。症见发热起伏，已近一个月，昼凉暮重，可达 38℃以上，汗出不彻，胃纳较差，小溲短数，大便不通，舌红苔白厚腻，脉濡数。是里有湿热蕴结，外有表邪未清。取法辛开苦泄，佐以渗利。处方：

清水豆卷 12 克 佩兰 9 克 生茅术 9 克 川朴 3 克 黑山栀 9 克 条芩 4.5 克 活芦根 30 克 赤苓 9 克 猪苓 9 克 泽泻 9 克 鸡苏散 12 克（包） 甘露消毒丹 12 克（包） 4 剂

3 月 12 日二诊：汗出较多，热度初退，小溲通赤，但便闭 7 天，余无其他不适，舌苔薄而黄腻，脉濡细带数。表邪已清，湿热亦松，再以清利兼予通便。处方：

佩兰 9 克 生茅术 9 克 赤苓 9 克 猪苓 9 克 泽泻 9 克 鸡苏散 12 克（包） 陈皮 3 克 藿香 9 克 甘露消毒丹 12

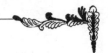

克（包） 更衣丸3克（吞） 2剂

3月15日三诊：药后便下二次，先硬后软，热退4天，小溲通长，胃气渐苏，舌苔薄腻，脉濡带数。再以清利余湿。处方：

陈皮3克 薏苡仁12克 赤苓9克 炒谷芽9克 川朴2.4克 连翘9克 通草3克 青蒿9克 甘露消毒丹12克（包） 4剂

服后湿化热清，纳动便调，形神安和，舌洁脉净，予调理方药以善其后。

按：本例为"变局湿温"（时非长夏，病似湿温）。症势较剧，发热持续近月不退，但其见症，仍是湿热里结，而表邪未尽。故初诊予轻宣疏解，清热利湿，药后3天即汗出热退；二诊续化湿热，并通大便，以后诸症向愈，建功甚速。其用药之要，即在芳化、苦泄、淡渗的综合运用，尤重在轻清疏泄。盖湿热之邪，性黏而滞，当其逗留气分之时，症情复杂而缠绵，宜予轻淡清灵之品，如豆卷、佩兰、芦根、黑栀、鸡苏散等物；而甘露消毒丹，尤善化浊解毒，用于本例，切合病情。故近月久热，三日即退，续以清理，十日而安。

案例19 湿遏热伏 姜某 女 9岁 住院号：27874

1963年8月21日初诊：发热18天，在37.5~39℃，微有汗出，白痦隐布，二便尚通，胃纳一般，舌苔黄腻垢浊，脉滑数。症属湿热蒸郁，病势淹缠，治以化湿清热。处方：

清水豆卷12克 川朴3克 赤苓12克 青蒿6克 佩兰叶12克 连翘9克 白薇9克 六一散12克（包） 白蔻仁3克 薏苡仁12克 生黄芩4.5克 2剂

8月23日二诊：病情如前。苔腻稍松，白痦较明。以

原方续服。2剂。

8月25日三诊：热仍升降未清，胃纳转和，舌苔渐化，中心仍腻，再以清化湿热。处方：

连翘9克　赤苓12克　鲜佩兰12克　川朴4.5克　荷叶包六一散12克　白薇9克　银花9克　青蒿9克　枳壳4.5克　陈皮3克　2剂

8月27日四诊：热度初平，白痦隐退，舌苔已化，诸症缓解。原方2剂。

8月29日五诊：湿化热清，小溲尚赤，汗出较多，形色清瘦，舌洁脉软，元气受耗，兹须调扶。处方：

太子参4.5克　赤苓9克　生炒谷芽各9克　橘白3克　石斛9克　竹茹9克　青蒿9克　佩兰叶9克　白薇9克　六一散12克　3剂　药后痊愈出院。

按：本例为湿热逗留气分，蒸郁不化而生白痦。处以轻清透达之品，宣泄内邪，清热利湿；6剂后即热清痦消，见效颇速，再进调养以收全功。

案例20　湿热中阻　马某　女　4岁　住院号：9218

1961年9月9日初诊：发热半月，持续升降不退，在38~39℃，大便尚通，小溲清利，胸闷泛恶，不思进食，舌苔厚腻垢浊。是湿热熏蒸上中二焦，以致清阳不升，浊阴不降，气化不宣也；拟导湿下行之。处方：

川朴4.5克　桂枝3克　茅术9克　赤苓9克　猪苓9克　泽泻9克　佩兰叶9克　青蒿9克　连翘9克　清水豆卷12克　六一散12克（包）2剂

9月11日二诊：舌苔较松，小溲转黄，诸症仍在，湿滞未清也。再以升清降浊。处方：

川朴4.5克　青蒿9克　赤苓9克　佩兰叶9克　柴胡

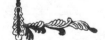

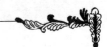

3克　生黄芩4.5克　苍术9克　猪苓9克　泽泻9克　陈皮3克　藿香9克　3剂

9月14日三诊：潮热亦退，舌苔渐化，胃气亦动，大便如常，小溲黄而通畅，已见湿浊下行。再予调理可痊。处方：

陈皮3克　半夏曲9克　赤苓9克　谷芽9克　猪苓6克泽泻9克　茅术6克　青蒿9克　佩兰叶9克　清甘草2.4克3剂

9月17日四诊：湿去热清，苔化舌净，胃纳续增，但形体软弱，是气分虚耗，法须轻补，使其缓复。以六君加味主之。不旬日已见安康。

按：本例热已半月，舌腻苔垢，胸闷泛恶，但小便清利；明系湿热逗留上中二焦，致阳气不宣，升降失调，故初诊以五苓加味，通阳利湿，二诊时去桂加柴、芩、藿、佩，使清升浊降，共服四剂热退纳和。此症之转机就在小溲由清而黄，随之湿化邪去而安。

案例21　热壅夹湿　梅某　女　9岁　住院号：29949

1964年2月26日初诊：高热起伏，在39～40.2℃，已有半月。口渴喜饮，无汗恶寒，形神萎倦，烦躁面赤，四肢不温，咳嗽有痰，纳呆作恶，大便尚通，小溲短赤，脉细数，舌边红苔厚灰腻。湿热壅滞病情较深，姑拟轻清松透，疏化宣泄，以缓图之。处方：

清水豆卷12克　连翘9克　鸡苏散12克（包）　佩兰叶9克　黑山栀9克　青蒿9克　活芦根30克　鲜菖蒲4.5克鲜竹叶12克　赤苓9克　泽泻9克　陈皮3克　2剂

2月28日二诊：舌苔稍薄，热势较松，咳似增多。药已初效，原方加减。

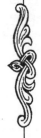

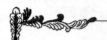

上方去佩、泽，加杏仁6克，竹茹6克，川贝4.5克，2剂。

3月1日三诊：热在38~39.5℃，咳嗽，口渴，胃纳不佳，二便尚通，舌红苔灰薄。气阴两耗，兹拟清化益阴。处方：

淡豆豉9克　鲜生地18克　桑叶9克　活芦根30克青蒿9克　白薇9克　花粉9克　川贝4.5克　杏仁6克2剂

3月3日四诊：热稍退，胃亦动，前法损益可也。药用：

上方去豉、地、芦，加南沙参12克，麦冬9克，石斛9克，3剂。

3月6日五诊：热退，胃口已好，咳嗽亦瘥，二便通调，脉静，舌淡苔薄带灰，再以调理。处方：

南沙参9克　桑叶9克　蜜枇叶9克　川贝4.5克　生草2.4克　石斛9克　麦冬9克　青蒿9克　竹茹6克2剂

药后连服6剂出院。

按：本例属"变局湿温"（时非长夏，病似湿温）。高热起伏，而恶寒咳嗽，是表尚未解，湿蕴化热；虽已半月，病仍在气卫之间。乃以轻清松透，芳香渗湿之品。上达下泄，表里兼顾。三诊时考虑到舌红口渴，咳嗽较多，气阴已耗，予以清气益阴，兼以疏解透达，5剂后热退咳瘥，再以清补肺胃而愈。

案例22　伏热发疹　徐某　女　15个月　住院号：160427

病史摘要：1980年2月20日见咳嗽、痰多、气喘，咳甚呕吐；曾在外院诊治，应用庆大霉素、青霉素、磺胺类，

咳喘不愈。3月5日起发热高达39℃以上，咳喘转剧，本院门诊化验 WBC9900/mm³，P55%，L43%。二肺哮鸣音、湿啰音，咽红扁Ⅱ度。诊断为哮喘性支气管肺炎入院治疗。经用新型青霉素、氨茶碱及强的松等逐渐好转，热退咳减。3月27日身热又起，达39.2℃，阵发咳喘，二肺干、湿啰音，应用庆大霉素、先锋霉素、地塞米松，以及输血、补液等，并注射复方柴胡。于3月31日全身突发红色疹点，并逐渐增多，密布成片，经用利福平、强的松、扑尔敏、苯海拉明等无效，遂停西药，请中医会诊。

4月1日一诊：患儿反复高热，咳喘有痰，前次发热曾退，5天前身热又起。昨显全身皮疹，今见焮红密布，咳嗽痰多，二便尚通，舌红苔薄。症系温邪内伏，热在气分，郁久发疹，亟须清化。处方：

桑叶6克　连翘9克　银花9克　薄荷3克（后入）甘草3克　桔梗6克　活芦根30克　紫菀6克　陈皮3克　杏仁6克　荆芥4.5克　3剂

4月4日二诊：高热虽退，咳嗽不多，皮疹遍布，焮红色鲜，口唇燥裂，牙龈溃烂，大便转干，小溲短赤。胃热炽盛，兹拟清降泻火。处方：

知母6克　石膏15克（先煎）川连1.8克　条芩4.5克淡竹叶6克　青黛3克（包）连翘9克　荆芥4.5克　制军6克　木通4.5克　4剂

4月8日三诊：皮疹初有脱皮，口腔溃疡腐烂，大便干结，小溲短数。重在里热腑壅，再予泻火清热。处方：

川连2.4克　条芩4.5克　黄柏6克　黑栀9克　生军6克（浸汁冲入）　知母6克　石膏30克（先煎）　连翘9克淡竹叶6克　碧玉散9克（包）　3剂　另搽冰硼散于口腔

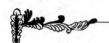

4月11日四诊：药后大便溏利，次数不多，今大便又结，小溲尚赤，热度已净，疹淡脱屑，咳嗽不爽，口疮未敛。里火尚重，仍宗原法。处方：

知母6克　石膏30克（先煎）　川连2.4克　条芩4.5克　生军6克（浸汁冲入）　青黛6克（包）　六一散9克（包）　淡竹叶6克　木通4.5克　生地12克　4剂

药后病情日轻，出院继续服药治疗，仍以清降余火而愈。

按：本例发热咳嗽，曾用抗生素而缓解，孰料后又身热，咳喘不止，且突发皮疹，焮红密布。章虚谷言："疹为太阴风热"；是西医虽云药物性皮疹，中医辨证则为肺胃伏热，郁而发疹。故初诊治以清化宣透。药后皮疹遍布，而高热渐退，乃伏热有外泄之象；但唇裂龈烂、二便秘涩，是心胃里热，愈显炽盛，遂与辛凉疏化，兼以苦寒清泄。三诊时皮疹已见脱屑，而伏火犹然壅盛，乃径取苦寒泻下之法，直折其火。此后病入坦途，宗原法而渐得痊安。综观此症，是心胃伏火在里，肺热皮疹在表的复杂病候；近人所谓春温之病，热壅于胃，上迫于肺，熬痰成咳之类，治忌发散、化痰。同时，在发疹兼见胃实者，亦忌大下。吴氏云："斑疹，阳明症悉具，外出不快，内壅特甚者，调胃承气汤微和之；得通则已，不可令大泄，大泄则内陷"。（《温病条辨》第24条）本例即用生军浸汁，是遵其"得通则已"之法度也。但石膏用至30克，盖赖其两清肺胃、解肌宣郁，与翘、竹、荆、栀等配合，是宗叶氏之"入营犹可透热转气"之旨。凡此均为前贤之真诠而师其法也。

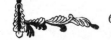

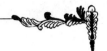

（六）暑月热病

小儿暑病颇多，其暑邪袭表，每易径入阳明，时见热在气卫之间，症见高热、汗出、口渴、烦躁诸候，此为暑热。初起微感恶风，舌边尖红，苔薄者，邪未离卫，可予银翘散加青蒿、藿香、佩兰、荷叶、西瓜翠衣之类，清暑凉解。若发热转盛，溲赤，舌红苔黄，脉大，为暑入阳明，亟须白虎汤主之；至神倦脉软汗多，则需白虎加人参。又有因暑月贪凉，暑客于表，热扰于内，出现发热头痛，汗少口渴，舌红苔润，则当透邪泄热，用桑叶、连翘之属加香薷、藿香、苏梗、豆卷诸品，以疏解卫表，祛暑退热。

案例23 潘某　男　8个月　门诊号：23659

1983年7月20日初诊。发热4天，高热不降，体温40℃，肌腠少汗，神情惊惕，溲少色深，舌红苔黄。邪客于表，暑扰于里，治以解肌涤暑。处方：

香薷4.5克　连翘9克　清水豆卷9克　银花9克　藿香9克　佩兰9克　黑山栀9克　芦根30克　钩藤6克　西瓜翠衣10克　六一散10克（包）　3剂

药下当晚高热渐降，2天退净。

夏令暑多夹湿，症见壮热、烦渴、汗多、溺短，舌边尖红，苔腻微黄，脉现洪大带濡，此为暑湿。若热重于湿，宜白虎加苍术汤。白虎汤清阳明胃热，苍术燥太阴脾湿。暑湿弥漫三焦者，身热咳嗽，胸脘痞闷，渴不多饮，溲短便溏，舌红赤苔黄滑等，治拟藿朴三仁和四苓，分利三焦，清暑化湿；热重加银、翘、栀、蒿宣泄邪热。

更有夏月伤暑，复因乘凉饮冷，致成暑兼寒湿。症见头痛身热，恶寒无汗，脘痞心烦，舌苔薄腻。以新加香薷饮治

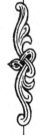

之。香薷辛温散寒；合川朴、扁豆花、银、翘化湿解热，佐以藿佩、青蒿、荷叶、西瓜翠衣等涤暑诸品。

案例 24　马某　男　6 个月

1983 年 8 月 3 日初诊：暑热内扰，兼夹寒湿，四肢不温，腠闭无汗，热势较高（39.5~40℃），舌苔薄腻，便下泄利，此属暑湿。治拟清暑利湿，分利清浊。药用：

香薷 3 克　鲜藿佩各 9 克　川朴 3 克　西瓜翠衣 12 克　六一散 12 克（包）　米泔浸茅术 9 克　泽泻 9 克　赤猪苓各 9 克

服药 3 剂，热退便调，诸恙均和。

夏季热为小儿特有之夏令病。体质虚弱是发病主因，夏暑炎热为致病条件。此因小儿阴阳两稚，素体不足，或病后元虚，不耐暑热而成。其症发热起伏不退，气候愈热，发热愈高。壮热烦躁，饮多尿多，唇朱咽红，舌红苔少，脉细数，热虽高而无急性病容。是为暑伤少阴，热耗阴津。若见下肢清冷，小便清长，烦渴益甚，而成上盛下虚之证。以王氏清暑益气汤合连附六一汤（黄连、附子）及菟丝子、覆盆子、乌梅、缩泉丸等，清上温下，益气扶元，疗效颇显。

暑入阳明，热势较重，可达 40℃ 左右，口渴引饮，面赤肤燥，舌红、苔黄、脉数。阳明热炽，治当重剂白虎，清泄里热，使津津汗出而解。

案例 25　叶某　男　1 岁余　门诊号：36512

1985 年 7 月 23 日初诊：体温 39.8℃，持续 12 天不退，肤燥无汗，唇红口渴，腹软尿少，舌苔黄而带腻。暑入阳明，亟须清暑泄热。方用方有白虎汤加味：

生石膏 45 克（先煎）　淡竹叶 15 克　荷叶包六一散　西瓜翠衣　鲜佩兰各 12 克　银花　连翘各 9 克　知母 6 克

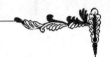

香薷 3 克

2 剂后体温降至 37.8℃，形神萎顿，是暑未清而元气转虚矣。拟清暑益元法：

孩儿参 6 克　生扁豆　焦白术　怀山药　炒谷芽　川石斛　青蒿各 9 克　炒苡仁　西瓜翠衣　荷叶包六一散各 12 克

3 剂后以党参易孩儿参，去青蒿、西瓜翠衣、六一散，加焦甘草、干荷叶，续服 3 剂而愈。

案例 26　蒋某　男　2 岁

1983 年 8 月 10 日初诊：夏季热已有 3 周，体温 39℃左右，上渴下消，舌淡苔光，肢冷汗少，便下尚调。治拟清上温下。

川连 2 克　黄厚附片 6 克　鲜石斛 10 克　花粉 9 克　青蒿 9 克　白薇 9 克　西瓜翠衣 12 克　菟丝子 9 克　缩泉丸 9 克（包）　鲜荷叶 1 角

二诊 7 剂药尽，热度渐和，渴消亦减，面色萎黄，舌苔薄黄。尚有咳嗽，胃口不开，大便秘结，治拟调理。

川连 1.5 克　黄厚附片 4.5 克　菟丝子 9 克　覆盆子鲜 9 克　西瓜翠衣 12 克　六一散 10 克（包）　白薇 9 克　石斛 9 克　炒谷芽 9 克　瓜蒌仁 9 克　7 剂

药后，热度已和，渴消亦瘥。前方去荷叶、翠衣，加太子参。再服 7 剂热净。

又小儿脾胃素虚，或病后元气未复，复伤于暑，发热起伏，低热持久不退，面㿠神萎，短气乏力，纳呆口渴，溲多清长，大便溏薄，舌淡苔润，两脉虚软无力。是属脾阳虚弱，中气不足。宜东垣清暑益气法，益气升清解暑。

案例 27　孔某　男　5 岁

1983 年 8 月 11 日来本科就诊：高热已连续 3 周，起伏不退，当日体温 39.4℃，汗少纳呆，舌质淡红苔微黄腻，腹满便调，小便短数。证属夏季热，暑热夹湿，阻滞中下二焦。姑拟芳化透热，清利暑湿，投三仁汤去杏，加藿佩、豆豉、猪茯苓宣化淡渗，合连、栀清热利湿，以冀暑解湿化。

以此法进退，服药十余剂，体温渐降，苔化薄润，纳增汗多，脉濡细数，小便通利，大便反溏。脉苔合证相参，乃知正虚邪恋，湿化余热未清。再拟李氏清暑益气汤出入。药用：

党参 6 克　黄芪 9 克　白术 9 克　神曲 9 克　生炒苡仁各 15 克　猪茯苓各 10 克　川连 2 克　黄芩 6 克　煨木香 4 克　碧玉散 1 克（包）

调治数诊，服药 20 剂，热和便调，神振面润，诸症向愈。

体　会

1. 治外感热病，须分伤寒、温病。暑证乃夏令外感暑热病邪所致，是属温病范畴。叶天士谓："温邪上受，首先犯肺……辨营卫气血，虽与伤寒同；若论治法则与伤寒大异也。"章虚谷亦云："若外感温病，初起却有微恶寒者……似伤寒而实非伤寒。如辨证不清，多致误治。"今夏盛暑酷热，暑炎邪盛。由卫转气，径入阳明，多见热在气卫之间。据证每予白虎之石膏、知母清泄阳明气热；配以银翘、翠衣、鸡苏散等芳香辛凉之品，轻透在表之邪，使暑热自表里分泄。服药一二剂，壮热自退，烦渴均和，此为治暑热在卫气之间的特有经验。

2. 掌握主症，分清证型。小儿暑证，每兼泄泻。如邪热

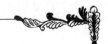

传里，但发热不恶寒，燥热口渴，舌红苔黄，泻利稀水，肛门灼热者，是为协热下利。用葛根芩连汤出入。葛根透解肌表之热，配芩、连清泄阳明之里；随证参入藿佩、翠衣、六一散等芳香清暑之品，每能热退泻和。暑证主在阳明，此为治暑袭阳明之又一变法。又暑多夹湿，湿盛下迫而致泄利，则见苔腻纳呆，胸脘痞满，小溲短少，大便溏薄之证。经云："湿胜则濡泄。"选用四苓散渗湿利水，合清暑透热之品，暑湿俱清，泻利自和。此与葛根芩连汤之治协热下利，大相径庭。故治病必求其本，审证求因，推理论病，辨证施治，方能中的。

3.小儿夏季热之辨治，要在扶正。夏季热为小儿特有之病症。患儿禀赋虚弱，不耐酷暑熏蒸而久热不退，病程缠延是其特点。按辨证可分为暑耗少阴和暑热伤气型。前者以王氏清暑益气汤益气生津，清心解暑，合连附六一温肾固元，清上温下，兼治心肾，治合病机，久羁之热均能退净。而暑热伤气，均为形羸质薄之儿。热程既久，病情亦深，正虚邪恋，以清暑益气为治。治疗过程中，法随证变，顾及阴阳。初起热重元虚，先予清暑益气，扶阳固元；继则邪退津伤，热降气弱，以生脉散之甘寒益气生津。病至后期邪去正伐，气阴俱耗，又宜酸甘化阴，益气扶元。故按证分期调治，时时顾及胃气，以培幼儿生生之气。

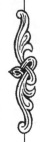

4.用药轻灵，顾及元气，选古方治今病，重在辨证分型，药简力专。小儿体禀稚阴稚阳，脏腑娇嫩，外邪侵袭，易寒易热，易虚易实。温热之邪易化燥伤津耗气，治疗中应刻刻顾护其虚，扶阴存津为要。小儿脏气清灵，随拨随应用药宜精，药量宜小，清热之剂，中病即止，切防苦寒败胃，伐其生发之阳。后期阴阳两耗，滋阴还须扶阳，使阳生阴长，本元坚固。

小儿发热证治的变法

（一）泄热透毒法

我对小儿急性及传染性热病，重于开门逐盗之治则。故每强调探析邪之部位，病之深浅，分别以伤寒六经或卫气营血辨治。对小儿高热不退，若其病邪尚在气卫之间，则仍主清透之法。例如风温，应投辛凉轻解，药用桑、翘、薄、牛、竹、豉、荆、蝉之属，其热盛化火者，亦加芩、银、芦、栀诸品。然若温邪羁恋，热高难降，则辄选羚羊。盖羚羊性凉而有发表之力，为一清肺退热之要药，张锡纯氏评价羚羊之语："性近和平，不过微凉……且既善清里，又善透表，能引脏腑之热毒达于肌理而外出，此乃具有特殊之良能。"故在温邪热毒结于上焦气卫之间而一时难达者，择机而施，迅即见功。

案例1 陈某 男 4岁 住院号：179651

1982年6月15日一诊：患儿自5月起断续发热不止，近来高热6天，体温均在40℃以上。西医拟诊上呼吸道感染，已采用大量抗生素等治疗无效。自诉头痛，呕恶少食，渴欲引水，小溲黄赤，汗出不彻，咽喉红肿，脉浮而数，舌红苔薄。风热上受，尚在气分，辛凉轻解为主。药用：

羚羊1.5克 淡豆豉10克 黑山栀9克 薄荷3克 芦根30克 黄芩6克 桑叶6克 菊花6克 蝉衣3克 桔

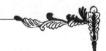

梗 6 克 碧玉散 12 克（包） 2 剂

药后汗出畅快，其热即退。复诊时热度已净，二便亦调，胃纳尚少，舌苔薄腻，改以清化余邪，一周而安。

（二）和解祛邪法

以小柴胡汤主伤寒少阳症，四逆散主气郁热厥等，在小儿发热中均属常法。然在部分湿温、暑湿、伏暑诸证，其湿热蕴伏，郁抑难解，或因过投寒凉，反遏其欲出之势，每见热势绵绵，起伏不已。虽投芳化淡渗、辛开苦降之剂，亦不易湿化热退。此时每每掺入柴芩两药，以旋运少阳之枢，透开表里之间。因势利导，使遏伏之邪，得以外达，其效之佳，应手而起。

案例 2 陈某 女 6 岁 住院号：179585

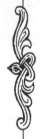

1982 年 6 月 22 日初诊：患儿于 6 月 9 日入院，连续发热二周，至今体温仍在 39.3~39.9℃。西医拟诊：发热待查。热势午后为甚，有先寒后热之状，汗出不多，面白神软，胃纳一般，大便尚通，两脉濡细，舌红苔黄腻。前医已曾重剂苦寒清热，如石膏、寒水石、大青叶、板蓝根、蛇舌草、鸭跖草之类，其热不降。此症乃湿热蕴郁，遏伏难透，故宜清化利湿，兼以疏通表里。药用：

清水豆卷 12 克 柴胡 4.5 克 黄芩 9 克 青蒿 9 克 芦根 30 克 鸡苏散 12 克（包）赤苓 10 克 连翘 10 克 竹叶 9 克 黑山栀 10 克 3 剂

6 月 25 日复诊：上药服后，汗彻热退，今已热净，然脉弦数，舌苔薄灰，续以清热利湿。药用连翘、黄芩、青蒿、赤苓、竹叶、六一散、通草等，4 剂而愈。

小儿颌下腺炎，论其部位，属少阳经脉所过。其发热往

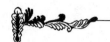

往呈现寒热往来或午后潮热之象，且见脘痞胸闷，纳呆呕恶，而颌下颈项痰核肿痛。予中药清热解毒之剂，虽一时热退，然亦易复发。以柴胡诸方中加减化裁，或续方软坚散结，取效较快，且能根本解决。现举一例。

案例3 叶某 男 11岁 门诊号：4832

1985年6月20日一诊：寒热往来，始终不退，已有一月，热度在38~39℃。颈核肿大，胸胁苦满，便坚不畅，小溲短赤，两脉弦滑，舌红苔薄。西医检查血沉增高，白细胞减少。症属少阳邪结，痰热阻络。先拟软坚清化，和解少阳。药用：

柴胡6克 牡蛎30克（先煎） 白芍6克 黄芩6克青蒿9克 白薇9克 党参9克 元明粉6克（冲入） 6剂

6月27日二诊：寒热渐和，胃气稍动，大便已调，胸胁苦满，颈核未退，舌苔薄润。原方去元明粉、黄芩。6剂。

7月4日三诊：寒热初退，低热时有，胃纳正常，便通溲黄，颈核尚肿，按之较坚，两脉细数，舌红苔薄。痰结阻络，再以软坚化痰散结。

党参10克 草果6克 常山苗9克 白芍9克 牡蛎30克 海藻9克 昆布9克 夏枯草9克 象贝9克 白薇9克 7剂 又连一周。

7月18日五诊：昨热又升，颈核增大，纳可便调，两脉弦滑，舌边尖红苔根见腻。痰热交结未解，再以原法加减。

象贝10克 海藻10克 昆布10克 夏枯草10克 陈皮5克 竹沥半夏10克 杏仁6克 连翘9克 白薇10克皂角刺9克 7剂

药后其热渐次退净，颈核亦小而柔。连服原方，及吞服芋芳丸，两周告痊。

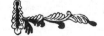

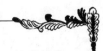

蒿芩清胆汤和达原饮，亦属和解祛邪之良剂。蒿芩清胆汤适于小儿寒热往来，或午后阵热，脘痞纳呆，呕吐恶心，便通尿黄，脉弦滑缓，舌边尖红而苔白腻者。达原饮则主于湿热秽浊之深藏蕴结，往往久热不退，发则阵作寒热，口气臭浊，呕恶时见，胸脘不舒，舌苔白腻而如积粉。在寒热往来，或阵发高热，其症属湿热羁恋者，若已投柴胡或清热利湿又现反复，仍可选用两方。临症之际，灵活加减，运用得当，退热甚速。

案例4 乔某 女 9岁 门诊号：36706

1984年4月14日初诊：反复发热，迁延不愈，已有半年。上周热度又起，近日在38~39℃。痰咳咽红，面㿠头昏，纳少作恶，尿黄混浊，腹痛欲便，一天数次，两脉濡细，舌苔白厚腻浊。湿热久伏，夹有秽浊，治拟清化湿浊，涤秽和中。药用：

药用槟榔6克 川朴3克 草果仁4.5克 条芩9克杏仁6克 白蔻仁3克（后下）薏苡仁12克 藿佩各9克连翘9克 赤苓9克 碧玉散12克（包） 3剂

药后其热即退，大便调和，咳减纳开，舌苔薄腻。续用清热利湿剂而安。

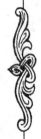

（三）益气（阳）祛邪法

小儿久热迁延，发热不高，已屡用清泄疏解，辨证投药，热虽稍降，但旋又复起。若细加体察，不难发现内有虚实夹杂之象，往往兼见气阳不足诸症；且因久热不解，反复发散疏泄，势必耗气伤阳。此时当于疏化解热剂中，酌加一二味益气扶阳之品，奏功甚捷。

例如，参苏饮为益气解表之常方，但久热不退者，一般

较少考虑选用本方；但若确见表证未净，而元气又伤，对症发药，每可应手。其间，夹有痰湿者合二陈、平胃类；兼有湿热者合连、芩、甘露消毒丹；咳嗽不愈加清肃肺气之属，食滞便结入消导润肠诸品。

案例5 李某 男 2岁 门诊号：65976

1985年10月9日初诊：发热2个月，至今不愈。曾住院检查，诊断为尿路感染、上呼吸道感染。小便培养有绿脓杆菌。血象：白细胞2000/mm³。两周前出院时，小便培养阴性，白细胞9600/mm³（N34%，L55%，M1%）。但低热不退，体温在38℃~38.5℃。汗出较多，小溲黄赤，纳少便通，夜眠欠安，脉软而弱，舌苔心腻。症属久热伤气，暑湿未尽。治以益气疏化。

党参4.5克 苏叶梗9克 陈皮3克 清甘草3克 竹叶6克 朱茯苓9克 青蒿9克 川朴3克 佩兰叶9克 六一散10克（包） 4剂

服药4天，热即渐平，续以异功散加味调扶健运善后。

溽暑之际，小儿阴阳两稚，暑湿之邪伤及气阴，故为常见，易成夏季热症。其中李氏和王氏之清暑益气汤两方，均为常法。然亦有素体气阴两虚者，夏月不耐暑邪，而低热午后日作。此时因阴液亏少，升阳发散不宜，而里无邪热，则清心泻火亦颇不合。处以生脉复合玉屏风散，两补气阴为主，佐以凉营清利之品。兹举一案。

案例6 董某 女 4岁 门诊号：11371

1982年7月13日一诊：入夏以来，低热（38℃上下）阵作，已近一月。汗出淋漓，口干不渴，便涩尿清，纳少寐安，脉见软弱，舌净但润。已投益气解暑罔效。此为气阴不足，暑邪尚恋，治拟益气固表，清养凉营。药用：

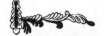

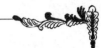

生芪皮 10 克　焦白术 9 克　防风 4.5 克　珠儿参 9 克
花粉 9 克　青蒿 9 克　地骨皮 9 克　白薇 9 克　知母 6 克
六一散 10 克（包）　5 剂

药后发热见降，原法连服，去知母、地骨皮、六一散，
加白芍、石斛、谷芽，5 帖。未及尽剂，热度已平，汗减便
通。诸恙均愈。

对于气虚发热，以甘温除热之剂治之，适用补中益气类
方。但小儿之体，本属肺脾两虚，元气怯少。若无外邪，纯
属气虚之热者，且往往伴有痰嗽不愈，纳食欠馨，则黄芪、
升麻诸品，亦有偏温过升之虞。此时每以异功、六君等方，
健运中焦为主治之。若夏月伤暑，久热气耗，又夹痰湿者也
可再予本法，咳嗽痰多，参入杏、贝、前胡、百部，苔腻便
溏，复加砂、蔻、木香、佛手。看似清灵，一无退热之品，
然其对脾肺虚弱之低热不退，有意外之效。至于发热之后，
高热虽平，而余热不尽，辨其证已无实邪，全属气虚者亦
宜之。

案例7　刘某　男　15 个月　门诊号：3468

1984 年 8 月 28 日初诊。暑热以后，低热不退，肛温在
38℃左右，已有二周。纳食欠香，大便溏烂，咳嗽有痰，小
便尚通，汗出较多，脉软苔润。气虚不复，治主益气健运，
亦寓甘温退热。处方：

太子参 6 克　焦白术 9 克　茯苓 9 克　清甘草 3 克　陈
皮 6 克　姜半夏 9 克　煨木香 3 克　炒白芍 6 克　炒谷芽 9
克　炒扁豆 9 克　5 帖，其热旋平，而诸症亦和。

此外，对虚阳外越之发热，我善用温阳固元之法，如全
真益气汤类，亦为常中之变也。

案例8　元虚阳浮　周某　男　1 个半月　住院号：

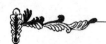

95867

1972 年 4 月 19 日初诊：初生之后即发高热，持续不退，已 40 余天，最高时达 40.9℃。西医诊断为肺炎，近日透视肺部正常，但高热未退，今 39.7℃，无咳嗽气促，能食神静，便下亦和，有少量不消化物，小溲清长，舌淡而润。其症颇属特殊，发育似无影响，乃气阳不足，姑予冯氏全真一气汤加减扶阳益元，以观其效。处方：

移山参 6 克（另炖） 黑附片 3 克 麦冬 6 克 五味子 2.4 克 熟地 12 克 焦白术 6 克 生草 2.4 克 2 剂。

4 月 21 日二诊：药后高热初和，今 37.8℃，形神亦安，大便如常，小溲仍长，纳可腹软，舌淡而稍见薄苔。气阳初复，仍须培本，调燮阴阳。

原方加谷芽 9 克，川石斛 6 克，2 剂

4 月 24 日三诊：昨今体温略有升高，曾达 39℃，大便尚调，小溲通长，但腹部胀气，矢气较多，审其舌转淡红，苔的中心呈腻。当为病中脾阳弱而哺食稍多之故，治以培本兼化湿滞。处方：

移山参 6 克（另炖） 于术 6 克 茯苓 9 克 生草 2.4 克 青陈皮各 4.5 克 木香 1.8 克 青蒿 9 克 淡竹叶 6 克 荷叶 9 克 楂肉 6 克 2 剂

4 月 26 日四诊：热势已缓，约 38℃上下，形神安静，便下通调，腹部柔软，舌苔已化，其质淡红。病得粗安，健脾清热以冀收功。处方：

太子参 6 克 于术 6 克 茯苓 9 克 清甘草 1.8 克 白芍 6 克 扁豆衣 9 克 青蒿 9 克 淡竹叶 6 克 谷芽 9 克 荷叶 9 克 花粉 9 克 2 剂

此后热退便畅，再经调理而愈。

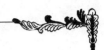

按：本例为初生幼婴，症见高热不退，颇属特殊。盖新生小儿体禀稚阴稚阳，其症易寒易热，而尤须察其属实属虚。张氏曰："但见虚象，便不可妄行攻击，任意消耗，若见之不真，不可谓姑去其邪，谅亦无害。"（《景岳全书》）而小儿虚热就有多种类型，张氏提出气血不足可予五福饮，里寒格阳者可予六味回阳饮等，即与本例接近。本例初诊之时，全是虚象，当属本元亏虚，阳气外张之高热，投以全真一气汤加减，兼顾脾肾阴阳，乃深思熟虑之举，至稳至当；迨三诊时确见伤食湿滞之候，始予调中行滞之方，其热渐平，终获痊安。同一病中的发热，前后病机不同，全赖临症细审，而灵活应变也。

小儿之素体薄弱、营卫不足者，容易感冒、发热，亦往往形成迁延难解之势。首先着眼于素体亏虚，营卫失调，选用桂枝汤为主方。若见汗出淋多，舌苔淡润者即加附片；若有气虚之象，则加党参（或太子参）。然其发热较高者，辄不单是由于营卫失调而起，亦因营分夹邪之故。每加青蒿、白薇、地骨皮、银柴胡之类为佐，清温并用，调扶祛邪，为变法之一。随症再加入止嗽化痰、开胃健运诸品。

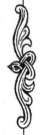

案例9　施某　女　2 岁　门诊号：53882

1985 年 1 月 30 日一诊：发热二月，体温在 38~38.5℃，朝轻暮重，久久不愈。汗出较多，纳可便通，稍有咳嗽。检查血象：白细胞 14700/mm^3，余皆正常。脉细而数，舌苔薄腻，带有微黄。证属营卫不和，热羁营分，主以桂枝汤加味。

桂枝 2 克　炒白芍 6 克　清甘草 3 克　生姜 2 片　红枣 3 枚　青蒿 9 克　白薇 9 克　银柴胡 9 克　花粉 9 克　桑叶 6 克　枇杷叶 9 克　3 帖

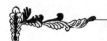

药下热度渐平，复诊时热已退清，血象正常，连服3帖，其症告痊。

小儿久热，其因体禀关系，如肺脾肾三脏常虚，心肝气亢易热，若邪气干扰，常致脏腑失调，而呈上下表里、气血寒热虚实错综夹杂。前症即是表里寒热错杂之例。

盖桂枝汤之用于太阳中风，低热起伏，自汗寝汗诸症，为众所熟谙，此乃基于桂枝汤的调和营卫之功能，据情而随症加味的有：初感风寒加防风、苏叶梗、杏仁、前胡；汗出较多加麻黄根、浮小麦、糯稻根、龙骨、牡蛎等品；若舌淡汗淋，呈现气阳不足，则加黄厚附片、玉屏风散诸药。在低热缠绵，伴有卫虚汗多，投以桂枝汤甚为合拍，每与青蒿、白薇、地骨皮、银柴胡配合，这一组合，对于某些患儿久热不退，虽已屡服多种中西药物，包括单用桂枝汤或单用青蒿鳖甲汤等方均未见效者，也能迅即热降症和，起功效确有出人意料者。

案例10 李某　男　5岁　门诊号：52493

1984年12月29日初诊：高热以后，低热不清，已有月余。面色苍黄，寝汗淋多，饮食欠香，二便尚调，两脉濡弱，舌淡苔剥。表虚阳弱，营耗邪恋，治以温阳和营。药用桂枝　炙甘草各3克　白芍　青蒿　白薇　花粉各9克　黄厚附片4.5克　生姜二片　红枣五枚　4剂热退症愈。

关于加味桂枝汤的这一运用，涉及仲景方用于温病这一范畴问题。桂枝汤为仲圣《伤寒论》首方，似专为伤寒而设。吴鞠通《温病条辨》将该方列入，曾备受非议。吾以桂枝汤加青蒿、白薇之属，投于热病高热已降、低热缠绵，此时的病机，具有营卫已耗而邪热未彻的特点。运用本方，乃是以桂枝汤调和营卫，以青蒿诸药领邪外出，故每投数剂即

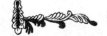

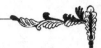

效。若论其病，恐非伤寒，或系温病。是桂枝汤之合青蒿等而能适于温病恢复期的特定证型，是一个不可忽视的客观事实。考之《温病条辨》下焦篇33条，"温病后，脉迟，身凉如水，冷汗自出者，桂枝汤主之。"此"阳气素虚之体质，热邪甫，即露阳虚"，故可用之。而《吴鞠通医案》中之伏暑门，癸亥十二月十一日陈姓案，因其伏暑似疟，"左脉洪大数实，右脉阳微，阴阳逆乱"，而"议领邪外出法"，予青蒿鳖甲合桂枝汤加减化裁。药用鳖甲、青蒿、丹皮、知母、桂枝、白芍、甘草、沙参、麦冬，三剂热平。由此对照，可见桂枝合青蒿之用于温病中某些证型，不仅与前贤心得有暗合之处，而且在临床应用上更有一定的突破。

至于连附六一汤较常用于夏季热之上热下寒、上盛下虚之症情；如果不在夏月，有类似之久热不退者，亦可施治。热重者配以竹叶、知母、青蒿、白薇；津耗者佐入花粉、石斛、扁豆、稽豆；小便清长颇多，再加菟丝子、覆盆子、蚕茧、缩泉丸等。

案例11 王某 女 2岁 门诊号：10737

1985年6月13日初诊：发热不退已有半月，热势朝轻暮重，出汗较多，心烦眠扰，口渴喜饮，胃纳尚可，大便干结，小溲清长，舌尖红苔薄润。邪热不清，元阳虚弱，寒热错杂，治以连附六一汤加味。川连3克 黄厚附片4.5克 青蒿9克 白薇9克 花粉9克 地骨皮9克 炒桑叶9克 生甘草3克 淡竹叶6克 知母6克 4剂。

二诊时热势已降，原方略予加减而愈

（四）滋阴（血）退热法

阴虚发热，施以滋阴退热，是不难理解的。然小儿质禀

稚阴，若热邪久羁营分，阴液暗伤，未必外象显露。故对久热迁延，诸药不效之后，应该考虑到这一病机病情。对此果断地从养阴清热着手，参以凉营透泄之品，方药惬当，数剂呈功。选用之方有青蒿鳖甲汤、生脉散、增液汤或清燥救肺汤等，有肺热干咳，或大便燥涩，或心火烦扰者，均随症加味。

案例12 胡某 男 2岁 门诊号：47674

1985年10月9日初诊：发热四月，反复未解，现肛温达38.5℃，口渴喜饮，大便燥结，肤干而痒，稍有咳嗽，脉细弱，舌红苔少。久热耗阴，治主滋阴退热。药用：

生地9克 元参9克 生甘草3克 知母6克 花粉9克 地骨皮9克 青蒿9克 桑叶6克 枇杷叶9克 5帖。

再诊时热已退净，口干亦和，但咳嗽尚有，大便干燥，改予润肺肃降之剂（桑、枇、贝、杏、茹、知、芍、菀等药）而痊。

小儿素体阴亏，或有宿恙位于营血者（如各种肝病、血液病、自体免疫性病之类），若逢外感发热，往往难以速退。需要参酌其体质阴血素虚、营分不和的症情，处方时寓透泄于养阴凉营方中，始能见效。对这类小儿新感热病，治以标本兼顾，若一味透泄，每有耗伤元气致邪热反复者。故药中肯綮，虽高热也能较快退净，青蒿鳖甲汤为最适之良方。

案例13 魏某 男 11岁 门诊号：11465

1984年5月3日就诊：发热已20余天，高热不退，现体温39℃上下，午后为重。鼻塞涕脓，头痛晕胀，汗出不彻，不思饮食，稍有咳嗽，尿黄便通，脉濡带数，舌边较红，舌薄黄腻。已投柴胡凉营之类无效。原有嗜酸细胞增多症等。此属营阴素有伏热，治须滋阴清营，透泄邪热。

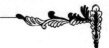

药用：

青蒿 9 克　鳖甲 15 克　生地黄 15 克　川石斛 15 克　冬青子 10 克　墨旱莲 10 克　地骨皮 10 克　白薇 10 克　黄芩 6 克　桑叶 6 克　枇杷叶 9 克　5 帖

药后汗出较畅，其质黏稠，而热即降，四天退净。

部分患儿有低热迁延，经用清泄扶正诸法，而功不显。细加辨察，乃有血滞血瘀之象，遂改投清养活血方剂，而其热竟退。我曾在麻疹重症逆症，创用王清任之解毒活血汤为治，取其活血透疹，解毒退热也。则对低热久热之用清养活血固属变法，然亦有源可寻。

案例 14　陈某　女　4 岁　门诊号：32912

1984 年 2 月 22 日一诊：发热起伏，已有年余。热度不高，肛温在 38℃左右。面颊红紫，四肢酸楚，而左侧手足偏凉，鼻塞涕黏，咳嗽不多，小溲黄赤，纳可便通，脉细软弱，舌红苔薄。血虚有热，邪表未和，治以清润凉血，兼以疏化。药用：

生地 10 克　当归 6 克　赤芍 6 克　丹皮 9 克　丹参 9 克　黑山栀 9 克　桑叶 6 克　苏叶梗 6 克　竹茹 6 克　薄荷 3 克　5 帖。

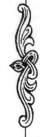

一周后复诊，热度已平，面润肢温，但痰咳尚作，舌苔薄腻，续用金水六君煎加味（加杏仁、紫菀、前胡、百部）而安。

任何疾病有常有变，小儿热病变化尤多，盖因其体禀关系，更易见阴阳盛衰、气血通塞之变也。其症变则法也变，吾无秘方，但有变法，故"知变"为学好中医辨证论治的优势和长处，反映了医者的理论水准和经验素养。

小儿呼吸道疾病诊治经验

（一）咳嗽的治疗经验

1. 风寒咳嗽

（1）麻黄汤的应用

药物：麻黄、桂枝、杏仁、炙甘草。

本方用于风寒阻表、膜闭无汗，恶寒发热，咳嗽鼻塞，脉浮紧，舌苔薄白。这是伤寒初起的太阳表实证。此因卫伤于寒，阳气郁而成热，皮肤闭而成实，麻黄汤为主剂。盖轻以去实，辛以散寒，温以行阳。杏仁配麻黄，达肺气，泄皮毛，止喘急，佐以桂枝、甘草。王好古云："桂枝监麻黄。"据我的经验，桂枝是助麻黄以发汗的。试看三拗汤、麻杏石甘汤、越婢汤均无桂枝，即不发汗了。因此膜闭无汗，风寒咳嗽，舌白脉紧，用麻黄汤见效甚速。只要辨证正确，大胆应用，不必顾虑，但须中病即止。如咳嗽咽痒较剧，必加百部。再加桔梗、前胡开泄肺气，止咳效果更佳。痰多可加半夏、象贝，恶心可加陈皮、生姜。若有里饮，可用小青龙汤。

（2）三拗汤的应用

药物：麻黄、杏仁、生甘草。

三拗者，麻黄不去节，杏仁不去皮尖，甘草生用也。麻黄散寒宣肺而不发汗，杏仁疏解发散而降肺气，甘草以和中而缓急止咳。临床上多用于百日咳，配合百部、川贝、天竹子润肺止咳，再加桔梗、桑皮、紫菀升降互施，对顿咳之松

弛缓咳有一定功效。然亦可用于呛咳阵作者，当应衡量患儿体质，或有无兼症，全面照顾，庶更有利。

曾治一男婴 6 个月，姚姓。咳嗽已月余不解，西医诊断为气管炎。现呛咳气逆，痰阻不畅，二便尚调，舌苔薄白。用西药后热度已退，但风寒未化，肺失清肃。治以三拗汤加味，宣肺化痰止咳。以麻黄、生草各 2.4 克，杏仁、紫菀、苏子、竹茹各 6 克，陈皮 3 克，半夏 9 克，白芥子 4.5 克。2 剂后咳松痰活，舌苔白腻。为痰湿尚重，聚于肺胃。乃改以二陈加杏、朴、菀、茹，先后 8 剂诸症皆愈。

（3）桂枝汤的应用

药物：桂枝、白芍、生姜、红枣、炙甘草。

桂枝汤是为太阳中风、有汗而外证未解者而设的。此因表虚而营卫不和之故。临床上病儿外感风邪，发热汗出，兼有咳嗽，营弱卫强，须桂枝汤以调和营卫，助肌表而逐风邪。如方中配以陈皮、半夏、杏仁、象贝，则咳嗽亦止。

（4）止嗽散的应用

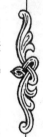

药物：桔梗、荆芥、炙紫菀、蒸百部、炙白前、橘红、炙甘草。

止嗽散为程钟龄方，出自《医学心悟》。凡初感风寒，肺气不宣，咳嗽不爽，是临床上屡用屡验的效方。方中荆芥辛香解表，桔梗苦辛开肺，百部、白前润肺降气、清肃止咳，橘红、紫菀苦辛微温，化痰止咳，甘草补气和中。诸药相互配合，温润和平，不寒不热，既能宣肺祛痰，又不发散过当。其中尤以百部为要药，对风邪袭肺、喉痒呛咳者，非此不解。故为外感咳嗽中的平稳之剂。新感风寒如头痛鼻塞，发热恶寒，可加防风、苏叶，如暑热伤肺，口渴心烦，可加栀子、黄芩、花粉。若咽喉不利，疼痛声哑及喉似痰阻

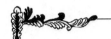

者，加牛蒡子、玉蝴蝶、射干等；咳嗽较频者可加杏仁、象贝、款冬花等；痰浊黏滞，可加竹茹、川朴、冬瓜子等。

如治一王姓女孩，2岁。时犯咳逆之症，逢秋凉又作。咳嗽较多，痰阻不爽，发音稍哑，胃纳较少，二便如常，舌稍红，苔薄白，其脉濡滑。此症新感风寒，肺气不宣，当以止嗽散宣肺开音，化痰止咳。药用荆芥4.5克，桔梗、生草、橘红各3克，白前、紫菀、苏梗叶各9克，百部10克，象贝、杏仁各6克。三剂后咳和音开，唯痰浊未消，续以二陈加味，其症渐平。

2. 风热犯肺

（1）麻杏石甘汤的应用

药物：麻黄、杏仁、生石膏、甘草。

这里把麻杏石甘汤与大青龙汤（麻桂杏草、石膏、姜枣）加以解释比拟，以明确两方适应症的不同。

麻黄发汗，用于太阳表实。欲求发汗，麻必合桂，且需温覆；现方中无桂枝，则麻黄宣畅肺气而治咳喘。石膏清热，用于阳明经证，清阳明里热，石膏必合知母；现不配知母而伍麻黄泄肺热而发郁阳。麻黄配杏仁能宣肺气而平喘止咳，甘草以和诸药。所以本方的作用不在发表，而在宣畅肺气、清泄肺热，诸症自平。

实际上，本方与大青龙汤都属于外解表邪并清内热的方剂。不过，大青龙用于外寒重而内热轻，所以麻黄量重，且配桂枝，而石膏只用鸡子大一枚；是重在峻发其汗，则外解寒邪兼清里热。本方用于肺热重而外邪轻，所以用麻黄不但不配桂枝，石膏则用半斤；是重在清泄肺热外达肌表。故大青龙用于不汗出而烦躁者始为对症，而本方则不同有汗无汗，只要是肺有郁热而喘者，即可施用。

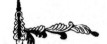

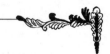

（2）银翘散与桑菊饮的应用

药物：银翘散有银花、连翘、竹叶、荆芥、大力子、薄荷、桔梗、淡豆豉、甘草、芦根；桑菊饮有桑叶、菊花、桔梗、杏仁、芦根、连翘、薄荷、甘草。

这两个方剂都可用于风温初感。其辛凉解表、清泄风热，两方有共同之处。但银翘散重在表解，而桑菊饮则重在清泄，稍有出入而已。如在临床上根据病情随症加减，其功效殊亦无分轩轾也。

3.肺燥阴亏

（1）补肺阿胶散的应用

药物：阿胶（蛤粉炒）、马兜铃、大力子、杏仁、甘草、糯米。

本方主治肺虚有火，嗽无津液而气哽者。此因火盛则阴亏，液少则气哽。方中有马兜铃清肺降火，大力子利膈滑痰，杏仁润燥散风，阿胶滋阴养肺。气顺则不哽，液充则火退。土为金母，故加甘草、糯米以益脾胃。但李时珍指出，阿胶、糯米为补肺之正药。且甘草亦有缓急润肺止咳之效。本方适用于咳嗽不断，痰咯不畅，肺热口干，舌红少苔，脉象细数之症。常可加沙参、二冬、百合、石斛，及紫菀、款冬、桑皮、川贝之属，分别增强滋阴清肺或止咳化痰之力。若面白形软，脉虚易汗，为肺气亦虚，卫阳不固，可加太子参、黄芪等品。

我们经验，马兜铃有促吐之能，服后可见作恶呕痰，随之喘咳显减。从中可知，原方之配伍，以兜铃涌吐胶痰，而以糯米养护胃气，有深意焉。

徐姓3岁女孩。原有宿哮，咳嗽已久，咯痰不畅，食纳少味，肺弱而易汗，阴亏而口渴，舌红苔剥，脉见濡数。诊其为肺气素虚，阴弱痰结。予以补肺阿胶散加减。方中阿胶、兜铃、款冬花、北沙参各 9 克，大力子、杏仁、紫菀各 6 克，橘红 4.5 克，甘草 3 克，糯米 30 克（包）。5 剂后咳嗽大减，痰吐爽利，纳食初动，舌苔尚剥。继以上法，清养肺气兼以化痰，连服二周而愈。

（2）清燥救肺汤的应用

药物：桑叶、石膏、阿胶、人参、杏仁、麦冬、黑芝麻、枇杷叶、甘草。

本方主治为肺燥干咳，症见咽喉干痛，口燥唇裂，痰稠难咯，口渴引饮，大便干秘，舌燥少津，脉象细软。方中桑叶宣肺，石膏清热，杏仁、枇杷叶润肺止咳，麦冬、阿胶、芝麻滋阴润燥，人参、甘草益气健脾。临床上凡温邪燥灼肺津者，能建功效。使用时热重可加桑皮、丹皮，液亏可加生地、玄参，痰燥可加瓜蒌、川贝等。

（3）生脉散的运用

药物：人参、麦冬、五味子。

生脉散为临床常用的方剂之一。方中主药人参扶元益气；麦冬甘凉，滋阴养液；五味子酸涩，收涩生津。盖小儿稚阴未长而生机蓬勃，故营液易亏；其若感邪较深，耗损肺胃阴津；或体气虚弱，心肾精气难复，均需首先顾及气阴。此时，生脉散有很大的使用价值。其间人参一般可投党参、太子参；但阴液大亏者，以西洋参、皮尾参为宜，或珠儿参亦佳；仅见肺阴不足者，可用南北沙参代之。

①肺阴不足

肺金气阴不足之咳嗽、气短、易汗，是本方的对之症。其时痰浊初化而肺阴已伤；或哮喘虽平而气阴两耗，可见渴饮便干，两脉濡细，舌净或质红苔少薄或质红而燥甚则花剥

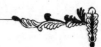

者。本方配入百合、花粉之类养阴，杏仁、川贝、紫菀、竹茹止咳肃肺。若痰浊尚盛者，则可与补肺阿胶散相合。在肺表虚弱，动则汗多时，可伍玉屏风散；兼有表虚不和，舌苔尚润者，亦可与桂枝汤同用。至若肺脾两虚者，则复合四君或异功。

例1 胡某 男 4岁 门诊号：5600 1982年7月28日就诊。

寝中汗多，动后尤甚，体质薄弱，喉蛾易发，口干喜饮，大便坚硬，胃纳欠香。其脉细弱，舌净苔少。肺阴不足，腠表疏松，生脉散加味主之。

太子参、麦冬、石斛、谷芽、生扁豆各9克，知母6克，五味子、清甘草各3克，玉屏风散10克（包）。7剂后诸症即和，再连7剂而平。

例2 徐某 男 3岁 门诊号：9821 1981年6月24日就诊。

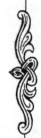

患儿常易感冒咳嗽，低热时作（现体温37.9℃）汗出淋多，纳少留饮，近又口角发炎，大便软烂，脉细弱，舌苔薄润。气阴两虚，营卫失和。治拟生脉合桂枝法。太子参、麦冬、白芍各6克，桂枝、清甘草、五味子、陈皮各3克，谷芽9克，生姜二片，红枣三枚。5剂后复诊，诸症略减，但口角炎未平，小溲色黄，原方加六一散9克（包），7剂后其症全安。

按：此二例同见汗症，辨治有异。前者气虚腠松，故用生脉合玉屏风；后者营卫不调，遂与桂枝汤相配，这些小儿易感外邪，证治常须考虑体气之不足，慎勿轻投苦寒凉解。

4. 痰浊壅结

（1）保赤散的应用

药物：巴豆霜、朱砂、胆南星、神曲。

保赤散是下痰攻积的峻剂，为小儿实痰上壅及因痰而厥的临床抢救要药。主要可使痰浊上涌下泻；痰祛以后，辄能转危为安。但虚弱小儿，切须慎用；否则，痰浊未蠲，元气已耗。如万密斋有言："邪气未除正先伤，可怜嫩芽不耐霜"，此不可轻忽。

（2）控涎丹的应用、药物：甘遂、大戟、白芥子。

本方主治肋膜炎、湿性胸（积液）、腹水等，以泻下痰饮为目的。

上述两种成药都是峻下之剂，必须中病即止。不可多服。在儿科领域，控涎丹的使用机会更少一些。

5. 脾虚痰湿

（1）二陈汤复方的应用

药物：半夏、茯苓、陈皮、甘草。考二陈汤通治一般痰饮为病，故汪昂称此为治痰之总剂，实乃擅治湿痰之专方也。常以二陈汤复方治疗小儿外感咳嗽或哮喘等证。风寒外束，肺气闭塞，痰浊内阻，咳嗽气促，舌苔薄白，脉象浮滑者，常以二陈合麻黄汤或三拗汤为基本方宣肺定喘，化痰止咳。若痰多喉鸣久者酌加三子，痰浊去，肺气降，则咳喘均和。如见小儿面㿠自汗，胃纳不馨，易感外邪而每多咳呕痰涎，舌苔薄润，脉象濡软者，乃禀赋素薄，营卫不和，脾运失健之故，则予二陈合桂枝汤调和营卫，健脾化痰，药后不但咳吐渐停，且收汗戢胃开之效。临床用之，卓见良效。倘素有宿饮，哮喘虽瘥，然寒饮伏遏胸中，遇寒咳喘频作，法当温通阳气以蠲饮寒，苓桂术甘汤为主方，此时合二陈尤能

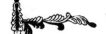

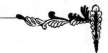

顺气化痰，健脾蠲饮，每得温化而咳喘自症。

病例1 姚某　男　6个月　住院号：116293

咳嗽月余，痰阻不爽，二便尚调，舌苔薄白。西医拟诊：支气管炎。证属风寒在表，痰浊阻络。治以宣肺化痰。

药用麻黄2.4克　杏仁6克　清甘草2.4克　陈皮3克姜半夏9克　紫菀6克　牛蒡子9克　白芥子4.5克　炙苏子6克　竹茹6克。2剂。药后风寒表散，痰咳已松，续以二陈加杏朴等，旋得痊愈。

（2）温胆汤的应用

药物：半夏、茯苓、陈皮、甘草、枳实、生茹。

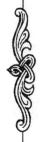

温胆汤乃二陈加枳实、竹茹，具清降积热，化痰安神之效。方中枳实消滞下气，竹茹开胃土之郁，清肺金之燥。鉴于《诸病源候论》："小儿饮乳，因冷热不调，停积胸膈之间，结聚成痰，痰多则令儿饮乳不下……痰实壮热不止，则发惊痫。"临床用治幼儿咳呕回乳，寐则惊悸哭吵等痰热扰胆，胃气不和之症，辄收速效。如气弱者，则去枳实以免破气之弊。

病例2　朱某　女　5个月　门诊号：9140　1983年2月2日一诊

患婴纳呆吐恶严重，大便干结，小溲短数，寐则惊悸，舌苔浮腻而浊。乃痰浊阻膈，胃气上逆。故拟温胆汤加生姜、防风，另玉枢丹1.5克（冲入）。因呕吐严重可以加玉枢丹，否则不用。2剂。药后吐止胃和，苔化便通，夜寐安宁。

3月16日复诊：因感新邪，吐恶又作，夜寐欠安，并有发热咳嗽，二便尚调，舌红苔薄。风邪外袭，痰热内壅，再拟疏解表邪，化痰和胃。投温胆汤加象贝、牛蒡、杏仁、生姜。4剂而愈。

对痰热内扰所致的多种变证，温胆汤有着独到的应用价值。

病例 3　诸某　女　6 岁　门诊号：303343　1972 年 3 月 10 日就诊

患儿自出生后 18 个月起发生下肢抽搐，日发数次至十余次不等，发作后大汗一身而搐止，多方经治，迄今未已。观其面色形神尚活，胃纳欠佳，脉弦数，舌尖红，苔白腻。初以为血分瘀热，筋失濡养。方用桃仁四物去川芎，加地龙、牛膝、秦艽、炙甘草，以养血活血舒筋通络无效，继则又加全蝎、远志、龙齿活血息风宁神，仍属罔效。三诊时，详密诊察，问得患儿自觉胆怯心慌，神情不宁，静坐即搐，起动不发，脉舌同前。即更法治之，拟从痰热内扰，心胆不宁着手。予温胆汤加菖蒲、龙齿、当归 7 剂。服药 3 剂足搐即止，七天中仅发一次。继予上方加远志化痰安神，续服 14 剂，以资巩固，足搐从此停发。

本例患儿两下肢抽搐，兼见心慌胆怯，两脉弦数，舌红苔腻，是为痰热扰胆。胆者足少阳经，考之《内经》足少阳胆经筋布于外踝，胫膝外廉，结于伏兔之上及尻部；"其病小趾次趾支转筋，引膝外转筋，膝不可屈伸，腘筋急，前引髀，后引尻。"由此推想胆病能累及经筋而致下肢转筋，引急抽搐。盖足筋抽搐是标，痰热扰胆为本。初、二诊治标不治本，宜其罔效；三诊时治合病本，效如桴鼓。

（3）六君子汤及星附六君汤的应用

药物：人参、白术、半夏、茯苓、陈皮、甘草。

小儿阴阳两稚，肺脾不足，若伤于乳食，痰湿内滞每见泄痢胀满；或外感病后，痰浊未清，持续咳嗽；或痰多呕恶，纳呆便溏，凡此脾肺两虚，痰湿不化者，每以六君子汤

调治。于脾气不足，不能输精于肺，若方中二陈汤燥湿化痰，党参、白术益气培土。盖痰之生由脾运健则痰湿悉化，胃气充而肺得其养。故六君子汤之扶助胃气，扶正达邪，为小儿善后调理之良方也。

若脾肺两虚而痰涎尚多者，则以星附六君子汤标本兼治之法。

病例4 张某 女 二岁半。

咳嗽低热已有二月，西医诊断为不吸收性肺炎、佝偻病。症见咳嗽不爽，痰多黏浊，胃纳不馨，质薄神萎，舌苔白腻，脉象濡滑。先拟化痰止咳，予二陈汤加桔梗、杏仁、牛蒡、白前、枳壳、竹茹2剂。

药后咳爽，苔薄有痰，低热尚有，方已应手，原法追踪。二陈汤加紫菀、款冬、杏仁、竹茹、谷芽二剂。三诊时低热已退，胃呆尚咳，形色不华，舌淡苔白，脉象虚软。显见脾虚肺弱之象，法须健脾养肺以化痰，方用星附六君子汤加青皮、怀山、木香5剂。经复查肺炎痊愈出院。此因脾胃虚弱，土不生金，致肺气不复，肺炎迁延不愈。初复诊时投化痰止咳剂，标症虽和，虚象渐露，是脾肺两虚，痰涎不化。故三诊时改投星附六君子汤，以培土生金而收功。

药物：胆南星、竹节白附子、六君（参、术、苓、草、半夏、陈皮）。

本方主治肺脾两虚，痰湿不化，扶脾杜痰。适应于咳嗽痰多，迁延不愈，纳谷不香，便下溏软；因脾失健运，水谷不化精微，反而凝聚成痰，上贮于肺。方中六君为常用补脾之品，功专益气健运，燥湿成痰；而胆南星、白附蠲痰消饮，开结通络。若脾虚泄多，面萎神弱，更增山药、扁豆、干姜、肉果。若兼夹疳积，则需消疳化积，并针刺四缝穴，

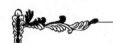

方始有效。此培土生金法也。

如有一5个月陈姓女婴。肺炎已一个半月，发热初退，但血检白细胞11800/mm^3，X线透视尚有阴影，西医诊断为不吸收肺炎。现咳少痰多，喉鸣不止，胃纳呆钝，大便较干，神倦肢凉，舌淡苔腻。当属痰浊恋肺，土不生金。处以星附六君加味。以米炒党参、白术、竹节白附子各4.5克，茯苓9克，陈皮、甘草、胆南星各3克，半夏、川贝各6克。二周后咳痰已清。胃纳较佳，西医复查已经正常；唯痰声尚有，夜眠不安，续以四君加龙齿、远志、半夏、胆南星而愈。

6. 咳嗽案例

例1　风寒束肺　姚某　男　6个月　住院号：116293

1974年5月30日一诊：咳嗽月余，西医诊断气管炎。痰阻不爽，二便尚调，舌苔薄白，风寒在表，治以宣肺化痰。处方：

麻黄2.4克，杏仁6克，清甘草2.4克，陈皮3克，姜半夏9克，紫菀6克，大力子9克，白芥4.5克，炙苏子6克，竹茹6克，2剂

6月1日二诊：咳嗽痰活，二便均调，舌苔白腻。治以化痰。处方：

陈皮3克，姜半夏9克，茯苓9克，清甘草2.4克，杏仁6克，川朴2.4克，紫菀6克，竹茹9克，3剂

6月4日三诊：咳痰皆少，夜睡欠佳，纳谷一般，舌苔薄润。治以原法，处方：

陈皮3克，姜半夏9克，茯苓9克，清甘草2.4克，杏仁6克，川贝3克，竹茹6克，炒谷芽9克，远志6克，5剂

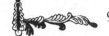

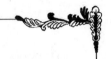

药后痊愈出院。

按： 该例患儿因咳嗽发热，收入病房；经用西药后，热度退净。但痰咳不爽，因其痰湿素盛，复感风寒；然迭用化痰之剂，竟无寸效。原因在于风寒未化，肺失宣肃，治当宣肺散寒，化痰止咳并进之。故以三拗、三子、二陈三方加减运用，2剂后风寒散，痰咳松；其舌苔转腻，乃痰湿外化之征。再投以二陈加味燥湿化痰，3剂而使咳痰减少，舌苔化净，最后以原意增损5剂而获痊愈。

例2 风痰壅肺 唐某 女 9个月 住院号：191179

1975年12月7日一诊：患儿经常吐恶，近则咳嗽气促，痰鸣辘辘，叫吵不安，小溲短少，大便干结，汗多舌白。痰涎上壅，治以豁痰润下。处方：

钩藤4.5克 胆南星2.4克 陈皮3克 竹节白附子4.5克 淡竹沥一支 分二次，姜法二滴冲服，姜半夏9克 瓜蒌霜9克 姜竹茹4.5克 杏仁6克 3剂

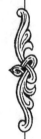

12月10日二诊：药后吐痰下痰，气促已缓，咳痰仍多，便下又结，纳动舌白。再以原法。处方：

陈皮3克 姜半夏9克 竹茹4.5克 杏仁6克 川贝4.5克 瓜蒌霜9克 胆南星2.4克 竹节白附子4.5克 礞石滚痰丸9克（包） 3剂

药后下痰不少，咳痰转瘥，舌净便通，遂予星附六君汤加麦芽5剂，调胃杜痰，其病即安。

按： 患儿诸症为风痰闭肺，气实痰盛所致。乃用气痰互治之法。以陈皮、胆南星、白附、杏仁宣肺风痰，竹沥、瓜蒌霜引痰下行，又加钩藤除烦而防发痉。三剂后虽吐痰下痰，但痰咳仍多，大便又结，拟用保赤散，因无货故易滚痰丸代之。药后痰去大半，气促亦和。再以星附六君调和脾胃

而化余痰。

例3 风热犯肺 陈某 男 3岁 门诊号：41115

1980年4月5日一诊：风热犯肺，发热咳嗽（体温39℃），舌苔薄黄，脉数汗少，口干咽红，便闭尿赤，发病三天，热在气分，亟须辛凉轻清。处方：

淡豆豉9克 桑叶6克 连翘9克 人力子9克 薄荷3克（后下） 活芦根30克 桔梗4.5克 生甘草3克 蝉衣3克 射干6克 2剂

4月7日二诊：得汗热松，T38℃，咳嗽较爽，咽红口燥，便通一次，小溲通赤。气热未清，再以清解。处方：

桑叶6克 连翘9克 薄荷3克（后下） 枇杷叶6克（包） 条芩4.5克 桔梗4.5克 生甘草3克 活芦根20克 花粉9克 杏仁6克 2剂

4月12日三诊：邪化热清，咳嗽亦爽，舌润口滋，纳动便调。兹拟清养。处方：

桑叶6克 杏仁6克 枇杷叶6克（包） 竹茹6克 橘红3克 生甘草3克 象贝6克 紫菀6克 炒谷芽9克 川石斛9克 3剂 其症即安。

按：风热咳嗽，及时清解，热退易安。本例病期较短，邪热尚浅，辛凉清解，迅速痊愈。

例4 痰热阻肺 杨某 女 2岁 门诊号：8746

1981年1月9日一诊：发热以后，咳嗽不爽，咯痰色黄，纳少作恶，二便尚通，舌红苔黄。痰热蕴肺，失于宣肃。治以清宣化痰。处方：

麻黄3克 杏仁6克 生石膏15克 生草3克 竹茹6克 前胡6克 象贝9克 桑叶9克 冬瓜子9克 枇杷叶9克 3剂

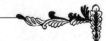

1月12日二诊：药后吐痰不少，咳嗽转松，作恶已无，二便均调，纳谷欠香，舌苔薄净。宜续以清肃和胃。处方：

桑叶皮各9克　杏仁6克　枇杷叶9克　竹茹6克　冬瓜子9克　象贝9克　陈皮3克　姜半夏9克　茯苓9克　炒谷芽9克　5剂

按：该例患儿于感邪以后，咳嗽不爽，痰黄作恶，舌红苔黄，是痰热阻于气道，肺失宣肃。故治以清热宣肺，方用麻杏石甘加肃肺化痰之品。药后吐出黄痰，咳松恶止，乃肺气已宣，余痰未清也；再以清肃和胃之剂而愈。

例5　肺热气逆　赵某　女　12岁　门诊号：41715

1980年10月28日一诊：咳嗽阵作，痰吐黄稠，已有二月；夜间较剧，二便尚通，唇朱口干，舌红苔黄，脉数。肺热久郁，清热泻肺为先。处方：

黛蛤散12克（包）　桑皮9克　甜葶苈9克　黄芩6克　百部6克　杏仁6克　款冬花9克　炙苏子6克　紫菀6克　清气化痰丸9克（包）　5剂

11月2日二诊：肺热已松，咳痰大减，二便仍调，但纳谷不香，舌红苔薄。续以原法加减。处方：

北沙参9克　桑皮9克　甜葶苈9克　款冬花9克　黛蛤散12克（包）　紫菀6克　百部9克　川石斛9克　生谷芽9克　5剂

服后诸症均安。

按：患儿咳嗽阵作，痰黄脉数，唇朱口干，舌红苔黄，均是热邪灼肺，清肃失司，日久痰气蕴结，上逆而咳。故以清宁散（《幼幼集成》方）：桑皮、葶苈、赤苓、车前子、炙草合清气化痰丸以清热泻肺，使肺气清肃，痰热得除。药证相符，5剂之后，二月咳嗽，顿见大减，黄苔亦化。由于

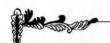

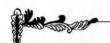

痰热久恋，必致耗津损胃，故增入滋养之品，调治收功。

例 6　痰浊阻中　沈某　男　7 个月　住院号：113487

1974 年 2 月 26 日一诊：经抗生素治疗后发热已退，但咳嗽痰多，胃纳不佳，便下间隔，舌苔薄腻。是痰浊阻结，故用中药化痰和中。处方：

陈皮 3 克　姜半夏 9 克　茯苓 9 克　清甘草 3 克　枳壳 4.5 克　竹茹 6 克　炙苏子 9 克　白芥子 9 克　炒莱菔子 9 克　紫菀 6 克　2 剂

2 月 28 日二诊：咳嗽已瘥，纳谷稍动，便仍间隔，舌苔薄白。再以原法。

上方加炒谷芽 9 克，3 剂。

服后病痊而出院。

按： 小儿肺脏娇嫩，脾常不足，故感邪以后，易于夹痰夹滞。本例在西医治疗热退之后，仍咳嗽多痰，苔腻纳呆，此因脾虚生痰，上聚于肺。故方用温胆汤合三子治之，其中枳壳、莱菔子既可化痰，又能消食。二剂后痰浊已去大半，苔化咳瘥，纳谷初动；再以原法加炒谷芽以和胃气而愈。

例 7　阴虚肺燥　徐某　男　3 岁　门诊号：89888

1980 年 10 月 18 日一诊：咳嗽痰阻，不易咯出，已历四月。曾用中西药物治疗，效果不显。纳少喜饮，汗多尿数，大便尚调，舌红苔薄。是久咳肺耗，气痰不顺。治拟钱氏补肺阿胶散加味。处方：

阿胶 9 克（烊冲）　马兜铃 9 克　杏仁 6 克　甘草 3 克　大力子 6 克　糯米 30 克（包）　南沙参 9 克　川贝 4.5 克　款冬花 9 克　菟丝子 9 克　4 剂

10 月 22 日二诊：药后吐痰不少，咳嗽减轻，小溲转长，口渴已瘥。舌红苔薄，原法加生地 12 克，4 剂。

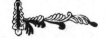

98

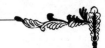

三诊时咳嗽基本已和，再以调补肺肾而收全功。

按：本例因久咳耗肺，肾虚尿数，故咳嗽不爽，痰难咯出；且喜饮多汗。痰热灼津，则金水两耗，致使历时四月咳嗽未愈。治以补肺阿胶汤，滋阴润燥，借马兜铃吐涌胶痰，因内有糯米可保胃气；再加沙参、川贝、款冬清养止咳，菟丝子补肾和尿。在痰去气清之下，咳嗽减少，小溲转长，津液渐复。再加生地，调补肺肾以善其后。

例8 风寒表虚 刘某 女 8个月 住院号：112191

1974年1月7日一诊：感邪以后，余热不清（T38℃），面㿠汗多，咳嗽多痰，四肢不温，便下溏薄，小溲通长，舌苔淡白。卫虚邪恋，治以和表化痰。处方：

桂枝2.4克 生姜二片 红枣三枚 白芍9克 清甘草2.4克 葛根6克 陈皮3克 姜半夏9克 前胡4.5克 象贝4克 2剂

1月9日二诊：热和便调，咳痰减少，四肢稍温，舌苔薄润。再以原法。处方：

桂枝1.8克 白芍6克 生姜二片 红枣三枚 清甘草2.4克 陈皮3克 姜半夏9克 茯苓9克 象贝6克 炒谷芽9克 3剂

服后病愈出院。

按：患儿初为上感高热，经西医治疗后，热势下降，但余热不清。症见面㿠多汗，舌白肢凉，咳痰便溏。分析病机，系表寒未尽，卫气不固。且见太阳初传阳明，故以桂枝汤加葛根，以和表解肌散寒，佐以二陈化痰。二诊时热和便调，咳痰减少，再以桂枝汤合二陈汤调理数剂而安。

例9 气阴两虚 侯某 女 5岁 门诊号：6266

1980年10月12日一诊：晨起作咳，延至五月。平素

易患感冒，口干喜饮，纳谷一般，二便尚调，舌红苔薄。肺阴不足，卫分较弱。治宜养阴固肺。处方：

南沙参9克　麦冬9克　五味子3克　款冬花9克　紫菀6克　炙甘草3克　百合9克　玉蝴蝶3克　陈皮3克
5剂

10月17日二诊：咳嗽已和，渴饮亦解，再以原法。上方5剂。

10月29日三诊：咳嗽已安，纳谷也佳，舌苔薄净，原法增益气之品。处方：

太子参6克　麦冬9克　五味子3克　黄芪9克　炙草3克　款冬花9克　玉蝴蝶3克　百合9克　紫菀6克
6剂

药后其疾如失。

按：患儿肺卫素弱，时易感邪，此次咳嗽五月不愈，近且晨起作咳，尤为肺气不足之征。又舌红口干，可见阴分耗损。前医迭进宣肺、泻白诸剂，宜其罔效。现拟生脉散为主，参以养阴润肺之品，则药症相当，迅即告痊。

例10　脾虚痰湿　何某　男　2岁

1974年11月23日一诊：咳嗽痰多，已有半月。纳谷不香，便下溏泄，夜睡不安，汗多淋漓，舌苔薄润。脾肺两虚，痰湿不化。治拟扶脾杜痰。处方：

党参6克　焦白术9克　茯苓9克　清甘草3克　陈皮3克　炮姜2.4克　姜半夏9克　胆南星2.4克　竹节白附子4.5克　煨诃子6克　3剂

11月26日二诊：咳痰稍减，汗出仍多，纳少便溏，舌净。原法宗之。处方：

党参6克　焦白术9克　茯苓9克　清甘草3克　陈皮

3克　麻黄根6克　姜半夏9克　煨肉果6克　煨诃子6克
胆南星2.4克　竹节白附子4.5克　5剂

服后咳痰均和，汗出减少，胃纳转佳，大便成形；即予原方5剂以资巩固。

按："脾为生痰之源，肺为贮痰之器。"脾失健运，水谷不化精微，反而凝聚成痰，上壅于肺。本例见症，即为脾虚所致。故治以扶脾健运，痰湿自消，并杜绝生痰之源。方用星附六君加诃子、干姜，三剂即有好转；虽汗多便溏，再加麻黄根、煨肉果，固表温脾，5剂之后其恙遂平。

例11　风寒表实　史某　女　6岁　门诊号：10942

1981年5月20日一诊：常易咳逆，近又受凉，畏寒无汗，发热不高，咳嗽气促，痰稀不爽，舌苔白腻，脉浮带紧。风寒表实之症，兼夹里饮。治拟麻黄汤加味，散寒发表为主。处方：

麻黄2.4克　杏仁6克　桂枝3克　清甘草2.4克　川朴4.5克　陈皮4.5克　半夏6克　生姜3片　苏子6克
4剂

5月27日二诊：寒邪初化，热已退净，咳嗽未平，痰黏量多，胃纳尚和，舌根白腻，脉滑而紧。里饮未去，再以温化。

上方去朴、苏、生姜，加细辛1.5克，五味子1.5克，干姜1.5克，茯苓9克，4剂。

药后仅有微咳，舌苔薄腻，乃以二陈加味服之乃安。

按：患者诸症，系风寒束表，兼有里饮。故用麻黄汤开腠发汗，加半、陈、生姜化痰止咳，苏子、川朴下气降逆。表邪祛后，寒饮仍结，原法增损，加辛、姜、苓、五味，温化寒饮，其症遂平。

（二）肺炎的辨证论治

在儿科临床中，肺炎是较为常见的疾病之一。中医学无肺炎之病名，但古代文献所记载的"肺闭""肺风痰喘""马脾风"等症状，热郁喘满、咳逆上气、息促气紧之类，都与肺炎很相似。温病学的冬温、春温、风温，俱与肺经有关。论病因，"伤于风者，上先受之"；"温邪上受，首先犯肺"。论病证，"风温为病，春月与冬季居多，……必身热咳嗽烦渴"。论病机，则有"逆传心包"及"卫之后方言气，营之后方言血"。本病以寒温失常、外感风邪为主要发病因素，而以风温之邪为多见；在传变上则有表里顺传和卫营逆传的不同途径。可见中医学对肺炎这类疾病，早有充分认识。现据临床经验，缕述辨证如下。

1. 外邪束表

（1）风寒在表：主症为发热恶寒，无汗或少汗，咳嗽气急，舌苔薄白，脉浮紧或浮数。此由风邪外袭而寒化者，治宜辛温解表，以麻黄汤主之，咳嗽痰多加半夏、象贝；纳呆作呕加陈皮、生姜。如夹有寒饮，咳喘气促，胸闷喉鸣，痰如白沫者，以小青龙汤主之。

（2）风热在表：主症为发热微恶风，有汗口渴，咳嗽不爽，舌苔薄黄，脉浮数。此由风邪外袭而热化，宜辛凉解表。方用加减桑菊饮、银翘散。

2. 实痰闭结

主症：痰壅喉间，喘咳身热，气促鼻扇。面色发青，舌苔薄腻或厚腻，脉滑数。肺气闭阻不宣，实痰壅塞胸中。治宜开肺豁痰，引痰下行。方用麻杏石甘合三子养亲汤，如大便不通者加保赤散 0.3 克，分二次化服。

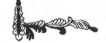

若见壮热苔黄，腹满便秘，此为肺胃合病，上下俱实，甚则神昏。亟宜宣肺泄热，导积通下，方以麻杏石甘合凉膈散，此因便闭多日、腹满里实，可与凉膈散内的生大黄、元明粉同用之；痰稠而便干者，可加竹沥30克冲服。

3. 热毒内闭

（1）热毒闭肺：主症为高热持续不退，气急鼻扇，痰阻不畅，面青而黯，烦躁不安，神昏，龄齿，舌绛苔黄，脉细数。此温热犯肺，火盛化毒之证。以清热解毒为主。常用清肺解毒饮合牛黄抱龙丸。若高热而惊惕者，加紫雪丹1.5克，分二次化服；痰多者，加天竹黄、制胆南星；大便热利者，加葛根芩连同用；热毒盛者，加熊胆1.5克，麝香0.06克，分二次另行化服。

（2）热毒入营：此时症见舌绛，口唇殷红，面白，咳逆，气急鼻扇，壮热烦躁，脉细数，甚则神志昏迷。麻疹并发肺炎时多见此症。因于疹出不透，毒恋血分，瘀滞不解，毒无出路所致。治宜凉血清热，活血解毒。方用犀角地黄汤合活血解毒汤。若麻疹并发肺炎，疹毒内陷而致热高神昏者，加神犀丹一粒化服。若口舌干燥无津者，去葛根、柴胡、枳壳，加元参、麦冬、花粉。

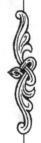

4. 肺热伤阴

主症：舌红少津，口燥唇裂，咽干而渴，咳嗽气急，痰稠难咯，脉见细软。此由邪热烁灼，津液干涸，肺阴耗损所成。治宜滋阴清肺，润燥化痰，主用加减清燥救肺汤。

5. 亡阳虚脱

主症：咳逆痰鸣，气喘大汗，面色㿠白，便利溲清，舌淡，脉沉细或细数。甚则四肢厥逆，眶陷睛露，神萎欲脱。此因真元大虚，肾气上越，阴盛于内，阳亡于外。方宜人参

四逆汤和黑锡丹急救之。

在小儿肺炎中，这些都是较为常见的症因和施治。

6. 肺炎案例（包括中毒性肺炎）

例1　风热犯肺　翁某　女　2岁　住院号：22728

病史摘录：咳嗽旬日，发热六天，近日体温持续在39~41℃，急诊入院。听诊：两肺有湿啰音。诊断：支气管肺炎。用抗生素后发现口腔溃烂及厌食，故停用西药而由中医治疗。

一诊：高热不退，已近旬日，汗出不彻，咳嗽气急，口舌糜烂，不思纳食，便闭二天，小溲短赤，脉数，舌红苔黄。症系风热犯肺，法当清凉轻解。处方：

淡豆豉9克　黑山栀9克　桑叶9克　连翘9克　大力子9克　生黄芩4.5克　枇杷叶9克　瓜蒌仁9克　杏仁9克　活芦根30克　2剂

二诊：服上药后，得汗热和，咳嗽亦爽，舌红苔薄，便通溲长，肺热初解，再以清疏。处方：

桑叶9克　枇杷叶9克　大力子9克　连翘9克　杏仁6克　前胡4.5克　竹茹6克　活芦根30克　橘红3克　桔梗3克　2剂

此后热平咳减，口糜亦瘥，再进止嗽和胃之剂而愈。

按：此例病情虽重，然据中医辩证，风热尚在气分，犹未入里，当可清热透表。故投以清凉轻剂栀豉汤加味。药后得汗热解，再予清肺化痰之剂调治之。

例2　风痰阻肺　万某　男　9个月　住院号：7918

病史摘录：患儿发热咳嗽三天，气急一夜，于1961年7月31日入院。听诊：两肺有细小湿啰音；X线透视：支气管肺炎征象；体温38.5℃。

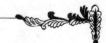

一诊：风痰阻肺，气急喘咳，痰壅喉间，痰声辘辘，发热汗少，便闭不通，舌苔薄腻，二脉滑数。症属肺风痰喘，亟需宣肺豁痰。处方：

麻黄 2.4 克　杏仁 6 克　炙苏子 6 克　白芥子 4.5 克 生莱菔子 9 克　制胆星 2.4 克　天竹黄 6 克　瓜蒌仁 9 克 橘红络各 3 克　另保赤散 0.3 克分二次化服　1 剂

二诊：服上药后，上涌下利，痰去大半，气较缓而咳亦爽，虽身热如昨，但病势已挫。前方甚合，仍步原法。

上方去保赤散，1 剂

三诊：热势退净，胃气亦动，哭声响亮，二便均通，唯咳嗽不止，痰声尚多。治以化痰为主。处方：

橘红 3 克　竹沥半夏 9 克　川贝 3 克　百部 6 克　紫菀 4.5 克　款冬花 6 克　竹茹 6 克　杏仁 6 克　清气化痰丸 9 克（包）　2 剂

服后咳痰均差，再经调理肺脾而愈。

按：本例为实邪闭肺，风痰壅盛。根据李士材"治病先攻其甚，若气实而喘，则气反为本，痰反为标，标本俱病，气痰互治"，采用了气痰互治之法。以麻杏、三子宣肺而定喘咳，橘红络、胆南星、竹通结而驱风痰，因其便闭而加蒌仁，且以保赤散引痰下行。升降互施，遂得涌利，使痰去气顺。二诊时，因痰已去大半，故除保赤散，继用原法，其症旋平。

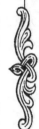

例3　肺阴大伤　袁某　男　2岁　住院号：22553

病史摘录：患儿咳嗽五天，高热四天（40.5℃），气逆喘急，于1962年2月29日入院。听诊：二肺呼吸音粗糙；胸透提示：二侧支气管肺炎。

3月1日一诊：病孩常有发热咳喘，因而反复住院，前

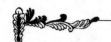

后八次，其肺气素虚可知。近因风温侵袭而高热不退，四肢厥不安，烦躁不安，干咳气促，口燥少津，脉象细数，舌绛无苔，便溏腹软，小溲尚通，面部有细小紫斑。其症温邪鸱张，阴分大耗。亟须清肺救阴。处方：

鲜沙参 12 克　麦冬 9 克　元参 9 克　鲜生地 15 克　生甘草 3 克　花粉 9 克　生石膏 30 克　鲜竹叶 50 片，桑叶 9克　枇杷叶 9 克　2 剂

3 月 3 日二诊：服上药后，四肢已温，舌绛较润，咳嗽稍松；唯热度仍高达 40.3~40.7℃，时有呕恶，神识尚清，但昏沉喜睡，溲通，便黏而次少量多，泪汗均无，脉细急数。暑热内炽，肺阴不复。再以清燥救肺汤加减。处方：

桑叶 9 克　枇杷叶 9 克　鲜沙参 12 克　生石膏 30 克鲜生地 30 克　花粉 9 克　川连 2.4 克　鲜石菖蒲 4.5 克　生黄芩 4.5 克　川贝母 4.5 克　另紫雪丹 3 克分二次分服　1 剂

3 月 4 日三诊：温邪鸱张，热势炽盛，迭进救阴解毒、清热生津之品，病情初平。但正气耗伤，故神倦露睛，舌绛津干，涕泪均无。再以扶正救阴，兼清余热，处方：

西洋参 4.5 克　移山参 9 克　鲜生地 30 克　鲜石斛 12 克麦冬 9 克　鲜芦根 30 克　生甘草 2.4 克　桑叶 9 克　枇杷叶 9 克　白茅根 30 克　羚羊角 1.8 克　1 剂

3 月 5 日四诊：昨服扶正救阴之剂，颈部见汗，四肢潮润，形神较振，目中隐隐有泪，胃能受食，舌绛滋润，咳嗽有痰，面部斑点已淡，便下一次，小溲通调。正气渐复，阴津初回。原方合辙，续进前法。处方：

元参 24 克　鲜生地 15 克　麦冬 9 克　移山参 9 克　生甘草 2.4 克　桑叶 9 克　枇杷叶 9 克　鲜石斛 12 克　花粉 9克　羚羊角 1.2 克　1 剂

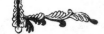

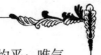

药后神振津回,气和思食,哭声洪亮,脉证均平;唯气阴尚虚,继以养阴扶正调治而愈。

按: 此例肺气素虚,感温以后,热势鸱张,燔灼伤液,肺阴大耗。故予大量清热救阴之剂,服四剂后颈部见汗,是卫气渐苏,阴津初回,已得生机。如叶天士所谓:"救阴不在血,而在津与汗也"。

例4 阳虚欲脱 王某 女 2岁 住院号:16534

病史摘录:患儿因咳嗽三天,气急发热一天,于1962年1月20日入院。听诊:二肺有湿啰音,以左侧为多。胸透显示:支气管肺炎。

1月20日一诊:素体羸弱,近日发热(现38℃),咳逆喘促,鼻扇面青,痰声辘辘,自汗淋漓,眼眶凹陷,大便泄利,四末厥冷,舌苔白腻,脉沉细数。显系阴盛于内,阳亡于外,正虚欲脱。亟拟麻附辛合真武以救其逆。处方:

麻黄4.5克(带根节) 淡附片4.5克 细辛2.4克 茯苓9克 淡干姜3克 五味子2.4克 焦白术9克 1剂

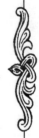

1月21日二诊:药后阳气渐回,面色稍润,二目见泪,自汗亦减,舌苔转腻,里寒有温化之机也。然发热未除(38.3℃),咳逆尚有,便泄五六次,小溲短少,四肢不温,脉象细数。病情虽有转机,仍未出于险境。再宗原法出入。处方:

淡附片3克 桂枝2.4克 淡干姜2.4克 细辛2.4克 五味子2.4克 陈皮3克 姜半夏9克 茯苓9克 焦白术9克 川贝粉3克 1剂

1月22日三诊:里寒已化,阳回肢温,面色滋润,泄利亦瘥,唯虚汗尚多,痰咳气逆,舌苔薄腻,脉象滑数。乃肾不纳气,水饮不化也。兹拟蠲痰化饮。处方:

竹节白附子4.5克　川贝粉4.5克　苏子6克　炒莱菔子9克　白芥子4.5克　橘红3克　姜半夏9克　紫菀6克　远志6克　黑锡丹9克（包）2剂

药后苔化舌净，发热亦退，胃动思食，气平痰少，脉软汗多，便下转厚。续以六君子汤调治而愈。

按：本例症情比较复杂，既见少阴之里（脉沉细），又见太阳之表（身热而脉数、舌苔白腻）。以其咳逆气急鼻扇面青，自汗淋漓，热微肢厥，故用麻黄宣肺，附子回阳，细辛温经。但汗多眠陷，四末厥冷，虚痰上壅，津液越出，微阳外亡，已呈虚脱之势，故合真武同救其中外虚寒，以制水气上逆。又以汗多，故麻黄带根节，使发中有收；因其下利，故去芍药易五味子以酸收，生姜易干姜以守中阳。服药1剂即见好转；故去麻黄易桂枝以安表，续服一剂阳回肢温，进步较大。尚有痰多气逆，乃水饮不化、肾不纳气，故除用温化痰浊之剂外，加黑锡丹以镇纳之，其症遂平。

例5　阴阳两虚　周某　女　4个月　住院号：551

病史摘录：患儿咳已二月，伴有便泄，近三天发热，且曾痰厥一次，于1961年1月9日入院。精神略萎，面色苍白，口唇青紫。听诊：二肺干、湿啰音；胸透示右上肺片状模糊阴影。诊断：支气肺炎，心力衰竭。

1月9日一诊：先天不足之体，久咳已有二月，肺气素弱，睡时露睛。感邪发热（38℃），咳逆气急，痰稠不爽，鼻扇面青，大便泄利，小溲通长，舌红而淡，二脉细弱。乃阴阳两虚，元气亏弱。症势已急，亟拟救阴扶阳。处方：

移山参6克　黄厚附片9克　炒阿胶9克　炒大力子9克　川贝母3克　杏仁4.5克　炙甘草2.4克　百部6克陈糯米15克（包）1剂

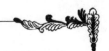

1月10日二诊：服上药后，症情略缓，然面色㿠白，咳嗽气促，虽舌红有津，有出险入夷趋势，终因病久正虚，尚虑有变，上方续服2剂。

1月12日三诊：阳气已回，面色红润，但形体软弱，痰稠而咳不爽，便泄日十余次，小溲仍多，舌红唇裂。久病未复，宜肺肾同治，兼顾脾胃。处方：

移山参6克　五味子2.4克　煨诃子9克　海蛤粉9克
炒罂粟壳3.6克　炒阿胶6克　马兜铃9克　川贝母9克
炒于术4.5克　生扁豆9克　糯米15克（包）　2剂

1月14日四诊：形神已振，咳嗽痰爽，舌色红润，二目泪多，小溲清长，唯大便仍见泄利。原方已合，不宜更张。上方去阿胶、蛤粉，加炮姜2.4克，5剂

药后诸症悉平，痊愈出院。

按：本例初见乃阴阳俱虚之候；虽有新邪，并不鸱张，只因正虚无力御牙，而呈现一派衰惫欲脱之象。故用人参补肺阴，附子救心阳，合钱氏阿胶散以治肺虚而定喘逆，加川贝、百部以除久咳，冀使正复邪去。二诊时虽有缓和之势，然体虚症重，仍虑有变，故续进原方2剂。药后阳气得回，肺阴未复，肾气仍虚，乃拟肺肾同治，兼调脾胃，终克诠安。

例6　风温犯肺（中毒性肺炎）　邵某　男　9岁　住院号：98050

病史摘要：患儿因腹痛、腹胀伴发热三天，曾用青、红霉素及四环素未见好转，而于1972年3月22日入院。检查：重病容，气急鼻扇，二肺呼吸音粗，腹胀，全腹压痛。拟诊：（1）败血症；（2）腹膜炎（阑尾穿孔？）；（3）肺炎？入院后曾请外科会诊，拟剖腹探查，后因注阿托品后腹软

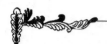

而未成。回病房后予大剂量青、红、庆大霉素，热度不退（39~40℃）。血检：红细胞 232 万 /mm³，血色素 7.4 克 %，白细胞 16500/mm³，多核 75%，幼年 1%，杆核 6%，嗜酸 1%，淋巴 17%。胸片：两中下肺有散在片状阴影，内有数个圆形透光阴影，两中下肺肺炎有肺气肿形成，右侧胸膜积液。诊断：中毒性肺炎。请中医会诊。

7 月 25 日一诊：患者由于邪积内滞，始发腹痛高热，迄今 7 天，积滞已下，痛和腹软，但高热起伏不退，气促鼻扇，咳逆痰阻，脉数，舌苔薄黄。为风温犯肺，尚未化燥，拟清气分之热。处方：

桑叶 9 克　枇杷叶 9 克（包）　薄荷 2.4 克（后下）　黑山栀 9 克　清水豆卷 12 克　桔梗 3 克　活芦根 30 克　条芩 6 克　连翘 9 克　炒莱菔子 9 克（研）　3 剂

7 月 28 日二诊：高热持续不退，咳少不爽，气促尚和，腹软，便下溏黏量少，脉数，舌苔薄润。热邪仍在气分，仍拟清透气分之热。处方：

桑叶 9 克　青蒿 9 克　花粉 9 克　川贝母 4.5 克　杏仁 6 克　活芦根 30 克　清水豆卷 12 克　淡竹叶 6 克　竹茹 6 克　条芩 4.5 克　鸡苏散 12 克（包）　2 剂

7 月 30 日三诊：迭进辛凉清气，热仍鸱张，持续不退，舌红苔薄黄，脉数气促，咳嗽不爽，便下溏黏，小溲通赤。肺热不清，势防化燥。药以羚羊为主，清肺气而逐邪热。处方：

羚羊粉 1.5 克　生石膏 30 克（先煎）　条芩 6 克　生甘草 2.4 克　葛根 6 克　桑叶 9 克　枇杷叶 9 克（包）　青蒿 9 克　花粉 9 克　连翘 9 克　2 剂

8 月 1 日四诊：服羚羊白虎后，肺气清而热下降，神情

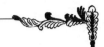

即安，咳爽痰滑，气平便调，脉象缓和，舌红润，中有薄黄苔。病情已见好转，再拟清肺化痰。处方：

羚羊粉 0.9 克　川贝母 4.5 克　桑叶 9 克　枇杷叶 9 克（包）　竹茹 6 克　青蒿 9 克　橘红 3 克　生甘草 2.4 克　生扁豆 9 克　杏仁 6 克　3 剂　（第三剂时去羚羊）

8 月 4 日五诊：高热已退，余热未清，舌心光剥，两脉软弱，形体疲倦，咳松有痰，胃纳已和，便下亦调。病后阴津亏耗，再以清养肺胃。处方：

南北沙参各 9 克　桑叶 9 克　枇杷叶 9 克（包）　地骨皮 9 克　青蒿 9 克　竹茹 6 克　白薇 9 克　川贝母 4.5 克　生甘草 2.4 克　陈粳米 30 克（包）　3 剂

8 月 7 日六诊：病后气阴两虚，舌净而润，纳和便调，时有低热。兹须调扶，兼清余邪。处方：

太子参 9 克　桑皮 9 克　地骨皮 9 克　生甘草 3 克　炒白芍 9 克　枇杷叶 9 克（包）　白薇 9 克　百合 9 克　陈粳米 30 克（包）　3 剂

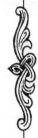

药后病愈出院。

按：小儿肺炎，属中医风温范围。该儿初复二诊，热势虽盛但未传里，邪在气分故予辛凉清气、透邪泄热。5 剂后热仍鸱张，病热不衰；然察其邪热，仍在气分，遂改用羚羊白虎汤（因便黏而不入知母），再从清泄肺热，步步追踪，以使邪不深传。两剂后，肺气清而热下降，神情安而痰咳爽；原法去石膏加清肺化痰之品，3 剂大热已退。虽时有余热，再进调扶而愈。

羚羊为天生木胎，其性凉而解毒，且有发表之力，善退热而不甚凉，为清肺肝炽热之要药。生石膏质重气轻，凉而能散，有透表解肌之能。本经谓其微寒，则非大寒可知，其

功善解肺肝之实热。在施用辛凉清气轻剂无效时改投羚羊白虎，热势迎刃而解。然风温之邪，传变较速，辨证当须正确，且应严密观察，以求及时防范；否则药不及病，势成燎原，往往易致偾事耳。

例7 肺闭夹滞（中毒型肺炎并发心力衰竭）

石某　男　2岁　住院号：1375

病史摘录：患儿发热起伏已有半月，咳嗽嗜睡，气促神萎。于1961年1月31日入院。听诊：二肺满布湿啰音。诊断：中毒型肺炎并发心力衰竭。

2月1日初诊：高热半月，近日更剧（40℃），神志昏糊，四肢不温，咳逆气急，全身无汗，腹部胀满，便闭三天，小溲短赤，舌红苔黄腻。其为邪积内滞，热壅肺胃；闭脱之势，症情危急。亟须宣肺泄热，下积泻火。处方：

麻黄2.4克　石膏30克　杏仁9克　清水豆卷12克瓜蒌仁12克　枳实6克　炒莱菔子9克　黑山栀9克　连翘9克　鲜菖蒲4.5克　凉膈散12克（包）　2剂

2月3日二诊：服上药后，腑气已行，下秽浊粪便甚多，而胃气即苏，热势略和（39.5℃）、神识已清，咳减气缓，舌红苔薄黄；唯腹部尚满，乃宿滞未清，热聚阳明也。兹拟辛凉清气，佐以下热。处方：

知母6克　石膏30克　生甘草2.4克　粳米15克（包）条芩4.5克　鲜竹叶50片花粉9克　炒莱菔子9克　瓜蒌仁9克　凉膈散12克（包）　2剂

2月5日三诊：药后便通一次，小溲亦长，津津得汗，今已热平（37℃），舌苔薄黄，脉尚滑数，腹部虽软，邪滞未尽。法宜清化疏解。处方：

清水豆卷12克　连翘9克　川朴2.4克　黑山栀9克

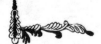

佩兰叶9克　陈皮3克　大腹皮9克　枳壳4.5克　炒莱菔子9克　竹茹6克　陈青蒿9克　3剂

服后热净胃开，舌洁脉静，形神活泼，二便通调；再进六君加竹茹、谷芽、石斛等调扶而愈。

按：此例乃邪积化热、阳明里实、肺气郁闭，秽浊熏心。故宜麻杏石甘汤为主。以清肺热而发郁阳。以其腹部胀满，故去甘草，加蒌仁、枳实、莱菔子、凉膈散通其腑气，更以豆卷、连翘、山栀清化湿热，石菖蒲辟浊开窍。二剂后腑气得通，神清胃苏。以其尚有宿滞，热仍未清，改用白虎合凉膈散清热导滞，终于热平而安。

（三）小儿迁延性肺炎的治疗经验

临床上尚见一种迁延性肺炎，患儿已无明显之发热咳嗽气促诸症，而表现为轻微的形神萎倦，或有低热，面色㿠白等慢性虚弱现象，盖病之愈否，与正气之强弱，感邪之深浅，有密切关系。若疾病初起，感邪轻微，正气尚足，在邪正相搏的过程中，正长邪消，其病自愈。若感邪深重，邪正相搏，于邪势转衰之时，正气亦已受伤，无力祛邪务尽，遂致迁延不愈。故此症常见肺脾不足、气阴两虚之象，是为正虚邪恋耳。迁延性肺炎即为病久而肺气受伤，津液亏损，致肺炎一时难以吸收而淹缠矣。其治疗必须注意正气已虚，痰浊恋肺，及肺脾之间的内在联系等各方面。此即《小儿卫生总微方论》所云："治嗽大法，盛则下之，久则补之，风则散之"，正确掌握，方不致误。

临床经验，迁延性肺炎常可辨证分为肺阴不足，脾虚肺弱，痰浊内恋三种情形。

（1）肺阴不足

该类患儿，多数在平时呈现面色苍白，精神不振，易于感冒咳嗽及自汗淋多等，此乃肺气素薄之象。一感新邪，发为高热咳呛气促的肺炎症，经西药抗生素等治疗后，已无急性症状。但咳嗽未断，痰阻不畅，微热烦躁，口干唇赤，舌红少苔，形神萎顿，二便短少等症仍见，此缘高热津耗，肺之气阴两虚，故尔迁延不愈。求因论治，当以清养肺阴为主，佐以化痰。使肺阴复而肺气得展，正盛而邪祛，则其病即瘥。

治疗主方为补肺阿胶散、生脉散。常用药有南北沙参、西洋参、麦冬、川石斛、百合、甘草、五味子、紫菀、款冬花、桑皮、枇杷叶、竹茹、川贝、杏仁等养阴生津、润肺化痰之品。

（2）脾虚肺弱

此类患儿，多因平时饮食不调，消化不良或已成疳积者。因其脾胃素虚，感邪发为肺炎后，肺气被阻不宣，脾运更为失职；脾气既弱，愈不能散精归肺。肺脾两虚，以致出现咳嗽不断，面色萎黄，形神憔悴，毛发枯稀，肌肉消瘦，食欲不振，大便溏泄等症，历久难瘥。故治宜培土生金法；如已成疳积者，则参以消疳扶中，冀脾土健复，输精于肺，既杜生痰之源，又使肺气得养，肺炎自能消散。此合乎治病必求于本之经旨也。

治疗主方取星附六君汤、参苓白术散。药物有党参、白术、茯苓、甘草、陈皮、半夏、扁豆、山药、胆南星、白附子、五谷虫、寒食曲等健脾益气、消疳化痰之品；如疳已成者，当须同时针刺四缝穴，以作辅助之治疗。

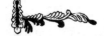

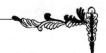

3. 痰浊内恋

该类患儿多为感邪深重，而又失于及时疏泄，致使痰浊逗留不清，肺气膹郁，升降不利，症见咳嗽痰多，时有低热，胃纳呆钝，舌苔厚腻，形神萎软，病程迁延。盖邪已久居，肺气亦弱，不能再行疏散，唯宜清肺气、化痰浊。俾痰化浊降，肺气自顺，其病可愈。

治疗主方有清气化痰丸、温胆汤、三子养亲汤。常用药物为陈皮、半夏、茯苓、甘草、瓜蒌皮、川象贝、竹茹、杏仁、枳壳、马兜铃、紫菀、款冬花、冬瓜子、苏子等清降润肺、化痰止咳诸品。

例1 肺津不足 林某 男 2岁

一诊：患儿因咳嗽月余，发热迁延，西医诊断为支气管肺炎，经治后高热虽退，肺炎尚未吸收。现咳嗽不断，痰多不畅，食便尚可，稍感口渴，舌洁光润，脉象滑数。是属肺热津虚，治以养肺化痰。处方：

南沙参9克　川贝母4.5克　麦冬6克　杏仁9克　紫菀6克　桑皮9克　马兜铃9克　生甘草2.4克　橘红3克　竹茹6克　2剂

二诊：服润肺药后，痰消咳瘥（听诊啰音消失），纳和便调，舌洁红润。前法有效，宜予续进。处方：

北沙参9克　川贝母4.5克　麦冬6克　生甘草2.4克　杏仁6克　紫菀6克　桑皮9克　竹茹6克　川石斛9克　橘红3克　3剂

嗣后仍连服上药，去紫菀，加五味子，6剂后症状消失，胸透复查肺炎吸收，痊愈出院。

按：本例为肺津不足的迁延性肺炎，故治疗时着重在清养肺津上，佐以化痰润降之品，效果颇佳。

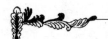

例2 土不生金　张某　女　2岁半

一诊：患儿咳嗽低热已有2个月，西医诊断为不吸收肺炎，佝偻病。症见咳嗽不爽，痰多黏浊，胃纳不佳，发热未清，形神萎倦，体质薄弱，舌苔白腻，脉象濡滑，先拟化痰止咳，再议调扶。处方：

橘红3克　姜半夏9克　赤苓9克　清甘草2.4克　枳壳4.5克　竹茹6克　杏仁6克　桔梗3克　大力子9克　白前4.5克　2剂

二诊：咳嗽较爽，痰浊尚多，舌苔化薄，热度未净。方已应手，原法追踪。处方：

陈皮3克　紫菀6克　款冬花9克　炙甘草2.4克　竹茹6克　杏仁6克　茯苓9克　姜半夏9克　炒谷芽9克　2剂

三诊：舌苔淡白，脉象虚软，咳嗽尚有，胃口不开，形色不华，毛发焦枯，针四缝穴黏液多。脾虚肺弱之象，法须健脾以养肺。处方：

党参4.5克　土炒白术9克　茯苓9克　清甘草2.4克　姜半夏9克　陈皮3克　小青皮4.5克　怀山9克　煨木香1.8克　醋炒五谷虫6克　3剂

后即以上方去五谷虫，加胆南星、竹节白附子等，服9剂，复查肺炎痊愈出院。

按： 此例乃因脾胃虚弱，致肺气不复，肺炎迁延不愈。其初复诊时痰浊未清，予化痰止咳；然终以理气渗湿、培土生金法收功。盖脾运一健，痰源自绝也。

例3 痰浊恋肺　陈某　女　3岁

初诊：痧后三周，新感发热，咳嗽气急，发为肺炎。今热虽退，仍咳嗽痰多，胃纳不佳，二便尚通，舌苔厚腻，脉

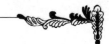

象弦滑。是痰浊内阻，治以清肃化痰。处方：

陈皮3克　姜半夏9克　茯苓9克　清甘草2.4克　枳壳4.5克　竹茹6克　象贝母9克　杏仁6克　川朴2.4克
2剂

二诊：舌苔已薄，咳嗽亦瘥，痰声尚有，胃纳初动。前法奏效，再以止嗽。处方：

橘红3克　竹沥半夏9克　茯苓9克　清甘草2.4克　竹茹6克　杏仁6克　象贝母9克　紫菀4.5克　竹节白附子4.5克　3剂

三诊：舌苔薄腻，胃纳尚佳，咳瘥痰少，大便欠畅，唯听诊啰音尚有，兹拟调扶。处方：

太子参4.5克　焦白术9克　茯苓9克　炙甘草2.4克　竹茹6克　橘红3克　瓜蒌仁9克　仙半夏6克　杏仁6克
3剂

嗣后症状消失，咳痰均愈，胃和便调，肺炎基本吸收，遂出院调理。

按：本例属痰浊内恋。病孩为痧后继发肺炎，经西医治后热退，但咳嗽痰多，肺炎迁延不愈。此因痧后肺弱，感邪较深，又未尽外泄，致痰浊内恋不清。病程已久，不宜疏散，故治以清肃肺气、祛化痰浊。三诊时症状显见改善，但咳痰、啰音尚未消失，乃掺入扶脾之品，俾中焦实而杜生痰之源。药后肺炎基本吸收，续以调理而安。

（四）小儿腺病毒性肺炎的治疗经验

小儿腺病毒肺炎，在证候所见，为邪留肺胃，或传心营，其势急重。复习古训，临症体会，似属温毒之证。据文献记载，王叔和首先提出"温毒"的病名，《伤寒序例》云：

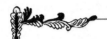

"阳脉洪数，阴脉实大，更遇温热，变为温毒，温毒为病最重也。"近人谢观指出，温毒为伏毒与时热并发所致，其症多见心下烦闷，呕逆咳嗽，狂乱燥渴，咽喉肿痛，谵妄下利等症，亦有面赤发斑者。并认为温毒"最为危险"，宜大解热毒为主。除发斑另有专方外，主以三黄石膏汤、白虎加黄连解毒汤、犀角地黄汤等。实践经验表明，像病毒性肺炎这类"温毒犯肺"的病症，在发病上有其特殊性。凡感之深者，中而即病。四季均可发生，虽以冬春两季为多见，但并非是四时温病之冬温、春温。尤以小儿筋骨脆弱，脏腑娇嫩，感后毒势鸱张，邪不易化，确是险症。其治疗非汗下所能解决，而用一般的辛凉疏解、清热化痰之品，势必无功。以其未有发斑，前贤所制之解毒化斑诸方亦不适合。为此，在大解热毒的指导思想之下，配合汤剂，特制熊麝散作为本病"急则治标"的专药。

熊麝散仅二味药组成，以熊胆 0.9~1.5 克，麝香0.03~0.06 克，为末化服视病情轻重酌量化服，每天 1 剂，以2~3 剂为度。其主要功效为清热泄毒，通壅开窍。熊胆苦寒无毒，功能凉血、退热、清心、平肝、开郁结、泻风热；虽一般以其主肝胆热，但李时珍指出其亦入"手少阴、厥阴"，故专治小儿热盛神昏，急惊痰热之重证。麝香苦辛香温，善能通经、开窍、透骨、解毒、定痰惊、辟秽浊，临床以之主清窍蒙蔽，有振神回苏之力。然缪希雍认为，"凡邪气著人，淹伏不起"者，用之可使"自内达外"，"邪从此而出"，即杨时泰所谓"用之为开关夺路"也。故两品合用，于温毒深伏，邪壅心膈，有直入开壅、解热泄毒之能。每能于一二天内，扭转危局，由险入夷，其功伟矣。

然本方之制订，乃据《内经》："诸热瞀瘛，皆属于

火"之理论，以作急救之用，必须根据辨证，慎重选择适应病例。因本方之力在大解热毒，张璐认为，熊胆之性，"凡实热之证，用之咸宜，苟涉虚象，便当严禁"；而麝香之用，杨时泰也指出"但贵中节而投，适可而止耳"。原则上不超过3剂。盖苦寒香窜，不可久用，唯应中病即止。临床观察，审慎用之，未见一例有副作用。此亦熊麝散之安全性也。

又牛黄、至宝、紫雪、抱龙等丸剂，亦能清热解毒，镇痉开窍，似与熊麝散殊途同归，但临床应用前述丸剂无效时，熊麝有其独到之功。我认为可能可能是紫雪、至宝之类所配伍的药物较多，治疗范围较广，而熊麝则集中于清火解毒，开郁除壅，故力专而效高矣。

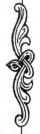

例1　沈某　男　13个月　住院号：10183（外院会诊）

病史摘录：患儿因发热四天、出疹二天、气急一天，于1961年5月20日入院。检查：营养不佳，神萎气急，皮疹稀少，右肺湿啰音，胸片两侧云雾状阴影。尿检：脓球多。诊断：麻疹肺炎，并发尿路感染。入院后予多种抗生素、激素及输血等治疗，中药曾服麻杏石甘、犀羚及牛黄、至宝之类，未见好转，热度持续不退20天，请求会诊。

1961年6月7日初诊：痧后三周，疹发不透，头面两颧未明，痧回热毒内攻，高热持续39℃以上，痰声辘辘，呼吸急促，烦躁啼指，大便泄利，小溲尚通，两脉滑数，舌绛苔黄，指纹青紫，直通三关，形气渐耗，邪毒深陷，症热危重，当防痉厥。姑拟凉血解毒，清热安神。处方：

葛根6克　柴胡3克　生黄芩9克　川连2.4克　青蒿9克　煅龙齿18克　丹皮9克　红花4.5克　鲜生地24克　淡竹叶6克　川贝4.5克　另熊胆1.5克　麝香0.06克　研细

分二次化服 1剂

6月8日二诊：热度初和（37.5℃），涕泪已有，似得生机，尚未稳定，大便溏薄，舌绛脉细。续原方及熊麝散1剂。

6月9日三诊：昨夜热度陡高（39℃），复呈烦躁，咳嗽有痰，便溏溲少。是毒陷甚深，仍虑有变，再拟解毒泻热，清肺安神。处方：

桑叶9克 枇杷叶9克 青蒿9克 川连2.4克 葛根6克 生黄芩6克 花粉9克 煅龙齿30克 竹茹6克 茯神9克 另熊麝散化服 2剂

6月11日四诊：昨晚下宿矢甚多，是邪毒已得出路，热势遂缓，神宁形安，胃动思食，小溲转长。但腹虽软而微满，痰咳未罢，舌苔带腻。是余毒里热未清，饮食宜少量多餐。治拟清肺胃而熄余烬。处方：

鲜沙参12克 青蒿9克 川贝4.5克 竹茹6克 橘红3克 桑叶9克 枇杷叶9克 花粉9克 生炒谷芽各9克 紫菀6克 竹叶4.5克 2剂

此后以清肺和胃，诸症皆愈，于6月17日出院。

例2 周某 女 25月 住院号：31234

病史摘录：患儿因咳嗽气喘二周、发热一天，于1963年2月17日入院。体检：气急明显，两肺较多干湿啰音，白细胞多次在5000~7000/mm^{3}间，胸透为二侧支气管肺炎。入院后予多种抗生素，继之出疹及高热，西医诊断为腺病毒肺炎，于3月2日请中医会诊。

3月2日初诊：高热二周不退（40℃以上），咳逆喘促，鼻翼扇动，泪汗全无，睡中惊惕，口唇焦裂，便秘尿赤，皮诊旬日，舌边红绛，苔心黄腻，脉数肢凉。是热郁肺胃，恐

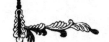

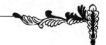

其逆转。亟须清肺泄热以解温毒。处方：

麻黄 2.4 克　杏仁 6 克　生石膏 30 克　生草 2.4 克　生黄芩 9 克　川连 2.4 克　生山栀 9 克　连翘 9 克　银花 9 克　茅根 30 克　鲜菖蒲 4.5 克　钩藤 6 克　另紫雪丹 1.8 克　熊胆 1.5 克　化服　1 剂

3 月 3 日二诊：今热较和（38.6℃），气缓肢温，然泪汗仍无，便秘尿赤，舌绛苔黄。温毒未解，续以原法。

上方去紫雪、菖蒲、钩藤，加蒌仁 12 克，炒莱菔子 9 克，仍用熊胆 1.5 克，加麝香 0.06 克，1 剂

3 月 4 日三诊：热度初净，神色亦振，腑行二次，咳爽气缓，疹点渐隐，胃气已和，苔化舌红而润，症势由险入夷，续以清肺养胃。

例 3 韦某　女　10 个月　住院号：23799（外院会诊）

病史摘录：患儿因发热咳嗽气急 5 天，于 1963 年 11 月 12 日入院。体检，体温 39℃ ~40℃，面色苍白，呼吸气促，白细胞 8150/mm^3，中性 40%，淋巴 50%，胸片示支气管肺炎，心电图呈心肌损伤、缺氧。经用多种抗生素、激素、毛地黄、输血等治疗，病情不解，请求会诊。

11 月 18 日初诊：患儿高热不退，已有旬余，咳逆气急，痰稠不活，便下秘黏，小溲尚通，腹软肢温，舌绛无苔，唇裂干燥，脉象急数。幸神气尚清，但涕泪均无。是温毒恋肺，热盛耗津。亟须救阴增液，兼解温毒。处方：

鲜生地 30 克　元参 12 克　麦冬 9 克　知母 6 克　生石膏 30 克（先煎）　生草 3 克　陈粳米 15 克（包）　葛根 6 克　生黄芩 4.5 克　川贝 2.4 克　花粉 9 克　另熊胆 1.5 克　麝香 0.06 克　研细分二次化服　1 剂　次日又连一服

11 月 20 日二诊：热势稍缓，咳减微汗，腹胀便多，小

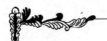

溲似少，面白神萎，唇燥痰稠，舌绛光红，脉象数软。温毒内恋，气阴耗伤；微见转机，殊未脱险。原法增损，救阴解毒。处方：

西洋参6克（另炖）　鲜石斛12克　花粉9克　川贝4.5克　元参9克　鲜生地30克　香连丸2.4克（包）　白茅根30克　活芦根30克　甘草3克　大竺黄6克　另熊胆0.9克　麝香0.03克　化服　1剂

11月21日三诊：热度已和，腹部亦软，温毒已得出路，气阴则见大耗。面色㿠白，睡时露睛，呼吸急促，唯有痰声，大便黏溏，矢气较多，小溲尚可，涕泪仍无，舌光干燥，脉象虚软。正弱不支，亟须扶元。兹拟生脉加味。处方：

西洋参3克（另炖）　移山参9克　五味子3克　麦冬6克　甘草3克　生地18克　芦根30克　川贝4.5克　竹节白附子4.5克　天竺黄6克　1剂

服后迅得恢复，热净咳止，诸恙渐安，旋即痊愈出院。

（五）哮喘的治疗经验

小儿哮喘，属慢性病，反复顽固。发作时气急胸满，喘息汗出，"咳而上气，喉中水鸡声"，不得平卧。究其病源，以痰饮为主因。古人以"浊者为痰，稀者为饮"。由于宿饮留伏，在气候变化时，寒暖失慎，感受外邪，即可诱发。至于因五味刺激，或因某种饮食的特殊过敏而发者，为数不多。

本病类型，虽有寒热虚实之分，但临床上并不是截然分开的。往往实中有虚，虚中有实，或实多虚少，或虚多实少；有的既有内火，又有外寒；有的肺虚为重，有的脾虚为主；亦有久病肺虚及肾，而致肾不纳气。在中医理论上，

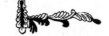

以"痰之本源于肾，痰之动主于脾，痰之成贮于肺"，作为理法的依据。故治哮喘虽不离乎肺，但不单只治肺。须分清主次、轻重，急则治其标，缓则治其本，灵活施治，适当用药。

个人认为，哮喘之发生和发作，主要是痰浊阻塞气道，肺气壅遏不宣，清肃之令失常，致气痰相搏，肺气上逆。故治疗应以祛痰为主。但祛痰有驱痰与杜痰两法，而驱痰又有间接直接的不同。因之需要根据患儿所表现的症状来辨证论治。

1. 驱痰法

如素有痰饮，重感风寒，咳喘无汗，肢冷恶寒，渴喜热饮，舌淡苔白，脉象浮紧。以其水寒相搏，饮邪阻肺，宜用小青龙汤。方中麻黄发汗平喘，桂枝合甘草解肌和表；以其肺气逆上而咳喘，用白芍酸寒、五味子酸温收降肺气；水停心下则令肾燥，用细辛、干姜辛温以润肾行水；半夏辛温，能降逆气、散水饮。此方外发汗、内行水，散表里之水寒饮邪。为急则治标之法，只能在急性发作时通阳化痰饮，使之暂时取效。

如喘而兼烦躁不安的，可在小青龙汤中加生石膏12~15克。其他如叶氏家传苏陈九宝汤，亦为散寒化饮有效之剂。它以麻黄汤（麻黄、桂枝、杏仁、甘草）辛温解表为主，桑皮泻肺利水，乌梅代五味，生姜代干姜，乃小青龙汤的变方，适用于寒邪较轻的痰喘患儿。

临床尚见寒包痰火之证，呈现恶风阵咳，气喘痰稠，色黄或绿，脉弦滑数，舌苔薄黄，舌边尖红，唇燥口干。此为内有胶固之痰热，外有非时之寒邪。以寒邪束表，阳气内郁，不得泄越，蕴而膈热，遂至痰热阻塞，喘则发作。我们

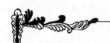

常用千金定喘汤，内有麻黄、杏仁、桑皮、甘草，辛甘发散，泻肺而解表；款冬温润以止咳化痰，白果收涩以敛气定喘；苏子降肺气，黄芩清膈热，半夏化痰浊，相助为理以成疏壅平逆之功。有时亦可用叶氏五虎汤，此为叶氏治小儿痰喘经验效方。原为麻杏石甘汤加细茶，我们易以细辛，以其辛以润之也，用量仅1.5克；石膏亦仅只用9~12克。本方温清并用，对于寒包火的哮喘，确为良剂。

又如三子养亲汤（苏子、白芥子、莱菔子），亦往往参用。有时生炒莱菔子同用，可涌痰下痰。如实痰壅塞，症急用控涎丹0.6~1.2克；或礞石滚痰丸12克：追痰下气平，再用六君子汤调补。如久病累肾，确系肾不纳气之证，尚可加用黑锡丹9~12克，甚或单服人参蛤蚧散，始可取效。

曾治一小儿，12岁，宿哮已十年。素体饮浊盘踞，一次新邪引发，痰浊壅滞，阻塞气道，剧烈咳喘，胸胁牵痛，且因痰浊蒙蔽清窍，引动风木，而致神糊抽搐；便闭已数天，目红齿燥，舌红苔腻，按其脉洪大而滑。究其病根在痰，幸以内无燎原之热，故用大剂豁痰下痰诸药。如竹沥、苏子、白芥子、生炒莱菔子、瓜蒌仁、控涎丹、礞石滚痰丸等，兼加麻黄宣肺，钩藤、菖蒲息风开窍，橘络、丝瓜络疏通络道。2剂后，下痰甚多，神清搐定，气喘亦瘥。舌绛化燥，脉象软滑，胶痰尚有，津液已耗，故续进润燥化痰之品。症情化险为夷，再经调理而愈。此例病情虽重，但细察证候，抓住主因在痰，施治合度，始获抢救。

2. 杜痰法

所谓杜痰，是杜绝其生痰之源。有些患儿脾虚痰多，大便时溏，纳呆体弱，遇寒逢劳，辄发痰喘；当以通阳扶脾为主，使脾运得健，痰不再生。

常用方为苓桂术甘汤，本方为仲景名方之一，兼见于《伤寒》与《金匮》。如"伤寒，若吐、若下后，心下逆满，气上冲胸，起则头眩，脉沉紧……茯苓桂枝白术甘草汤主之"（《伤寒论》第67条）；又："心下有痰饮，胸胁支满，目眩，苓桂术甘汤主之"《金匮·痰饮篇第十二》。本方用于治疗某些小儿哮喘病，症属肺脾阳虚，饮邪上渍者。临床可见痰喘频发，胸脘满闷，短气喘促，咳吐黏涎，其舌淡苔白而滑脉濡弦等。方中茯苓治痰饮、渗水道，桂枝通阳气、开经络、和营卫，白术健脾运、燥痰水，甘草得茯苓则不资满而反泄满。此为温阳化饮，培土制水之法。我用本方有祛饮平喘与健脾杜痰之别；每据其症，参以其他方药，独具匠心。譬如在哮喘发作之时，若见肺脾阳弱，痰浊壅盛，喉鸣气喘，舌苔厚腻白滑者，必加二陈、三子等，这是最常见的情况，重在涤痰利气。如喘作兼见水寒射肺，咳逆难以平卧，舌淡而苔白滑湿者，辄与干姜、细辛、五味子配合，乃以温肺行饮为主。若痰饮久伏，蕴郁化热，而见痰吐黏稠，舌苔腻而黄者，亦可配定喘汤之条芩、桑皮、白果之属，此时即以蠲饮与清肺兼顾。

又如，在哮喘缓解期，常以本方作为杜痰的基本方之一，亦每与二陈、三子相合，以健运脾土，化饮祛痰，乃系积极的预防复发的良法。若喘虽粗平，而仍咽痒气呛，咳甚息促者，可与止嗽散之百部、白前、紫菀、橘红诸品配合，以温化痰饮，肃肺止咳。至若兼见腠弱易汗，时有低热，脉呈浮弱之小儿，是夙有内饮而又表虚不固者，则合桂枝汤尤宜，以化伏饮而固藩篱，每可减少哮喘的复发机会。

现举数案以见一斑。

例1　左某　男　14岁　门诊号：22231

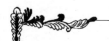

患儿哮喘四年,今秋又犯,近日续发。咳吐稀涎,形寒畏冷,精神不振,胃纳欠佳,面色萎黄,脉沉滑,舌苔薄润。此胸阳不布,寒饮上泛。以苓桂术甘加味主之。桂枝、干姜、陈皮、甘草各3克,茯苓、焦白术、鹅管石各9克,细辛、五味子各2克,杏仁6克,7剂。服后喘哮即定,乃继以调扶脾肾之法,遂安度冬季。

例2 金某 男 6岁 门诊号:21935

患孩宿有哮证,秋日曾发,服药后已平。现夜间喉中尚有痰鸣未止,纳食尚可,舌苔薄润,面黄色暗,形寒畏冷,表虚易汗。寒饮内伏,营卫两虚。宜苓桂术甘合桂枝汤。茯苓、白术、半夏各9克,桂枝、甘草、陈皮各3克,白芍6克,生姜二片,红枣三枚。5剂。药后其症较安。三周后又感外寒而喘发,但症较轻,因夜间喉中痰鸣,咳嗽未罢,舌苔白腻,改予苓桂术甘加陈、半、苏子、杏仁、款冬花等,其病乃得粗安。

例3 颜某 女 10岁 门诊号:49553

患孩哮喘一年,不时举发,现喘尚和,但夜咳阵作,喉中痰鸣,鼻涕稀多,纳食较少,大便如常。舌苔白滑,质淡润,脉濡而弦。症属寒饮聚膈,胸阳不振,以苓桂术甘加味。茯苓、焦白术、半夏各9克,桂枝、甘草、陈皮各3克,细辛、干姜、五味子各2克,白芥子6克,7剂。服后其咳即减,哮喘不作,胃纳亦动,但涕痰仍多,故以苓桂术甘为主,或加姜辛五味子,或合二陈、三子,连续服用,未有复发,而安度冬月。

张锡纯氏的理饮汤,由苓桂术甘加干姜、白芍、橘红、川朴组成,气分不足加生黄芪。主治心肺阳虚,饮邪上溃。临床有部分患儿,频发痰喘,缠绵迁延,乃因胸阳不振,气

化失常，寒饮久留，滞恋肺络。症见胸脘满闷，短气喘促，咳吐黏涎，小便不利，舌淡苔白腻而滑，脉见濡弦。可予本方，参以半夏、白芥子、鹅管石、细辛、五味子、苏子诸品，其化饮平喘之功较速，可获缓解而渐入平稳。本方实不离苓桂术甘之制，然已将杜痰与驱痰二法熔而为一矣。

3. 金水六君煎的应用

本方为二陈汤加当归、熟地。《景岳全书》指出其功用："治肺肾虚寒，水泛为痰或年迈阴虚血气不足，外受风寒咳嗽，呕恶多痰喘急等证神效。"《医学衷中参西录》认为：痰饮病轻则治肺脾，重则治肾。以虚痰之本源于肾，肾气虚则闭藏失职，上见饮泛为痰，下呈不约为遗，故加熟地、当归使令肾气得充，厚其闭藏之力，则水湿运化，痰之本源清也。肺为水之上源，上源得清，金水相生，肾气振复，固摄有权则遗漏自止。故前哲云："脾肾为生痰之源，肺胃为贮痰之器，议从肺脾肾三经合治，补金水土三虚，上能化痰止咳，中能温运健脾，下能益肾固涩。"此本方之妙旨也。临床治小儿咳喘遗尿，食欲不振，肺脾肾三经同病者，每获药到病除之效。

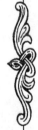

例 张某 男 4岁 门诊号：09730 1982年12月8日就诊。

经常咳喘气急，痰阻不化，时有遗尿，病情缠绵，形瘦面㿠，舌边红，苔心腻。症属肺肾不足，拟金水同治。方用金水六君煎加款冬、紫菀、杏仁、缩泉丸。

1983年1月5日复诊：上药连进两周，咳嗽已减，但尚未断，遗尿次少，胃纳欠佳，舌苔浮腻，便干转润，形神略振，姑拟化痰健脾和胃，方予二陈加杏仁、竹茹、神曲、谷芽、缩泉丸。

1月12日三诊：咳瘥苔薄，胃纳转佳，但小溲不约，时有遗漏，再拟肺肾同治。二陈汤加龙骨、牡蛎、紫菀、菟丝子、桑螵蛸、白莲须。

2月2日四诊：上法服用两周，尿漏夜遗均和，咳痰已止，唯又见舌心苔腻，纳谷仍少，再拟六君子汤加石斛、谷芽、怀山、神曲。

按：本例初拟痰湿不清，肺肾两虚，投予金水六君，使痰咳、遗尿均减，然苔腻纳少，故改以二陈加味，化痰和胃；后以咳差痰少，但遗漏不约，即用二陈加龙牡、菟丝、螵蛸、莲须诸品，其间之固下滋肾，化痰和中，实属金水六君之变法；最后则以六君加味，得获全功，是为培土生金，以善其后也。

此外，对于肺虚痰多，质薄形弱，易于伤风而发咳喘的患儿，在病情平静时，常用款冬花12克，冰糖12克，隔水炖服，每天一剂，炖服二汁。可连服一至二月，并无不良反应。以款冬花辛温而润，功能消痰止逆，方书谓其寒热虚实均可使用。冰糖为甘蔗结晶所成，其性亦温，上可润肺消渴，中可和胃补脾。此法在临床应用有其防治之功。然小儿在季节变化时，需防受邪；饮食方面，不宜恣啖肥甘，少进生冷，特别是冷饮之类，更应禁忌。此亦为本病必须注意之处。

4.哮喘案例

例1 外寒里饮 张某 男 11岁 门诊号：137790

一诊（1962年5月23日）：哮喘七年，时常发作，近日感寒，咳喘剧甚，涕清恶寒，面色苍萎，舌苔薄润，脉象细数。寒饮内伏，感邪引动。内外阴霾，法须辛温。处方：

炙麻黄2.4克 桂枝3克 细辛2.4克 淡干姜2克

炙甘草3克　姜半夏9克　白芍6克　炙苏子9克　生姜二片
红枣三枚　3剂

二诊：恶寒已无，痰如稀沫，哮喘夜剧，咳尚不利，胃纳一般，大便亦稠，舌苔薄腻，两脉滑数。宿饮不化，仍以辛温化饮。处方：

炙麻黄2.4克　桂枝2.4克　细辛1.5克　紫菀6克　杏仁6克　旋覆花9克　橘红3克　川朴3克　姜半夏9克　款冬花9克　3剂

三诊：哮喘已和，咳嗽尚有，胃和便调，舌苔白腻。通阳利饮。处方：

桂枝2.4克　焦白术9克　茯苓9克　清甘草2.4克　橘红3克　旋覆花9克　姜半夏9克　杏仁6克　细辛1.5克　川朴3克　4剂而安

按：本例哮喘，宿疾七年，面色苍萎，涕清恶寒，显系饮邪久伏，感寒引发。故初复二诊，皆以加减小青龙汤，辛温散寒，化饮平喘。三诊时哮喘已和。但尚咳嗽，舌苔白腻，乃饮浊未清，故以苓桂术甘合二陈加杏朴等健脾蠲饮，顺气化痰，四剂告平。

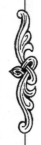

例2　痰热内蕴　朱某　男　9岁　门诊号：372828

一诊（1963年9月13日）：患哮喘已五年，经常发作，近又感邪，引起宿哮复发，喘咳甚剧，痰多而黏，舌红苔薄白，脉浮数。为肺热兼有表邪，治拟疏解清热。处方：

麻黄3克　杏仁6克　生白果7枚　桑皮6克　苏子6克　紫菀6克　款冬花9克　姜半夏9克　橘红3克　清甘草2.4克　条芩4.5克　3剂喘平

按：本例属外感风寒、内蕴痰热之哮症，治以千金定喘汤。方中麻、杏、苏、夏疏表化痰，紫菀、款冬、桑皮、黄

芩清热润肺，白果降气定喘，橘红、甘草和中顺气。服三剂后，其喘即止。若无痰热者，则桑皮、条芩之类宜慎用。

例3　肺热郁闭　赵某　男　11岁　住院号：29372

一诊（1963年9月30日）：宿哮时发时止，已有三年。昨因新感，身热喘剧，咳痰不利，脉象滑数，舌质红，苔薄白。客寒包火，法须清宣。处方：

麻黄2.4克　生石膏15克　杏仁9克　炙甘草3克　生条芩4.5克　细辛2.4克　姜半夏9克　紫菀6克　苏子9克　生白果7枚　3剂

二诊：哮喘已瘥，咳痰亦减，舌苔薄白，二脉带浮，热虽平，尚有表邪。再以宣化。处方：

麻黄2.4克　桂枝2.4克　苏子6克　杏仁6克　桑皮9克　紫菀6克　细辛1.5克　款冬花9克　姜半夏9克　3剂而安。

按：身热喘剧，舌质红苔薄白，乃因外寒新感，郁热壅闭，客寒包火之证也。故治以叶氏五虎饮之意，表里双解。二剂后喘平但咳，舌苔薄白，是表邪未尽，再予疏表化痰，遂得安和。

例4　饮停上焦　武某　男　8岁　门诊号：23756

1981年5月20日一诊：宿哮时发，近二周来每夜喘作不止，已服麻黄汤、小青龙等药效不显。胸脘满闷，痰味清稀，舌苔白润，脉弱而弦。为饮邪盘踞胸中，治以通阳化饮。苓桂术甘汤加味。处方：

茯苓9克　桂枝尖4.5克　焦白术9克　清草3克　鹅管石12克　白芥子9克　黄芪6克　川朴4.5克　干姜1.5克　杏仁6克　5剂

二诊：喘咳已平，舌苔亦化，纳食稍增，面色较润。宿

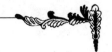

饮深踞，前法追踪。

上方去川朴，加苏子9克，干姜用至6克，5剂。

其后病情稳定，二月不发，嘱服款冬花、冰糖各12克，隔水炖服，日一剂。连日服用，既巩固，又防治。

按： 仲景苓桂术甘汤，《金匮》治痰饮以温药和之，即以本方为主。近贤张锡纯在本方的基础上，创制理饮汤；并对寒饮之治法颇多阐发。本例患儿，喘咳反复发作不止；以其脉症确系胸阳不振，饮停上焦，故予苓桂术甘温经化饮，加干姜、川朴温通胸阳，杏仁、白芥子化痰止咳，鹅管石温肺降逆，黄芪益气扶阳。遂使剧喘得以控制，此王旭高所谓温化寒饮"不越苓桂术甘之制"也。

例5 风痰阻塞 龚某 男 12岁 外院会诊

初诊（1963年12月15日）：宿哮十年，屡发不止，近日复作，痰浊壅塞。胸肋牵痛，息高肩抬，目红齿燥，便秘数天，昨午突发抽搐，但惊定则神尚清，按脉洪大而滑，舌红苔甚垢腻。病根在痰，蒙蔽清窍，引动风木，病情危重。亟拟豁痰攻逐，开窍平惊。处方：

炙麻黄3克 淡竹沥30克（姜汁三滴冲） 鲜石菖蒲4.5克 细辛1.5克 炙苏子9克 白芥子9克 生炒莱菔子各9克（研） 瓜蒌仁12克 钩藤9克（后入） 橘皮络各4.5克 礞石滚痰丸12克（包） 1剂

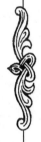

二诊：痰浊壅积，蒙阻清窍，引起抽搐，但无热度。昨进豁痰之品，因未能尽剂，痰喘甚重。神志虽苏，时有昏糊，脉象弦滑，舌苔腻浊，病因在痰，仍须豁痰开窍。处方：

橘红3克 橘络4.5克 丝瓜络9克 竹沥30克（姜法三滴冲） 桔梗3克 鲜菖蒲4.5克 钩藤9克（后入） 象贝

9克　杏仁9克　胆星3克　天麻6克　瓜蒌皮仁各9克
黄郁金9克　另控涎丹1.5克化服　2剂

三诊：药后下痰甚多，神志全清，饥而思食，喘咳大减，痰声亦少，惟胸膈仍痛，舌绛而燥，脉象软滑，察势胶痰尚留，津液受耗。兹拟润燥化痰。处方：

花粉9克　川贝母4.5克　杏仁9克　炒莱菔子9克
黄郁金9克　橘红络各4.5克　鲜菖蒲4.5克　炙苏子9克
桑皮9克　竹茹6克　全瓜蒌12克　3剂

以后病情日减，调理而安。

按：这一病孩的症情发展是十分严重的，其病机分析如下：以其宿哮十年，素体饮浊盘踞，已无疑义；近日复发，痰浊壅塞。咳喘剧烈，肩抬息高；络道痰阻，故胸肋牵痛；随后痰浊蒙蔽清窍，引动肝风抽搐神糊，亦势所必然。因之，可确定主因在痰，幸喜身无热度未成燎原，故亟用大剂攻逐豁痰诸药，二诊后下痰甚多，神清搐定，喘咳大减，且饥而索食，是症情已化险为夷；但痰去而津液损耗，续予润燥化痰，再经调理乃平。

消化道疾病诊治经验

（一）小儿口腔病的诊治经验

1. 新生儿口腔疾病

新生儿口腔疾病常被医者所忽视。若仅以药物涂口腔，一般无效。根据我的经验，新生儿如果哭吵不止，日夜不

安，不能吮乳，或吮乳时紧咬乳头，诊疗时则应先察口舌。牙床坚硬，色白如脆骨者，名曰板牙；其上有白点如粟米者，名曰马牙；口舌上满布白屑，名曰鹅口；舌下系带肿大，形如小舌，名曰重舌；舌头满口肿大，名曰木舌；舌强如板，不能转动，名曰板舌；其原因多为胎中伏热蕴结心脾（盖舌为心苗，口为脾窍），出生后热毒熏灼于口舌所致。

治疗方法：对板牙，用消毒针（银针或三棱针）在其白色坚硬睡眠轻刺出血；对马牙，则须挑出白点；重舌、木舌、板舌三症，俱在舌下，治用针刺出恶血；对七星，须挑出细小白粒。上述各症，在用消毒干棉球拭去血迹后，均以冰硼散涂于刺处。经挑刺后，需暂停吮乳 1~2 小时。刺后如无其他见症，可给服降火汤或清热泻脾汤，以清解之。

降火汤：木通 2.4 克　黄连 1.5 克　生甘草 1.5 克　荆芥 2.4 克　枳壳 2.4 克　陈皮 2.4 克

清热泻脾汤：生山栀 3 克　生石膏 6 克　黄连 1.5 克生地 6 克　黄芩 1.5 克　赤苓 6 克　灯心草 2 扎

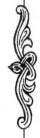

2. 蒂丁（又名火丁）

蒂丁是指悬雍下面的会厌软骨，受火热蒸熏高起如丁的病症，为婴儿常见病。其症状主要有呃乳、吐乳，甚或进乳即吐；而单服药物，不能止吐。根据家传，医者以第二手指于清洗消毒后，指头上蘸以少量冰硼散，快速地压在火丁上。压过后 1 小时进乳，即可不吐，屡试屡验。

3. 小儿溃疡性口腔炎

小儿溃疡性口腔炎，多继发于外感高热症。患儿高热持续，甚则旬余不退，舌红或绛，苔糜黄腻，脉数，口腔黏膜及舌边、舌面有大小不等的溃疡，齿龈红肿，有的出血，亦可延及咽喉。患儿疼痛不安，日夜吵闹，饮食受碍，便结尿

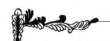

赤。血检白细胞正常或偏高，用抗生素无效。此为邪热实证，由心火及脾胃火热所致，舌为心苗，口为脾窍，龈为胃之络，故发为口炎龈肿。又心与小肠为表里，心胃之热传于小肠，则小溲短赤，大便干燥。经云："热者寒之，实者泻之"，正是本病的治疗原则。据此，用导赤散加味治之，效果很好。

方药组成：淡竹叶 6 克、小生地 9 克、生甘草 3 克、木通 4.5 克、黄连 1.8~3 克、生石膏 18 克（先煎）、活芦根 30 克、碧玉散 12 克（包）、人中白 6 克。如便秘，加生军 6 克，以泻实火；有表热，去人中白，加银花、连翘；有咳嗽，加桔梗、象贝，以泄热止咳。外用冰硼散涂口舌，1 日 2 次。

例 1 心胃火炎 云某 女 14 个月 门诊号：30262

1978 年 1 月 20 日初诊：发热 6 天，T：39℃左右。内热熏蒸，口腔溃疡，牙龈红肿，舌质红，苔薄腻，烦躁不安，便秘干结，小溲黄赤。心胃火热上炎，亟须清热泻火。处方：

川连 2.4 克　生石膏 24 克　淡竹叶 6 克　木通 3 克　生甘草 3 克　连翘 9 克　碧玉散 12 克（包）　活芦根 30 克　生军 6 克　3 剂

1 月 23 日二诊：服药 2 剂，大便即通。热度已退，溃疡亦平，安静入睡，再清余火。

原方去石膏、生军，加花粉 9 克。3 剂。服后病愈而安。

按：本例之病机为心胃里热，实火上炎，故治以导赤散加减。因舌为心苗，龈有胃络，若心胃实热蕴结，则火腾上灼于口。导赤散原能清泻心火下行，本例苔腻而去生地，兼有阳明实热，故加石膏、生军，又以连翘、碧玉散一以疏散解热，一以清利湿火也。

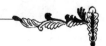

例2 阴火上腾 闵某 男 10岁 门诊号：202953

1975年2月20日初诊：口疮已一年余，时有低热起伏，咽痛怕冷，面色不华，胃纳欠佳，大便稀软，小溲通长，舌淡苔白，脉沉细。症属阴火上腾，治以温养敛火。处方：

细辛1.8克 干姜2.4克 黑附片4.5克 生草3克 生熟地各15克 麦冬9克 白芍9克 牡蛎18克（先入） 乌梅4.5克 4剂

2月24日二诊：口疮初敛，咽痛已止，胃纳稍动，舌质淡白，再以温阳。宗原法出入。

上方去细辛，加党参9克，5剂。

后又续进7剂。

3月10日三诊：口疮已和，纳佳便调，自感畏冷，面色萎黄。是为禀弱本虚，当有温养脾肾调扶之。处方：

熟地黄15克 附片4.5克 干姜3克 桂枝3克 党参6克 焦白术9克 乌梅6克 牡蛎24克（先入） 白芍9克 生草2.4克 7剂。

药后诸症均安。

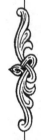

按：口疮之虚证，有阴亏与阳弱之别。阳虚之口疮，又有脾虚、肾虚的不同。肾虚火浮者附桂主之，尚为人知；脾虚阳泛者，理中主之，则较少见。后者前贤曾屡论及，如陈飞霞氏指出："口疮服凉药不效，乃肝脾之气不足，虚火泛上而无制，宜理中汤，收其浮游之火……若吐泻后口中生疮，亦是虚火，理中汤"。尤在泾氏亦谓："盖土温则火敛，……脾胃虚衰之火，被迫上炎，作为口疮"。本例之病机似更复杂，其纳差便软为脾虚，而咽痛溲长又为肾虚，故认为是脾肾阳弱，虚火上浮。初方时附、辛、地与姜、草同用，温养脾肾，药后咽痛即止，而口疮初敛；故去辛加参，

稍增其初益中土之力，药后口疮亦瘥。余如麦冬善清虚火，牡蛎镇纳浮阳，白芍、乌梅两调肝脾、摄阳和阴，也是重要的辅佐之品，故三诊而年余之疾霍然如脱矣。

体会：本症实热内炽，大便闭结，小溲短赤，故加生军以泻实热。又心与小肠为表里，故以川连、竹叶等泻心火而利小便。二便通畅，火热下降，口腔炎即能平复。

因伤食积滞，湿郁化热，阻于肠胃，湿热熏蒸而发生口腔溃疡者，舌苔多见厚腻，且口气臭秽，胸闷腹胀，又要化浊导滞，可在加味导赤散中酌中藿香、川朴、陈皮、枳壳、青皮等品甘辛通泄。

若热象较重，心胃火燔，则易灼津液，故虽热退，仍须清滋，可用花粉、石斛、麦冬、谷芽等，既清余热，又养胃阴，以善其后。如舌苔尚腻，为余湿未清，则滋阴之品应慎用。

例3 阴虚火炎 顾某 女 69 岁

1978年2月7日一诊：原患血小板减少性紫癜，长期服用激素治疗，反复发作未愈；现口舌溃疡糜烂，为时已久，饮食痛苦，嘴中气臭，咳少有痰，全身略肿，胃纳不佳，便下秘涩，脉沉细而数。其口糜为肺胃虚火上炎；因病根已深，治属棘手。拟从滋肾养阴着手。处方：

冬青子9克 墨旱莲12克 生地12克 北沙参9克 川贝4.5克 川石斛9克 生草3克 麦冬9克 桑麻丸12克（包） 白薇9克 带皮苓12克 7剂

3月14日二诊：上方连续服用后，舌糜已和，口臭亦除，纳动便下，轻度咳嗽，脉细数，苔薄润。原法有效。稍予增损可也。

上方去贝、冬、草，加桑椹9克、炒谷芽9克，7剂。

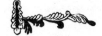

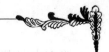

服后口疮痊愈而安。

按：患者为一老年慢性病人，长服激素，而口糜经久不愈，十分痛苦。从中医辨证言，为高年阴液亏损，致肺胃虚火上炎所成。故初方重在滋养阴液，而辅以清热润肠。其中冬青子、墨旱莲既能养阴清热，又可强肾益血；白薇、茯苓以咸寒与甘淡并用，功能清虚火、泄湿浊，均对口糜而兼有紫癜、身肿之症有效。因其年老体弱，选药平稳，用量亦轻。药后诸症皆和；可见本例之口糜原与一般口疮症治有别也。

例4 阳虚火浮 孙某 男 27岁 门诊号：92-156

1969年9月20日初诊：口疮八年，唇舌、腮内溃疡红痛，影响进食，时轻时剧，劳累更甚。曾用中药清凉泻火及外涂散剂等，均无寸效，迄今不愈。来诊时症见唇舌咽喉腮内溃疡，或烂或痛，层发不止。肢末怕冷，精神困惫，大便不实，纳食欠佳，舌淡红无苔，脉细弱。症属真元亏损，土虚火炎。仿古人温养敛火法，以观其效。处方：

熟地30克　怀山药12克　麦冬9克　淮牛膝6克　珠儿参9克　熟附片3克　淡干姜3克　清甘草3克　3剂

药后诸症好转，口疮渐轻，精神亦振，于是连服50余剂，口疮全部痊愈。最后以归脾汤收功。

又，二年后工作劳顿，口疮复发。他医予清凉泻火之剂，腹泻不止。再业诊治，仍用上法温养敛火，并日服十全大补丸、归脾丸各9克，20天而安。

按：口疮而属虚火上炎者，临床上殊不多见。就医书记载虚火口疮的症治，其病机与治则亦有几种情况。如真阳上腾、口糜牙宣者，药用参、连、附、桂；也有浮火口疮而外用细辛为末醋调敷脐等，均为少阴虚寒、肾火上冲之证。但

尚有中宫虚寒、脾火不敛者，如尤怡曰："王肯堂治许少薇口疮，谓非干姜不愈，卒如其言。又从子懋镕亦患此，热甚危急，欲饮冷水，与人参、白术、干姜各二钱，茯苓、甘草各一钱，煎成冷服，日服数次，乃已"。他分析其病机曰："盖土温则火敛，人多不知此，所以然者，胃虚食少，肾水之气逆而乘之，则为寒中，脾胃虚衰之火，被迫上炎，作为口疮，其症饮食少思，大便不实，或手足逆冷，或肚腹作痛是也"（《医学读书记》）。

本例之症，口疮日久，劳顿更剧，肢末怕冷，舌淡脉弱，如服清凉泻火，有仅无效，且致腹泻，提示了脾阳下虚；况苦其大便不实，饮食欠佳，病情之久来看，确系土虚的浮火。故予温养敛火之法，药用姜、附、参、草、怀山，温养脾胃，牛膝引火下行，麦冬善清虚火。尤妙在重用熟地，填补真阴，潜纳浮焰，借以从阴引阳。药后诸症好转，逐渐痊愈。嗣因停药复又发作，续施原法，仍获良效。以后连服归脾丸、十全大补丸温补脾土而收功。可见温养敛火之法，用之得当，功效确凿；至于用药之纯，配伍之精，亦为不可忽视者也。

例5　阴火上浮　陈某　女　12岁　门诊号：9401031

1995年1月5日门诊。患儿半年来频作渴饮，隔数分钟即要喝水一口，故须随身携带水壶，经各种治疗未能见功。并多年患有口疮，反复发作。来诊时渴饮频繁，口疮溃疡，终日不安，面色㿠白，胃气不振，便欠通畅，舌淡，两脉细弱。经细辨详审，此乃本元虚弱，故口疮层出。治疗重在扶元固本，温阳填阴，引火归原，佐以清养。处方：

肉桂5克（后入）　干姜3克　大熟地15克　山萸肉6克五味子3克　天冬、麦冬各9克　玄参9克　乌梅6克　知

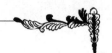

母 6 克　玉竹 9 克　6 剂

1 月 26 日四诊：口渴已减，口疮渐敛，舌淡，脉细。气体较复，阴火渐平，予前方损益。处方：

白参 9 克　肉桂 3 克（后入）　干姜 2 克　大熟地 15 克　山萸肉 6 克　怀山药 9 克　五味子 3 克　天冬、麦冬各 9 克　百合 9 克　10 剂

3 月 9 日八诊：口渴转和，已不需随身携带水壶，口疮已平，但面色不华，胃纳尚佳，舌淡，脉细，再予调补。处方：

白参须 9 克（另炖代茶）　淡附片 3 克　干姜 2 克　大熟地 15 克　山萸肉 6 克　怀山药 9 克　茯神 10 克　天冬 9 克　百合 9 克　清甘草 3 克　14 剂

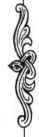

患儿服药 2 月余，气体渐复，胃纳增加，面色转华，口渴频饮及多年口疮均已消除。后经随访，病情稳定未复发。

本例患儿病情特殊，其渴饮频繁，只饮一口即可，终日如此，且口疮多年，反复发作，层出不穷，伴面色㿠白，胃纳不佳，便欠通畅，舌淡，脉细弱。这些症状可归属肾元虚弱，阴阳失调，阳无力以化阴，故津少口渴，阴无力以敛阳，阴火上浮，故口疮层出。无形之火不可残，古有明训。治疗以扶元固本为主，温阳填阴并用，阴中求阳，阳中求阴，使津生渴止，口疮亦平。方中肉桂（后用附片）、干姜、熟地、山萸始终为主。干姜一药，不仅温中，且能敛火；肉桂、附子又引火归原；生脉散以及其他清养之品均为良好的辅助药。由于辨证精确，方合病机，故患儿气体渐复，阴阳协调，阴火得平，频饮及多年口疮顽症均获痊愈。

（二）桂枝汤治疗小儿厌食症

小儿厌食症，目前临床上比较多见。以其独生子女，溺爱逾垣，家长希求其健康发育，凡事百依百顺，唯恐其饿，又虑营养不够，漫进滋补。久之阻碍摄纳，反令食欲不振。不食则强喂，越喂胃越呆，有的还要打骂，造成小儿精神紧张，营养紊乱，形体更弱，腠虚多汗，面色不华；大多舌净苔少，腹软无积，大便多秘；容易感冒，时常发热。于是焦急不安，奔走求医。凡此种种，都因食养不当，营养过剩之故。所以此症，既无积可消，又胃不受补。

我在临床实践中，以调和营卫的桂枝汤着手，仅用数剂就能使患儿知饥思食，确有意想不到的效果。桂枝汤是一个体质改善剂、强壮剂、神经安定剂，或里虚里寒、中焦化源不足、潜在虚的一面的调节剂。所以尤在泾说："此汤外症得之，能解肌，去邪气。内证得之，能补虚调阴阳。"由于脾胃主一身之营卫，营卫主一身之气血。小儿因营卫不和，能影响脾胃的气机。又因本病消既不宜，补又不合，运用桂枝汤调和营卫，以促醒胃气，使之思食，故谓之"倒治法"。从药理配伍上来说：生姜助桂枝以和表寒，大枣助白芍以调营阴，甘草合桂枝、生姜可辛甘化阳，具少火生气之意，甘草合白芍又能酸甘化阴，甘草合大枣则养脾胃资汗源，阴阳并调，乃有苏醒胃气之效。药虽仅五味，每作调味之用，与脾胃之气天然相应。桂枝汤又善能通心气，而心气和调，则舌能知五味。经云"心气通于舌，心和则能知五味矣"（《灵枢·脉度》）。厌食小儿常有其心理情态因素，故食入无味。本方能使舌知五味，又何愁食欲不开耶？但它们之间，这种内在复杂的联系，形成了本方的多面性，及临床应用的广泛

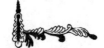

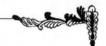

性。尤以小儿稚质，随拨随应，药宜清灵。本病疗法，是遵古法。

当然，如有不同的兼症，须加减酌处。如舌红花剥，阴液不足者，选加养胃生津之品，如玉竹、百合、石斛、麦冬、生扁豆、生地等；鼻衄加茅根、藕节；便秘加生首乌润之，切忌泻剂；寝汗淋漓加麻黄根、糯稻根以止汗；舌淡阳虚，可入附子；虚寒腹痛，倍芍药加饴糖。若遇新邪感袭，须辨其重轻，另作化裁。

例1 脾弱表虚　何某　男　2岁　门诊号：14645

1985年5月30日初诊；患儿纳少厌食，面色㿠白，易汗腠弱，形瘦质薄，大便不实，腹部尚软，舌苔薄润，两脉虚弱。方拟桂枝3克，白芍6克，生姜2片，红枣3枚，清甘草3克，太子参6克，焦白术9克，茯苓9克，生扁豆9克，炒谷芽9克，益气健脾，和卫实表。7剂后纳开汗少，大便已实；原法去扁豆、茯苓，加黄芪6克、陈皮3克，再服6剂后形体渐丰，纳食日进矣。

例2 胃弱里热　尹某　男　2岁　门诊号：9191

1983年6月5日初诊，患儿体质虚弱，面色萎黄，容易感冒出汗。近来胃口不开，舌苔薄润，大便间隔，时有鼻衄。治宜桂枝汤加味主之：桂枝3克，炒白芍6克，生姜2片，红枣3枚，清甘草3克，陈皮3克，赤芍9克，炒藕节9克，黑山栀9克，炒谷芽9克，6剂。

二诊时见营卫已和，胃气已动，鼻衄亦止，汗出减少，二便均通。宜原法为主：桂枝3克，炒白芍6克，生姜2片，红枣3枚，清甘草3克，陈皮3克，川石斛9克，炒谷芽9克，炒藕节9克，佛手6克。服6剂后胃和便调，汗出已和而告痊愈。

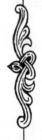

例3　脾虚阳弱　周某　男　4岁　门诊号：48671

1984年9月26日初诊。厌食三年，经常感冒，发热咳嗽，形体羸瘦，腹满便艰或秘，舌苔薄滑，脉浮细缓（针四缝穴三指液多）。脾失健运，表虚易感。先拟调和营卫，扶脾化痰。桂枝汤出入：桂枝3克，白芍6克，炙甘草3克，生姜三片，红枣四枚，陈皮6克，半夏9克，杏仁6克，薏仁10克，炒莱菔子9克，连翘9克。7剂。

二诊：药后咳差纳增，寝汗淋多，上方加浮小麦、糯稻根各15克续服。

三诊：服药一个月，疳化腹软，汗敛便调，苔化薄白，唯久咳不愈，夜常遗尿。肺肾同病，治拟温肺滋肾。细辛2克，干姜2克，五味子3克，炙甘草3克，陈皮5克，半夏9克，紫菀6克，百部6克，桑白皮9克，缩泉丸（包）9克。

药后胃纳健旺，厌食遗尿亦和。1986年10月15日复查，面润体胖，身长、体重已合标准（针四缝穴无液）。

（三）疳积的诊治经验

疳积为儿科四大症（痧痘惊疳）之一。疳积之成，起于脾胃失调。水谷入胃，赖脾运化，水谷精微变为气血，灌溉诸脏，营养一身。有"水谷素强者无病，水谷减少者则病，水去谷亡者则死"的说法。《小儿药证直诀》云："疳皆脾胃病，亡津液之所作也。"说明疳积之形成是由于脾胃之损伤，维持机体各部营养及生长所必须的物质缺乏，以致全身气血虚惫，出现一系列虚弱干枯的症状。如初起常见身热潮热，面黄肌瘦，久则头皮光洁，毛发焦枯，腮缩鼻干，两目昏烂，睛生白翳，喜暗憎明，揉鼻挦眉，肚大青筋，尿浊泻酸，啮衣咬甲，口馋嗜食，并嗜异物，对炭、米、泥土等甘

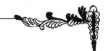

之如饴。此皆疳证病机、症状之特征也。

疳积的病因，历代儿科医家均认为主要与喂养不当有关。以襁褓幼婴，乳哺未息，即三五岁的孩提，胃气未全而谷气未充，父母不能调将，以舔犊之爱，令其恣食肥甘，瓜果生冷及一切烹煎烩炙之品，朝餐暮哜，渐致积滞胶固，积久生虫，腹痛泻利，而诸疳之症作矣。万密斋谓："小儿太饱则伤胃，太饥则伤脾。"过饥过饱，脾运失常，疳之由也。又有攻积太过，损伤胃气，亦可成疳。另有因吐泻、疟、痢等病之后，津液耗亡，乳食减少，调治失宜，而成疳者。

"疳"之病名，有两种含义。一说疳者"甘"也。认为小儿饮食失调，过多地恣食肥甘生冷，损害脾胃功能，形成积滞，日久致疳。另一说疳者"干"也。认为是津液干涸，形体羸瘦，每多营养不足，是为疳症。显然，前者是指病因，后者是指病机，两种解释在认为疳发于脾胃损伤上则是一致的。或有人问：解放以来，生活安定，城市小儿，疳证反多。其故安在？答曰：主要原因是过于溺爱，一味依顺致任意恣食，饥饱无度。诸如瓜果杂食，棒冰冷饮，巧克力等等超额给养，胃气先伤；而正常的谷食，反而少进。久而久之，运化失司，气滞食积，致成疳症。此即疳者"甘"也之谓也。

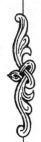

综上可见，疳之成病有以下四点因素。

1.乳儿脏腑娇嫩，肠胃未坚，乳食杂进，耗伤脾胃，易成疳积。

2.小儿断奶以后，犹恋乳食，生养不足，脾气暗耗；同时饮食乖度，恣意饮哜，因而停滞中焦，日久成积，积久成疳。

3.小儿食不运化，并感染虫卵，酝酿成虫；虫即内生，

口馋嗜异，虽能食而不肥，则疳症成焉。

4.小儿吐泻之后，中气不复；或因妄施攻伐，津液枯竭，均使肠胃虚惫，食滞而结，终致疳积。

至于前贤尚有五疳之分，及多种疳积之名，然总不外伤及脾胃而变生诸症。诚如先辈所云："大抵疳之为病，皆因过餐饮食，于脾家一脏，有积不治，传之余脏，而成五疳之疾"（《幼科释谜》）。《幼科发挥》亦云："虽有五脏不同，其实皆脾胃之病也"。因此，治疳之法，总不离乎脾胃；且疳之为病，脾胃虚弱为本，即热者亦虚中之热，寒者亦虚中之寒，积者亦虚中之积。所以古人于疳症，治积不骤攻，治热不过凉，治寒不峻温。我们根据前人之法，结合自己临床经验，在治疗中，视患儿体质之强弱、病情之浅深，使用补消一法。其初起或虽久而体尚实者，予先消后补法；对病久体质极虚者，用先补后消法；此外还有三补七消，半补半消或九补一消等法，均据患儿具体情况而定。待其脾胃化机逐渐恢复，则相应渐次侧重于滋养强壮。同时，还往往配合针刺四缝穴，以振奋中气，激动化机，在临床上确有加速疗效的功用。

董氏家传疳积经验方：

诸方主治疳积羸瘦，面色萎黄，口馋嗜食，发结如穗，泻下酸溲，水谷不化，或腹部胀硬等症，分别以消为主，或消扶兼施，或以补为主。其方如下：

甲方：煨三棱、煨莪术、炙干蟾腹、炒青皮、陈皮、广木香、醋炒五谷虫、胡连、佛手柑、焦山楂、炒莱菔子。适应疳积已成，腹部膨硬，而形体尚实者，本方以消为主。

乙方：米炒党参、土炒白术、茯苓、清甘草、陈皮、炒青皮、醋炒五谷虫、炒神曲、煨三棱、煨莪术。适应疳症而

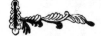

144

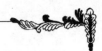

体质较虚，或服消疳药后其疳渐化。本方以半补半消为主。

丙方：米炒党参、土炒白术、茯苓、清甘草、陈皮、怀山、炒扁豆、五谷虫、煨三棱、煨莪术。适应疳病渐趋恢复，宜调补为主，参以少量消导为主。

上列数方，为临床所常用者，但并非刻板套用，必须随证化裁。如飧泄清谷者，加炮姜、煨肉果、诃子肉等；疳热不清，加胡连、青蒿；面㿠自汗肢冷，里阳虚者，加附子、肉桂；舌光剥而口干唇红，阴液亏者，加生地、麦冬、石斛、乌梅等。白膜遮睛、两目羞明者，加谷精珠、夜明砂、密蒙花、鸡肝散等；兼虫积者，加使君子、苦楝根皮，及诸如雷丸、芜荑、贯众等。如患者牙疳，以牙疳散外敷。若兼见其他诸脏病症者，须辨证灵活论治。疳化以后，当用参苓白术散加减调理。

附牙疳散方。用于疳积引起牙疳出血，龈烂口臭。药物：人中白（煅存性）、绿矾（烧红）、五倍子（炒黑）各6克，冰片0.6克，共研细末。用时先将患处以温水拭净，然后敷之。每天二至三次。本散无毒。

参苓白术散加减方。用于疳积已消，脾胃尚未复原者，宜以本方调扶之。药物：党参、炒于术、茯苓、怀山药、炒米仁、炒扁豆、莲子肉、陈皮、炙甘草、生姜、红枣。

关于针刺四缝穴的问题，这是重要的辅助手段。针刺四缝治疗疳积，早见于《针灸大成》。四缝为经外奇穴，位于两手除拇指外其余四指的掌面，由掌起第一与第二节横纹中央即是。其法以三棱针深刺穴位，1.5~3mm，刺出稠质黏液。疳重者全是黏液，轻者黏液夹血，未成疳者无黏液而见血。间日或三四日刺一次，一般刺三至六次，黏液渐少，直至无黏液仅见血。四缝穴的部位与三焦、命门、肝和小肠有内在联系，针之可调整三焦，理脾生精。不但能加速疗效，且在诊断上亦有鉴别与预后的意义。

例1　疳积初成　孙某　女　1岁

一诊：疳积腹满，口馋嗜食，毛发如穗，便下酸臭，舌苔薄腻，形色萎倦。再延防深，治拟消疳和脾（针四缝穴有黏液）。处方：

胡连2.4克　醋炒五谷虫9克　寒食曲9克　焦白术6克　广木香2.4克　焦甘草2.4克　小青皮4.5克　陈皮3克　佛手4.5克　炒扁豆9克　3剂。

二诊：疳积渐化，腹部较软，口馋嗜食，叫吵不安，舌淡苔润，形色消瘦，大便散杂，再拟消疳扶脾（针四缝穴有黏液）。处方：

党参4.5克　焦白术6克　茯苓9克　焦甘草2.4克　胡连2.4克　醋炒五谷虫9克　寒食曲9克　陈皮3克　煨木香2.4克　炒扁豆9克　佛手4.5克　3剂。

三诊：疳积已化，腹部亦软，形色转润，大便较调，但口馋嗜食仍有。再以原法（针四缝穴黏液少）。处方：

党参4.5克　炒于术6克　茯苓9克　清甘草3克　陈皮3克　怀山药9克　寒食曲9克　炒扁豆9克　广木香2.4克　佛手3克　3剂。

嗣后胃纳如常，大便亦调，形神转活，舌淡苔薄，针四缝穴黏液少而见血。再以前法增损，9剂而愈。

按：该孩儿疳积虽成，但病属初起，故治之以消为主。三剂后腹满较软，疳积渐化，故二诊时以消扶兼施。至三诊时疳积已化，大便转调，形色亦润，即以调补为主。本例乃先消后补法。

例2　疳积脾弱　苏某　男　2岁

一诊：疳积腹满，面色苍黄，口馋嗜食，二目羞明，发稀如穗，舌苔薄腻。先以消疳和中（针四缝穴有黏液）。处方：

胡连 2.4 克　醋炒五谷虫 9 克　寒食曲 9 克　谷精珠 9 克　佛手 4.5 克　茯苓 9 克　清甘草 2.4 克　怀山药 9 克　夜明砂 9 克　4 剂。

二诊：疳积未化，腹部仍满，便泄三次，二目多眵，口馋嗜食。疳深脾虚，前法加减（针四缝穴有黏液）。处方：

胡连 2.4 克　醋炒五谷虫 9 克　寒食曲 9 克　煨三棱 4.5 克　煨莪术 4.5 克　茯苓 9 克　焦甘草 2.4 克　焦白术 9 克　煨木香 2.4 克　佛手 4.5 克　3 剂。

三诊：疳积渐化，腹部亦软，脾胃虚弱，大便散泄，舌苔已薄，二目时封。再以消疳扶脾（针四缝穴有少量黏液）。处方：

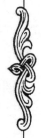

胡连 2.4 克　醋炒五谷虫 6 克　寒食曲 9 克　杭菊 6 克　怀山药 9 克　焦白术 9 克　煨木香 2.4 克　煨肉果 9 克　炒扁豆 9 克　4 剂。

四诊：疳积虽化，脾运未复，大便散泄，面色苍黄，胃纳尚和，舌苔淡白。兹拟健脾消疳（针四缝穴已无黏液）。处方：

党参 4.5 克　焦白术 9 克　茯苓 9 克　焦甘草 2.4 克　广木香 2.4 克　怀山药 9 克　炒扁豆 9 克　陈皮 3 克　醋炒五谷虫 9 克　寒食曲 9 克　4 剂。

五诊：疳化腹软，胃和便调，形色转活。调扶善后。处方：

党参 4.5 克　焦白术 9 克　茯苓 9 克　清甘草 2.4 克　陈皮 3 克　怀山药 9 克　炒谷芽 9 克　佛手柑 4.5 克　5 剂。

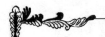

按：本例患儿初诊时，疳积已成，脾胃亦虚，故以三补七消之法主之。四诊时疳化腹软，脾运未健，即侧重于补气益脾，调扶而愈。

例3 脾虚气弱 沈某 男 16个月

一诊：疳久脾虚，面色苍黄，形消肉瘦，发稀如穗，拔之即起，大便溏泄，时常发热，舌淡苔薄。针四缝穴黏液多。病象已深，先予调和脾胃。处方：

党参4.5克 焦白术9克 淡附片3克 炮姜1.5克煨木香2.4克 佛手柑4.5克 炒青皮3克 陈皮3克 炒麦芽3克 3剂。

二诊：疳积未化，腹满较软，面色稍润，胃纳一般，便利次少。治以消扶兼施（针四缝穴有黏液）。处方：

米炒党参4.5克 焦白术9克 茯苓9克 清甘草3克佛手4.5克 青陈皮各3克 广木香2.4克 煨三棱4.5克煨莪术4.5克 寒食曲9克 醋炒五谷虫9克 3剂。

三诊：疳积渐化，腹部亦软，面色丰润，毛发渐泽，大便干实，再以前法（针四缝穴黏液尚有）。处方：

党参4.5克 焦白术9克 茯苓9克 清甘草3克 寒食曲9克 醋炒五谷虫9克 陈皮3克 佛手柑3克 怀山药9克 炒扁豆9克 4剂。

以后疳化腹软，胃和便调，色润发泽，针四缝穴带血，继进调补而愈。

按：该儿已是疳久脾虚，形消肉瘦，毛发稀枯，故初方即用温扶脾土之剂。二诊时元气略振，遂以消扶兼治。三诊时疳积渐化，方意即扶多消少。处方用药，各诊不同。

例4 土不生金 徐某 女 14个月

一诊：疳积已久，形消骨立，毛发焦枯。继因感染而发

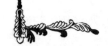

热咳嗽，迁延不愈，舌苔厚腻，便下酸泄，腹部胀满，此为脾土不生肺金也。亟须消疳扶脾，使脾运得健，肺金自安（针四缝穴有黏液）。处方：

米炒党参4.5克　土炒白术9克　茯苓9克　清甘草2.4克　陈皮3克　炒青皮4.5克　姜半夏9克　佛手柑4.5克　寒食曲9克　醋炒五谷虫9克　3剂。

二诊：疳消腹软，热度退净，胃纳亦和，咳瘳有痰，大便泄利，形体仍瘦，神色转润（针四缝穴黏液少）。兹拟调补为主。处方：

党参4.5克　炒于术6克　茯苓9克　清甘草2.4克　陈皮3克　怀山药9克　煨肉果6克　煨木香2.4克　炒扁豆9克　佛手柑4.5克　3剂。

药后便和咳愈，针四缝穴见血，出院后仍以上方调扶。

按：本例因高热咳嗽而住院，西医诊断为支气管肺炎，佝偻病。曾用青、链、红等抗生素治疗一周，高热虽降，低热不净，咳嗽频仍，请中医会诊。患儿原有疳积，脾土本弱，而致脾肺两虚，故新感后即成肺炎，且发热、咳嗽迁延不止。故须从本治疗，消疳扶脾，培土生金，使脾运一振，肺气自展。服三剂后即热退咳差，再三剂诸恙均平均。此合乎"虚则补其母""治病必求于本"之经旨也。

例5　疳积有虫　刘某　女　6岁

一诊：疳久虫积，面色萎黄，虫斑累累，形体消瘦，时常腹痛，胃纳较差，舌苔薄腻。治以消疳杀虫（针四缝穴有黏液）。处方：

胡连2.4克　醋炒五谷虫9克　寒食曲9克　苦楝根皮12克　使君子9克　白芜荑9克　炒青皮4.5克　广木香2.4克　雄黄1.8克　3剂。

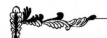

二诊：下虫数条，纳谷已动，腹痛不作，便下尚调，舌苔亦润。再进消扶之剂（针四缝穴黏液少而见血）。处方：

陈皮3克　青皮4.5克　广木香2.4克　寒食曲9克炒党参4.5克　焦白术9克　醋炒五谷虫9克　茯苓9克清甘草2.4克　佛手柑4.5克　4剂。

药后纳和面润，疳积已化，续进调扶而平。

按：本例为虫疳症。治疗上宜消疳杀虫或扶脾杀虫，须视病情浅深、体质强弱而灵活掌握。

例6　姜某　女　13个月　门诊号：47371

1984年10月8日初诊：纳呆半年，恋乳厌粥，舌红苔花剥，脉细小数（肋骨轻度外翻，针四缝穴干涩无液）。素体阴虚，疳久化热，气津亏耗，疳者"干"也，即如是。治拟养胃生津，益气健脾。药用：

珠儿参6克　太子参9克　川石斛9克　香谷芽12克生扁豆12克　天花粉10克　怀山药9克　神曲9克　炒枳壳4.5克　佛手6克　7剂

二诊：继发口炎，守方参入导赤泻心。前后三诊，服药23剂，纳馨汗戢，苔布舌润，气津渐复，疳症向愈。再予滋长稚灵汤Ⅰ、Ⅱ糖浆（参、苓白术散加味）调养善后。1986年10月13日复查，身长体重正常，肋骨外翻不显，舌苔薄净。

（四）脘腹痛的治疗经验

小儿腹痛是临床常见症之一。引起腹痛的原因很多，因此认识和掌握腹痛的辨证施治很为重要。其分类颇感烦琐，但总的必须审因论治，方能对症下药，求得疗效。下面以常见的食积痛、虫积痛、虚寒痛和络瘀痛四种情况分别叙述。

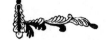

150

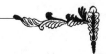

1. 食积腹痛

《素问·痹论》："饮食自倍，肠胃乃伤。"若小儿乳食不节，过食肥甘生冷，易致壅滞肠中，脾胃升降失调，运化失职，气滞不通，不通则痛。症见舌苔厚腻，啼哭不安，腹痛拒按，便下不畅，或大便臭秽，有的口气臭浊，亦可伴有发热。治法以消食导滞为主，佐以和中。选用保和丸作为主方加减；如夹湿热阻滞，枳实导滞丸加减使用；寒湿者当以藿香正气丸主之。积滞一清，其痛自止。

2. 虫积腹痛

主要是由蛔虫所引起。《幼科准绳》云："蛔虫之痛，口吐清水涎沫，或吐出虫，痛不堪忍，其吐出之虫或生或死，儿小者此病痛甚症至危难，有儿大者面㿠白而兼黄色，肉食倍过，肢体消瘦，腹中时复作痛"。临床可见绕脐而痛，乍发乍止，甚则腹内结聚成团，睡中龂齿，嗜食异物，面黄肌瘦，或有虫斑等。治则当以驱虫为主，但须根据病情的轻重，体质的强弱，采用先攻后补，或补中寓攻等法。如虫积已有痔症，则应与痔症互相参考。

一般驱虫用使君子、川椒目、乌梅、槟榔、苦楝根皮等，需加生大黄破积通肠，使虫体有出路。蛔虫阻结引起肠梗阻而不宜手术者，则可用乌梅丸变法，加入生大黄绞汁冲入，以安蛔杀虫驱下法并进之，其效甚佳。待蛔虫排出后，因虫病已久而致耗损气血，脾胃虚寒者，则须健脾益胃，调扶中气，以收全功。

例1 虫积阻结 王某 男 9岁 住院号：122272

病史摘录：患儿已腹痛三天，阵发剧痛，伴有呕吐而急诊入院。体检：一般情况较弱，脱水，精神萎软，腹部膨胀，时有肠型可见。叩之呈鼓音，肠鸣音存在。诊断为机械

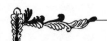

性肠梗阻（蛔虫型）。因其腹痛无固定之压痛点，不宜手术，服西药枸橼酸哌哔嗪二次，未见下虫，腹痛依旧。故请中医会诊。

1975年6月5日初诊：素有蛔虫，感寒腹痛，日夜阵作，痛且拒按，腹部膨胀，吵扰不安，食入即呕，便下闭结，形瘦神软，舌质淡润。此属虫积中阳，亟须安蛔杀虫，温里下积。处方：

乌梅6克　川椒目3克（炒出汗）　胡连3克　雷丸9克淡干姜3克　榧子肉9克　使君子9克　白芍9克　白芜荑9克　党参6克　另生军9克绞汁冲入　二剂。因不能受食，药液由胃管灌入。

服上药头汁后30小时左右，下蛔虫16条；38小时左右，又下蛔虫百余条。腹痛缓解而诸症悉平，第三天即出院回家。

按： 本例虫积腹痛，故用乌梅丸之变法。因虫得酸则伏，乃以乌梅大酸伏之；虫得苦则安，乃以胡连大苦安之。白芍缓急止痛，姜椒温中散寒。使君、雷丸、芜荑、榧子并力杀虫。以生军绞汁冲入，即能通利腑气，下其虫积。由于患儿体弱，恐其攻伐太过，加党参益气健脾。诸药合用，终于收得预期功效。

例2 肠梗阻　陈某　男　9岁　住院号：198545

患儿由农村来沪，因机械性肠梗阻手术不宜而请中医会诊。

初诊：患儿形体消瘦，面色萎黄，腹痛已有5天，且伴发热37.8℃~38.1℃，烦热叫吵不安，大便闭结，二天未解，腹部胀满，按之尚软，舌苔薄润，纳呆不食，脉数，曾在家中下虫数条，虽是肠梗阻，仍为虫积所致，故宜安蛔下积。

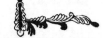

处方：乌梅6克　炒川椒目3克　胡黄连3克　淡干姜3克　榧子肉9克　使君子9克　雷丸9克　白芜夷9克　炒白芍9克　党参9克　生大黄9克（绞汁后入）二剂。

二诊：服药后下虫近百条，腹痛得解，腹部较软，肠梗阻也随之消失，热度下降，舌苔薄润，胃气并动，能食稀粥，再拟养胃健脾。

处方：党参5克　焦白术6克　茯苓6克　炙甘草3克　陈皮3克　广木香3克　扁豆6克　生炒谷芽9克　炒白芍6克　3剂。

药服后纳和便调，再以调理脾胃而愈。

按：此患儿从农村来，感染寄生虫的机会较多，故西医诊断为蛔虫引起的机械性肠梗阻。曾温服用大承气汤一剂，病情依然。盖大承气汤是治疗大热大实的主方，对阳明腑实的痞满燥实四证俱全之症用效甚速。而此病例虽有便结的实证，但患儿形瘦面黄，梗阻只有虫积所致，故用乌梅之酸伏虫；用胡黄连之苦则安蛔；干姜、川椒温中散寒；使君子、雷丸、芜夷、榧子肉杀虫；白芍缓中止痛；再以生军绞汁冲入服用，以通利腑气，下其虫积。患儿体虚里实，恐其攻伐太过，而以党参补中益气。全方以酸、辛、苦、降同时应用。待虫积一下，梗阻即除，然后调理脾胃而愈。

3. 虚寒腹痛

《小儿卫生总微论方》曰："小儿心腹痛者，由脏腑虚而寒冷之气所干"。多见于过食生冷，寒伤中阳，脾运失调；若旷日持久，则脾阳不振，中气少运，不能生化精微，致气血俱虚。故症见面色㿠白，舌淡苔薄，纳谷减少，脉沉细数，腹软，喜热而按，病程一般较长。《幼幼集成》所谓腹

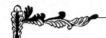

痛"有虚实之分，不可不辨……可按者为虚，拒按者为实。久病者多虚，暴病者多实"。故临床上凡久病喜按之虚证，建中汤类为主方；多次应用，疗效很高。小建中汤是一温中散寒之剂，为太阴里虚有寒、中焦腹痛者而设。方中芍药加倍量，其作用不仅配合桂枝以调和营卫，且白芍尤能养血敛阴，缓肝气而使之柔和，肝柔则脾不受侮而痛除。再加饴糖之甘温，与甘草姜枣相伍，加强了温养的功用。《证治准绳》云："脾居四脏之中，生育荣卫，通行津液，一有不调，则失所育所行矣。必以此温健中脏"。临床所用，多数是西医检查不明、无器质性病变而久痛不愈治疗罔效的患儿。

例3 中土虚寒 倪某 男 7岁 住院号：47950

1965年10月9日一诊：二三年来时有阵发性腹痛，近40天尤为加剧，西医诊断为胃溃疡（？），神经官能症（？），X线检查胃窦部稍见粗糙。曾用助消化、解痉、止痛、镇静等药无效。现日夜腹痛，吵闹不安，每餐拒食，仅喜热饮，彻夜难眠，精神疲惫，面色苍白，腹膨而软，两脉沉细而数，舌苔薄白。证属中土虚寒，化源不足，阴阳相忤。治拟温建中土，平补阴阳。以小建中汤主之。处方：

桂枝4.5克 白芍12克 煨姜4.5克 红枣5枚 炙甘草3克 饴糖30克（冲） 2剂。

10月11日二诊：药后腹痛即除，知饥索食，初得安眠，吵闹亦减，腹胀而软，二便通调，脉沉细，舌苔薄带腻。仍须温运调中。上方桂枝易桂心3克，加陈皮2.4克，沉香曲4.5克，2剂。

10月13日三诊：诸症均和，胃纳大增，腹胀亦除，精神渐振，但大便略带酸臭，夜眠汗出较多，脉沉细，舌淡苔薄腻。此缘脾运少力，卫阳尚弱。拟黄芪建中汤加味。

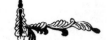

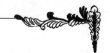

处方：

　　黄芪12克　桂心3克　白芍12克　炮姜3克　红枣5枚
炙甘草3克　饴糖30克（冲）半夏9克　3剂。

　　服后汗止便调，再以六君加芪、芍、生姜调理而愈。经
西医复查，未见异常，诸症消失而出院。

　　按：脉症合参，本例为中土虚寒之证。其吵闹、拒食、
彻夜难眠诸症，乃起于营阴亏少，即为营虚卫浮之候。此时
宜予小建中汤温复中气，化生营卫，调和阴阳。二诊时已痛
除眠安，但腹胀未去，故加理气之品；且症情重心在里，即
以桂心易桂枝。三诊时见汗出较多，为卫气尚虚，故加黄芪
固表。

　　例4　脾虚阳弱　曹某　男　11岁　住院号：101065

　　1972年7月11日一诊：腹痛反复发作，已有年余。近
日寒热不已，其腹痛时作时止，大便或泄或干，有时便血，
纳谷不佳，面色萎黄，形体消瘦，脉虚软，舌淡无苔。西医
外科诊为节段性小肠炎。此为太阴虚寒，营卫失和，脾不摄
血，治用小建中汤。处方：

　　桂枝3克　白芍9克　煨姜3片　红枣5枚　炙甘草3克
饴糖30克（冲）　4剂。

　　7月15日二诊：腹痛已和，便中带血，低热不退，纳谷
尚少，脉舌同前。原法不变，增以补气。上方加党参6克，
黄芪9克，4剂。

　　7月19日三诊：痛除血止，面色转润，但大便不实，胃
纳较差，脉沉，舌淡苔润。此中下虚寒，须温里扶阳。拟附
子理中汤加味主之。处方：

　　党参6克　焦白术9克　姜炭3克　炙甘草3克　陈皮
3克　淡附片4.5克　怀山药12克　煨木香3克　5剂。

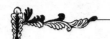

7月24日四诊：大便已调，胃纳亦开，但时有低热起伏，脉细舌淡。仍须以甘温退虚热，再拟以小建中汤加味。处方：

桂枝3克　白芍9克　煨姜3片　红枣5枚　炙甘草2克　饴糖30克（冲）　党参9克　焦白术9克　云苓9克　怀山药12克　5剂。

药后热退而安。经西医复查，认为病情基本痊愈出院。

按：本例腹痛时作，大便常泄，面色萎黄，舌淡脉软，属脾土虚寒之证。但又有寒热不已，及下便血。从辨症看，前者是化源不足，营卫失调所致；后者是脾虚统血失职而成。小建中汤证有"悸衄，手足烦热；诸症；前贤亦屡有指出，本方可用于阳不摄阴之多种失血（见《圣济总录》《济阴纲目》等）。故本例用小建中汤腹痛即解；二诊增益气之品，便血亦止。此时改用附子理中，盖因大便不实，乃系脾阳虚弱之症。迨便调之后，低热未退，仍以小建中调和营卫以退虚热，终于病痊而安。

例5　二阴同病　陈某　女　8岁　门诊号：66849

1987年10月23日初诊。

腹痛8月余，病初由当地医治未效，后在某军区疗养院住院查月余，经服中西药物腹痛未减，下利不止，半月前来沪，至上海某医科大学附属医院住院检查治疗，病情加重，2天前自动出院。出院诊断：①Ⅲ度营养不良。②肠系膜肿瘤？③肠结核？今由其父双手托抱而入诊室。诊见患儿身体羸弱，四肢萎软，大肉已脱，神情淡漠，精神萎顿，语声低微。1周来汤水不进，全靠静脉输液。腹部硬满，按之疼痛，痛无定所，以下腹为主。大便泄泻，日3~4次，有黏陈。下肢浮肿，压之凹陷不起，小便清长。舌苔黄腻质干，脉沉细。诊断为脾土衰败，肠胃虚惫，亟拟扶元温下。处方：

附子9克　肉桂粉3克（后下）　炮姜3克　党参9克　乌梅6克　细辛3克　五味子3克　川椒目3克（炒出汗）　粳米30克　甘草3克　7剂　日服1剂。

11月1日二诊：腹部已软，按之仍痛，下肢浮肿渐消，下利已止，大便溏薄无黏胨，日1~2次，能进少量米汤，是获胃气则生，仍踪前法续治。处方：

淡附片9克　肉桂粉3克（后下）　炮姜3克　乌梅6克　党参9克　焦白术5克　肉豆蔻6克　炒怀山药10克　广木香5克　粳米30克　甘草3克　10剂。

11月12日三诊：腹痛已解，下利已止，大便正常，下肢浮肿已消，精神渐复，每餐能进一小碗稀粥。原方10剂带回当地调治。

按：本例患儿腹痛8月，病势危重，症情复杂，虚实相兼，但总参四诊，病之本乃由中焦虚寒而起，脾土大损失治旷日，运纳无权，以至气血俱耗，损阴及阳，由太阴累及厥阴，太阴厥阴同病，故腹痛下利不止，经用金匮附子粳米汤合乌梅丸加减，以救阴扶阳，使元气渐复，沉疴霍然告痊。

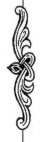

例6　阴衰寒客　林某　男　7岁　1992年11月29日初诊。

自7月初开始腹痛伴腹胀。2月前某医科大学儿科医院胃肠钡剂检查示："胃肠充气症"。怀疑为肠道产气杆菌引起，曾用庆大霉素等西药口服治疗腹痛未减。后多次求治于沪上中医，皆用活血理气、消导化滞诸方，收效甚微。其症状为腹痛，腹胀及脘，腹大如箕，叩之如鼓，青筋显露，形体瘦削，面色苍白，面容痛苦，近1周来，饮一口水则腹胀难忍，腹痛加剧，大便溏薄日2~3次，小便清长。苔薄

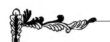

白舌淡，脉沉细。详询病史其母诉素嗜生冷饮食，夏日啖冰不辍，足以致脾阳不振，中寒严重。根据理法，应以温中散寒，理气止痛。处方：

肉桂3克（后下）　桂枝5克　炒白术9克　草果6克　淡吴茱萸3克　川椒目3克（炒出汗）　大腹皮9克　肉豆蔻6克　炙甘草5克　槟榔3克　饴糖30克（冲入）　7剂日服1剂。

12月8日二诊：药后嗳气不断，矢气频多，腹痛已止，腹部已软，青筋隐没，大便正常，乃中阳已运，唯纳食后腹胀仍有，苔薄白脉沉细，阴霾已驱，法效再进。原法加减。

桂枝6克　淡吴茱萸1.5克　草果6克　炒白芍6克　炒枳壳9克　焦白术6克　大腹皮9克　广木香5克　炙甘草5克。

服药7剂后诸症悉除。

按：本例腹痛病程长达4月，经中西医治疗无效。病之本由寒邪犯胃，中阳不振，寒凝则气滞血泣，气机不利，脉络拘急，而致腹痛腹胀。正如《幼科释谜》中曰"寒积腹痛者，由渐受寒，寒气结于脾经遂致作痛"。故治以小建中汤加味，温中散寒，寒得温则化，气得热则散，阳气敷布，气机疏通，则腹痛自止。小儿腹痛，原因复杂，认识和掌握腹痛的辨证，审因论治，方能药到病除。

例7　中焦寒湿　吴某　女　6岁　门诊号：23561

1981年11月4日一诊：患儿自今年初，时发脘痛，西医摄片诊断为胃窦炎，十二指肠溃疡。其脘痛日作，纳食不香，由于夏月及平时恣啖冷饮之故也。且大便稀软，日三四次，此累及太阴为病。面色萎黄，寝则汗出，脉沉而缓，舌润苔白。中焦积寒沉凝，治宜重剂温化。处方：

肉桂 1.5 克　黑附片 3 克　吴茱萸 3 克　干姜 1.5 克　桂枝 3 克　白芍 6 克　炙甘草 3 克　煨木香 3 克　陈皮 3 克　姜半夏 6 克　7 剂。

11 月 11 日二诊：服温化，脘痛已减，便日三次仍稀，寝汗少见，舌淡苔润。是中寒久凝，不易即解，原法扩充之。处方：

肉桂 1.5 克　黑附片 3 克　炮姜 1.5 克　桂枝 3 克　煨姜 9 克　炙甘草 3 克　煨木香 3 克　陈皮 3 克　姜半夏 6 克　煨肉果 6 克　7 剂　又连服一周。

11 月 25 日四诊：大便成形，日一二次，脘痛亦仅偶发，食纳转和。脉见缓软，舌苔白腻。寒湿虽化未尽，续以温燥追踪。处方：

草果 6 克　川朴 3 克　吴茱萸 3 克　煨姜 9 克　煨木香 3 克　肉桂 1.5 克　陈皮 3 克　姜半夏 6 克　赤苓 9 克　白蔻仁 1.5 克　7 剂。

此后痛止纳开，大便正常，舌苔亦化，继以温中和胃调治而安。按：患儿因恣啖冰饮，寒湿凝聚，大便稀溏。治当温中散寒，选用附桂吴姜大辛大热之品，温胃暖下，除寒止痛；桂枝白芍，和营止汗；陈皮、半夏、木香、甘草，调中理气。二诊时增肉果、煨姜温中止泄。嗣后之治，悉步原法进退。四诊时更以草果、川朴燥湿辟浊，于是诸症均平。

例 8　阳虚寒实（肠梗阻）　陶某　男　10 岁。

初诊：1984 年 9 月 22 日。

主诉：患儿幼时曾作直肠尿道造型手术，此后大便失调，经常数日不通，以致腹痛难忍。上天前腹痛又作，大便不下，呕吐不食，多次送急诊，西医诊为肠梗阻，经导便仍不解。

诊查：今胜腹痛呻吟，按之满实，大便秘结，食后呕吐，四末清冷，小溲短少，两脉沉弦，舌苔淡白。辨证：久病伤阳，寒实里结。治法：亟须温通，主以温脾汤。处方：

肉桂 1.5 克　附片 4.5 克　干姜 3 克　当归 6 克　元明粉 9 克（冲）　生军 6 克　党参 9 克　清甘草 3 克

服药一剂后腹痛转缓，二剂后大便通利数次，吐平能食，腹软肢温。续以调扶中州，用参、术、苓、草、归、芍、桂、陈等品而获安。

按语：本案乃属急症，患儿便秘呕吐，腹痛肢冷，病史既久，气阳转衰。当机立断，勉从寒实不通立法，投以温脾汤全方，应手而效。设若辨证不确，药不中的，必致偾事。

例 9　癫痫性腹痛　陶某　女　10 岁　1996 年 10 月 4 日初诊。

腹痛反复发作，已有 7 年余。患儿面色萎黄，腹痛隐隐，日夜时作，舌苔薄润，脉沉细。西医诊断为癫痫性腹痛，服用抑制剂无效。中医辨证属虚寒性腹痛，予小建中汤合失笑散治之。药用：

炙桂枝 5 克　炒白芍 9 克　煨生姜 9 克　红枣 5 枚　炙甘草 5 克　饴糖 30 克（冲）　台乌药 9 克　醋炒五灵脂 9 克炒枳壳 6 克　7 剂。

10 月 19 日二诊：腹痛不作，面色乏华，胃纳尚可，便下坚硬，久病血耗，予上方加当归 9 克。7 剂。

10 月 26 日三诊：药后腹痛已和，纳增便调，体质尚虚，再拟小建中法。上方去乌药、五灵脂、枳壳，加党参 4.5 克陈皮 3 克。7 剂。

四至六诊续予小建中汤为主，酌加黄芪、党参、白术、当归、陈皮、谷芽诸品调补之，服药 20 余剂痊愈。

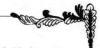

按：本例虚寒腹痛，以小建中汤加失笑散温中补虚，和血止痛为治。然患儿久病体虚，失笑散中蒲黄一药，性能破血，于病不宜，故以乌药易蒲黄；乌药辛温，为气中血药，能治气和血以止痛。方合病机，七年腹痛痼疾得以根除。

若虚寒腹痛而有兼夹者，治法不能一成不变。曾有一儿腹痛年余，初投小建中而奏效。但其后腹痛又作。且见低热阵发，脉弦欲呕，乃由太阴枢转而出于少阳也。故在小建中汤中加入小柴胡汤，一以温中散寒，一以和解少阳。4剂后腹痛减，低热平；10剂则腹痛痊愈，未再发作。这种治法，仲师已有论及，我们加以运用得效，故附以志之。

4. 络瘀腹痛

本症多见于小儿肠套叠或肠梗阻。其症腹痛时作，久久不愈，舌红而暗，脉带弦涩。肠套的形成，每因水寒气血瘀凝于肠之络脉，阻其传导之机，气滞血瘀，运行不畅，故不通则痛；肠梗阻同样如此。现代医学亦认为肠套叠的套入部分堵塞肠腔，使局部血液循环受到障碍，而呈现水肿充血，色泽发紫；如经时日久，套入部分乃逐渐发生坏死。由于局部肠壁血络未通，故每见虽经空气灌肠复位。仍反复多次发作，临床尝见有发作达十多次者。考方书谓："久痛在络，络主血"。故我们立法以王清任少腹逐瘀汤加减，取其活血以化瘀。使其肠内血活气行，则通而不痛矣。肠套叠或肠梗阻引起的腹痛，用活血利气法治疗后，经过随访证明，均能根治而不发了。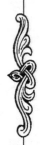

例10 络瘀腹痛 傅某 女 6岁 门诊号：7831

1985年3月11日初诊：经常腹痛，已有年余，时作时止，舌苔薄白，面色萎黄，有十一次肠套叠史。证属络瘀，兼夹虚寒，治以温通活血，方用：

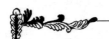

桂枝2.4克　白芍9克　归尾9克　桃仁泥9克　红花4.5克　延胡索4.5克　炙甘草3克　淡干姜1.5克　饴糖30克（冲入）　3剂

二诊时腹痛尚有，痛连脘腹，舌苔白腻，面色萎黄。虽有寒湿夹杂，究与肠套叠有关。再以活血行气之法，方用：

归尾9克　醋炒五灵脂9克　桃仁泥9克　红花4.5克　赤芍6克　炒枳壳4.5克　延胡索6克　广木香2.4克　陈皮3克　官桂3克　4剂

三诊：腹痛已减，且已轻松，就诊前一天曾下蛔虫一条。舌苔薄润，便下通调。再以活血为主，参以杀虫之品。方用：

当归9克　桃仁泥9克　川楝子9克　槟榔9克　红花4.5克　延胡索4.5克　炒枳壳4.5克　赤芍6克　炒柴胡3克　4剂

四诊：血活络通，腹痛不作，胃纳正常，便下通调，再拟调气和血，以善其后。方用：

党参6克　广木香3克　赤芍6克　当归6克　延胡索6克　炙甘草3克　陈皮3克　炒枳壳4.5克　台乌药9克　焦白术9克　5剂　以后随访从未复发。

按： 小儿肠套叠为西医儿科常见病，急性发作时常在X线上以空气或钡液加压灌肠使之整复，但患儿每多反复发作。从中医辨证分析，认为本病腹部剧痛，是由血络瘀滞，运行失常，局部麻痹而形成。本病为局部血瘀气滞，采用活血利气之法，灵活化裁，使血活气行，通则不痛，且能根绝。

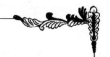

（五）婴儿泄泻的治疗经验

婴儿泄泻，是指哺乳期的泄泻，在病机和处理上与幼儿有所不同，虽然有些病因病机可以相同，但是同中有异。比如婴儿以乳为主，消化能力尚弱，若多食杂物，易致伤食泻；又如婴儿以母乳为主要营养来源，有的症情需与母亲联系起来考虑；再如婴儿体质娇嫩，病情变化迅速，寒热虚实之症常会错杂出现，临床必须细心辨证；还有泄久未愈，脾惫腹鼓，造成虚胀（肠麻痹症），常需给以外治之法，此又不可不知也。

婴儿泄泻的一般分型。

1. 伤食泻

伤食泻皆因喂养不当，乳食杂进，恣啖生冷，停积不消，而成泄泻。泻多酸臭，腹满胀痛，啼哭厌食，小溲泔浊，舌质红、苔黄腻或垢腻。治法消食导滞，保和丸为常用之方。

例1 黄某 女 7个月 门诊号：78512

初诊：7个月婴儿，腹泻2周，发热不退，曾用抗生素和止泻剂未效。会诊中见婴儿体温较高，在38.5~39℃，舌苔垢腻，腹部胀硬，大便不畅，次多量少，小便短赤，烦躁不安。据此辨证为属实属热，内有积滞，乃用消积导滞之法。处方：

青皮6克 陈皮3克 枳壳4.5克 炒莱菔子9克 葛根6克 连翘9克 黄芩4.5克 炒神曲9克 大腹皮9克 通草3克 1剂

药后第2天，患儿即泻下大量积滞的荤菜，随之热退腹软，泻止病愈。

按：方中诸药用量多同成年人，因嘱病家仅煎一汁，分两次服下，故实际用量只有一半左右。以下各例同此，不再注明。

例2　伤食泄泻　陶某　女　3个月　住院号：120499

1974年10月22日初诊：积滞泄泻，日四五次，腹痛胀满，矢气频多，啼哭不安，小溲尚通，舌苔厚腻。治以导积消滞。处方：

陈皮3克　青皮4.5克　广木香2.4克　炒麦芽9克佛手片4.5克　炒枳壳4.5克　赤苓9克　荷叶9克　煨葛根6克　炒楂肉9克　2剂

10月24日二诊：腹软不满，泻利转和，矢气尚有，小溲通长，舌苔薄黄。兹拟消扶兼施。处方：

党参4.5克　赤苓9克　扁豆衣9克　陈皮3克　广木香2.4克　青皮4.5克　炒楂肉9克　焦白术9克　荷叶9克炒麦芽9克　2剂

药后诸症均愈。

按：该例患儿因乳食内滞，以致脾运失职，气机不畅，清浊不分，而作泄泻。故治以消积导滞，佐荷叶、葛根以升清降浊。二剂后积去泻和，再用异功散加味以调中助运。

2. 热泻

婴儿热泻多在夏秋之间，暑湿内扰，或冬春风温，热移大肠。症见发热或壮热，口渴溲赤，舌红苔黄。治以清热止泻，方可用四物香薷饮、益元散、葛根芩连汤、三石甘露饮等，湿重可加甘露消毒丹。

例3　暑湿热利　施某　男　10个月　门诊号：47308

1981年8月16日初诊：发热泄泻，次数频多，小溲短赤，口渴泛恶，舌红苔黄，形神萎倦，睡时露睛。邪热重而

夹湿，内扰中焦，升降失调。治宜清化分利。处方：

葛根 6 克　姜炒川连 1.8 克　条芩 4.5 克　赤苓 9 克米泔浸茅术 9 克　猪苓 6 克　泽泻 9 克　藿香 6 克　木香 2.4 克

服药二剂后即热和、溲长、泻止。二诊时原法出入，加党参 6 克。

按：本例热重夹湿，属于协热下利，故以葛根芩连为主，合四苓同用，清热分利，药后即效。因有睡时露睛，体弱元虚，故加党参扶正调理而愈。

例 4　热结旁流　李某　女　19 个月　门诊号：9145

1971 年 4 月 5 日初诊：麻疹回后，高热不退（40℃），咳嗽尚爽，舌绛苔黄，满口白屑，精神较佳，腹满便利，稀水无粪，次数频多，已有 5 天，小溲短赤，二脉数实。虽服白虎加味，热势不减。吴鞠通谓：阳明温病，纯利稀水无粪者，为热结旁流也。法当调胃承气加味，希热从下解，其利可止。处方：

生军 9 克（后入）　元明粉 6 克　生甘草 2.4 克　连翘 9 克　金银花 9 克　桑叶 9 克　枇杷叶 9 克（包）　陈青蒿 9 克　鲜竹叶 50 片　1 剂

二诊：药后便下臭杂，量多次减，体温下降，咽舌白屑未消。是热由下解，但须再予清养肺胃。处方：

元参 6 克　知母 6 克　生谷芽 9 克　钗石斛 12 克　竹茹 6 克　连翘 9 克　金银花 9 克　桑叶 9 克　枇杷 9 克（包）　2 剂

其后热净和，汗多体虚，续进调扶而愈。

按：患儿来诊前曾用西药金、红霉素等及磺胺类治疗，中医亦用过白虎汤清热，但病势未见好转。根据症情，身热

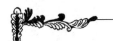

不清，便稀如水，腹满溲少，二脉数实，此系热结旁流之阳明燥实证也。改用调胃承气，下其燥矢以除实热，才得热和津回，下利亦止。药症相符，一剂见功。

3. 寒泻

寒泻须分风寒与虚寒的不同。风寒因寒邪入侵，症见便利而臭气不重，小溲清长，舌质不红、苔白，脉多浮缓，或有身热咳嗽等表证。治宜疏解表邪，方有荆防败毒散、藿香正气散等，表解泻可自和。如小溲短者，则用五苓散分利，胃苓汤亦可酌用。脾虚寒泻，较为多见，张景岳云："小儿吐泻证虚寒者居其八九，实热者十中一二"（《景岳全书·小儿则》）。症见面㿠神慢，形体瘦弱，四肢不温，睡时露睛，口唇淡白，脉濡细或细弱，大便多不消化物。治当温运健脾，轻者钱氏益黄散或七味白术散；重者附子理中汤；呕吐者加丁香、伏龙肝，最后以异功散、参苓白术散收功。对于久泻而舌淡苔净、脾肾阳虚者，附子理中汤加肉桂主之，唯病久正虚，非数剂可愈。

例5 外寒夹食　吴某　女　1岁　门诊号：21079

1963年8月3日初诊：伤食外感，身热，现38.5℃，泛恶纳差，大便泄利，日四五次，臭杂不化，小溲短少，舌苔薄腻。治以疏消，处方：

荆芥4.5克　防风4.5克　苏叶梗4.5克　陈皮3克　川朴3克　六一散9克（包）　神曲9克　炒山楂9克　车前子9克（包）　广木香2.4克　炒枳壳4.5克　2剂

8月5日二诊：邪化热和，泻止溲长，再予调理而愈。

按：患儿外邪发热，夹食作恶，便泄臭杂，属外感兼夹积滞。故以荆防败毒散加减治之。方中荆芥、防风、苏叶梗以外解表邪，神曲、山楂以消积，陈皮、川朴、枳壳行气导

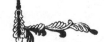

滞，六一散、车前子渗湿利尿；2剂后，表邪解，积滞清，再以调理脾胃以善后之。

例6 沈某 男 8个月 门诊号：37235

1963年9月9日初诊：泄泻经月，每天二三次，便中多不消化物，小溲清长，乳时作呕，舌淡苔薄，腹满按之尚软，是中寒久泄，法须温运。处方：

陈皮3克 青皮6克 丁香1.5克 炮姜1.8克 煨诃子9克 广木香2.4克 姜半夏9克 清甘草2.4克 炒麦芽9克

服二剂后泄泻好转，胃口亦和，但仍脾虚中寒，上方去半夏加党参、焦白术各6克，续服5剂而愈。

按：本例为脾土虚寒，升降失职，虽泻1月，尚未严重，故以钱氏益黄散加味温运中焦，加半夏和胃降逆，炮姜、木香温中运脾，麦芽消乳积，2剂胃和利减，再去半夏，加参、术调扶脾胃而收功。

例7 脾虚烦渴 孙某 女 3个月 住院号：120307

1974年10月15日初诊：泄泻月余，近且发热，舌红苔黄，干渴，涕泪尚有，便利日六七次，小溲一般。三月小儿，再延防脱。亟须七味白术散以治烦渴而和泄泻。处方：

党参4.5克 土炒白术9克 茯苓9克 清甘草2.4克 葛根6克 藿香4.5克 木香2.4克 炒谷芽9克 扁豆衣9克 2剂。

10月17日二诊：热净，泄泻转和，次数减少，化机不复，舌润纳和，汗出较多，小溲通长。兹须温扶脾胃，附子家理中主之。处方：

党参6克 焦白术9克 炮姜炭2.4克 焦甘草3克 淡附片3克 煨葛根6克 木香2.4克 陈皮3克 炒谷芽

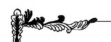

9 克　炒扁豆 9 克　3 剂。

10 月 20 日三诊：大便成条，汗出减少。再以原方 3 剂以巩固之。

按： 该例以其泄泻月余，微热苔黄，口渴，初看似有伤阴之象。但涕泪均有，小溲尚通，说明阴液未损，乃脾虚不能为胃行其津液而发口渴。故投以七味白术散以和脾胃。2 剂后热净泄减，汗出较多，舌润溲长，为久泄脾阳衰耗，因以附子理中温运，加扁豆、木香、陈皮和胃气，葛根升清，不数剂即获痊愈。

又，每在暑湿内扰，或寒热夹杂之时，脾胃气滞，泻如暴注似水放射，每天七八次，小溲尚通，腹痛胀气，有时呕吐，当此亟予纯阳正气丸 2 克　化服，一天二次，连服 2 天，见效甚捷。

例 8　岑某　男　1 岁　门诊号：93832

1978 年 8 月 12 日初诊：泄泻 5 天，如水放射，每天七八次，小溲尚通，腹软气滞，舌苔薄腻。为寒热互夹，单用纯阳正气丸 3 克化服，每天分二次服用，2 天便泄即和。再以调理复元，药用焦白术 9 克　陈皮 3 克　广木香 2.4 克炒山楂 9 克　炒谷芽 9 克　焦甘草 2.4 克　藿佩兰各 9 克 3 剂。

4. 虚泻

久泻脾虚肠滑，泻多滑利，稀薄不臭，有时自遗者，则用固涩法。因此时既无积可消，又无湿可利，而实脾温运法亦未能奏效。书云：补可去弱，涩可去脱。大凡泻久元气未有不虚者，但补仅可治虚，未能固脱。仲景所谓"理中者，理中焦"，即是温补中焦并非能固摄下焦。滑脱之症，病在下焦，必须止涩，以肠胃之空非此不能填，肠垢已去，非此

不能复其黏着之性也。我们常用的有石榴皮、龙骨、牡蛎、御米壳、五味子、乌梅、赤石脂等。但应用止涩法时，必须具备以下四个条件：①舌洁；②腹软；③溲通；④身无热。如此方为适宜。倘或虚中夹实，过早投以固涩之，反会益疾。同时还要根据患儿情况，辨证施治，用不同的药物来配合。一般如阳虚者补阳，阴虚者滋阴，气虚者益气等，才能顺利收功。

例9 李某　男　13个月

农村小儿，尚未断奶，饮食杂进，影响消运。初为积泻，治不及时，泄久不愈，纳呆厌食，缠绵月余，来沪求治。其泻利稀滑，日六至八次，腹部平软，小溲尚通，舌淡苔净，也无热度。先予附子理中汤温扶脾土，服四剂无效。且泻而滑泄，形色萎倦，睡时露睛，汗出较多，病情已急，除温中扶元外，需用止涩之品（嘱暂饮焦米汤代奶，因奶更增滑利也）。处方：

朝鲜参3克（另炖冲入）　炒石榴皮6克　御米壳4.5克焦甘草3克　姜炭3克　淡附片3克　生龙骨12克（先入）赤石脂12克　牡蛎15克（先入）　五味子2.4克　陈粳米（包）30克

二剂以后，滑泄稍和，形神较振，胃气渐动；泻虽未止，初露生机，再拟补涩并进。原方去牡蛎，姜炭减至1.8克，加炒怀山9克，以扶脾土。

三剂后便见稠鹜，日仅三至四次，汗出减少，饥而欲食，病情出险入夷，嘱进脱脂母乳。处方：

米炒党参9克　炒于术6克　炒石榴皮6克　御米壳4.5克　赤石脂9克　五味子1.8克　焦甘草3克　炒怀山9克炮姜1.5克　炒麦芽9克

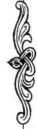

连服 5 剂而安。最后以参苓白术散调治而收功。

例 10 脾虚肠滑 沈某 男 1 岁 住院号：31834

1963 年 12 月 12 日初诊：脾虚泄泻，已有旬余，面色萎黄，毛发稀枯，小溲尚通，舌质淡红。为脾阳受损，治以温中。处方：

党参 4.5 克 炮姜 2.4 克 炒于术 3 克 焦甘草 2.4 克 煨木香 2.4 克 煨诃子 6 克 炒麦芽 9 克 炒楂肉 9 克 2 剂

12 月 14 日二诊：泄泻不和，昨曾十二次，状若鹜溏，量少，腹满尚软，舌淡红苔洁。其症脾阳不振，泄久肠滑。治以温涩。处方：

炮姜炭 1.5 克 石榴皮 4.5 克 炒于术 4.5 克 怀山 9 克 扁豆衣 9 克 煨诃子 6 克 煨木香 2.4 克 陈皮 3 克 炒麦芽 9 克 2 剂

12 月 16 日三诊：泄利仍多，形神较活，小溲通长，胃纳尚和，啼哭有泪，腹软无气，舌淡苔洁。久泄肠滑，重用止涩温里。处方：

淡附片 3 克 炮姜 1.8 克 炒于术 4.5 克 煨木香 2.4 克 炒御米壳 4.5 克 煨诃子 6 克 石榴皮 6 克 扁豆衣 9 克 焦甘草 2.4 克 煅龙骨 9 克 赤石脂 12 克（包） 2 剂

药后泄利次减，便亦转厚，泄久肠滑，仍须原法加党参续服，三剂后痊愈出院。

按：该例属脾阳不振，久泄而致肠滑；故初用理中不效，乃补可去弱，不能固脱也。经改为温阳固涩之剂，如石榴皮、御米壳、煅龙骨、赤石脂等，泄利旋见好转而获愈。

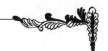

（六）"脚气型"婴儿泄泻

此型病儿的泄泻，有其一定特点：①出生后不久即有泄泻，色青、夹有奶块，次数频多，五六个月的婴儿，泄泻倒有四五个月；②小溲如常，饮食尚可，无脱水征，但面白神萎，烦吵不安，或有眼皮下垂，甚至抽搐易惊；③使用一般的中西药物，见效不大，反复不止；④如停哺母乳，往往泻止，若继续又哺，泻即复发。

由于哺乳引起泻作，使我们才从母乳上寻找原因。关于母乳可致儿泻，《景岳全书·小儿则》里即引录薛氏之说。我们对这类病儿的乳母，曾进行蹲踞、踝膝反射等试验。发现内有隐性脚气病存在。从而推想母乳中维生素 B_1 缺乏，可能是这类泄泻的原因。

现代医学中的婴儿脚气病，分成消化系、神经系、循环系三种表现。以消化系症状为主者，可出现轻泻，且认为乳母的维生素 B_1 摄入量长期不足，新生儿即可发生此病，似与我们的观察类同。从中医观点看，成年人脚气病有干、湿之分，如乳母之隐性脚气病是湿性者，可有内湿留滞，乳中夹蕴湿邪，若是哺乳易致婴儿泄泻。因此我们把这类泄泻暂拟名为"脚气型"婴儿泄泻，是否妥当，还请同道们指教。

治疗方法：嘱令停乳，暂以米汤代之，如要继续哺乳，须在其母补充足够之维生素 B_1 后方可，否则人工喂养，如无其他合并症，先消积化滞兼扶脾胃即可。

例1　乔某　女　3个月　住院号：12038

1975年3月29日初诊：生后不久即持续泄泻，2月余不愈。每天最多一二十次，状如蛋花，色绿夹有奶块，无脱

171

水征，小溲亦通，形神较软，舌苔薄润，多方药治无效。检查其母行蹲踞、踝膝反射异常。此为"脚气型"泄泻，嘱停母乳，暂停米汤，方以温运兼化乳积。处方：

炮姜 1.8 克　楂炭 9 克　炒麦芽 9 克　陈皮 3 克　焦白术 6 克　清甘草 2.4 克　木香 1.8 克　党参 4.5 克

2 天后大便成形。

按： 该患儿生后不久即见泄泻，虽经中西药物治疗却不见效，但又未现脱水现象。根据检查乳母之蹲踞、踝膝反射异常，乃知其为"脚气型"泄泻。故嘱停乳，改为人工喂养，同时予运脾消积之剂，见效迅速。

例 2　陆某　女　5 个月　门诊号：16163

1983 年 2 月 23 日初诊：初生泄泻，迄今五月，近日更剧，大便日有七八次，小溲尚通，腹部柔软，舌苔薄润。检查乳母膝反射迟钝，证属脚气型泄泻，暂需停哺母奶，治以温运脾胃。处方：

炮姜 1.5 克　紫丁香 1.5 克（后入）　煨诃子 6 克　炒麦芽 9 克　炒山楂 9 克　广木香 3 克　焦白术 9 克　焦甘草 3 克

服药 5 剂，泄泻已瘥，舌苔薄润，前方尚合，再以原方继进 5 剂以资巩固。

三诊时泄泻虽和，化机未复，嗳气时作，矢气频转。久泄脾虚，运化无权，再以温中健脾，以防反复。

按： 该患婴泄泻五月，曾在外院多次治疗不愈，根据自己多年的临床经验，确诊患儿为脚气型婴泄，嘱停服母乳，治用益黄散加减，温运脾胃，5 剂后大便转调。三诊时改用参苓白术散加减而收功，使病程长达五月之久的泄利婴儿，仅治疗半月而基本病愈。

此类病儿不少，求其病因，如法处理，疗效还是很迅速的。

（七）肠麻痹的治疗（婴儿泄泻变症）

1. 伤阴

泄泻伤阴，多由热泻传变而致。症见目凹囟陷，皮肤干燥，形神萎倦，口渴喜饮，口唇朱红，舌绛少津，脉象细数，哭无涕泪，小溲短少。治宜酸甘化阴，养胃生津。

例1 游某 男 5个月 门诊号：13021

1975年9月1日初诊：先天不足，形体瘦弱，泄泻近月，且伴高热旬余，住院已10天，用多种抗生素及补液等治疗热不退，泻不止。来诊时呈一派伤阴之象，形神萎羸，舌红唇朱，口渴引饮，涕泪全无，小溲短少睡时露睛，是为阴津消灼、元气虚惫、胃液耗竭之危证。此时既不可投清凉重剂，又不可兜涩止泻，当务之急，应为救阴扶元。处方：

珠儿参9克 鲜石斛12克 花粉9克 鲜生地30克 乌梅6克 生扁豆9克 陈粳米（包）30克 生甘草3克 鲜荷叶30克 皮尾参6克（另炖冲入）

二剂后泄泻次减，热度稍退，哭时见泪，小溲尚长，病情初得转机，仍未脱险，再拟救阴扶元，上方去鲜生地，加益元散12克，生炒谷芽各9克，3剂。

三诊：热度退净，泄泻亦瘥，小溲通长，舌质红润。病情已得转机，但面㿠形瘦，睡时露睛，体质太薄，亟须调养。兹拟扶脾和胃。处方：

皮尾参6克（另炖） 焦白术9克 生扁豆9克 姜炭2.4克 陈粳米30克（包） 焦甘草3克 花粉9克 乌梅6克 生炒谷芽各9克 鲜荷叶30克 3剂。

药后利和，形神转振，续进调扶脾胃之剂而痊愈。

按： 该儿来诊时住某院已十天，西医诊断为中毒性消化不良，曾用链、青、庆大、氨苄青霉素及 P_{12} 等均未见效。经医院同意来我科诊治。患儿先天不足，体质素虚，加之久泄耗液，热盛烁津，使其元阴消竭，出现一系列神萎露睛，舌红口渴，涕泪较少，小溲短少等危候。当务之急，应速以扶元生津固本。方中皮尾扶助元气，珠儿参、鲜斛、鲜地、乌梅、粳米、花粉、甘草、鲜荷叶、生扁豆等酸甘化阴，生津和胃，滋水退热。二剂以后，病情初得转机，续进原意增损，终于获救。

2. 伤阳

伤阳多由寒泻传变而成，泄利过多或过久，致伤阳欲脱。症见面色㿠白，四肢清冷，哭声低微，汗如黏液，舌淡无苔，脉象细微。此时亟当回阳救逆，附子理中汤为主方，且须重用参附，一般朝鲜参 3~6 克 炖服；朝鲜参性味甘温，补虚固摄之功与人参相似，对脾胃虚寒、阳气衰微者更为合宜。附子用量可至 6 克，以回阳救逆，非重用不可。

例 2 张某 男 8个月 门诊号：24781

1978 年 5 月 6 日，初诊：禀体素弱，泄泻旬日，日十次左右。形体瘦弱，胃口不开，腹软溲长，睡时露睛，四肢清冷，舌淡苔白。证属脾肾阳虚，病情不轻，非参附殊难济急。处方：

朝鲜参 4.5 克（另炖冲入） 淡附片 6 克 炮姜 2.4 克 清甘草 3 克 炒麦芽 9 克 煨木香 3 克 煨肉果 6 克 益智仁 6 克

三剂后便下成形，四肢稍温，小溲清长，面色不华，舌仍淡白。再以原方连服三剂，泻止胃和。但因体弱，续进温

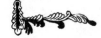

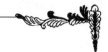

补而健复。

按： 本例患儿禀体素虚，泄利以后，又呈一派阳衰症状；且睡时露睛，四肢清冷，已有亡阳趋势。故急用参附重剂以挽救之。三剂以后，病得转机，泄和肢温。但其体质太弱，尚须继续调补，方获健复。

3. 阴阳两伤

婴儿泄泻过多过久，既可伤阴又可伤阳。且阴损可以及阳，阳损可以及阴。况稚阴稚阳更易出现阴阳两伤这一常中有变的症情，临床需要深入细辨。

例3 朱某 女 5个月 住院号：10572

1961年5月2日初诊：西医诊断为中毒性消化不良症。来诊时便利不畅，次多量少，日约十次，腹满胀气，按之即哭，形神萎倦，纳差恶心，小溲短少，体温稍高，舌红口炎。遂用救阴扶元法。处方：

人参须2.4克　煨葛根6克　花粉9克　扁豆衣6克　麸炒枳壳4.5克　青皮3克　炒于术4.5克　生甘草2.4克　香连丸1.8克（包）　2剂

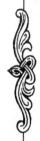

5月4日二诊：泄利仍剧，日有十余次，腹满而胀，舌光干而淡红，形神萎靡，汗出，纳少作恶，小溲尚有。元气大惫，伤阴耗液，阳虚之象。其势危殆，亟投益气扶元救之。处方：

西洋参2.4克（另炖）　移山参4.5克　乌梅4.5克　钗石斛9克　煨诃子9克　花粉9克　石莲子9克　生熟谷芽各9克　土炒于术4.5克　怀山9克　炮姜1.5克　生甘草2.4克　1剂

5月5日三诊：泄泻次数虽减，但便下清谷，腹满有气，形神不振，舌光津少而质淡，体温反低。阴津已伤，阳气

亦衰，幸胃气稍动，或有一线生机。兹拟救阴扶阳，以冀转机。处方：

西洋参2.4克（另炖）　移山参4.5克　黄厚附片9克　炮姜1.8克　钗石斛9克　生扁豆9克　炒于术4.5克　生熟谷芽各6克　焦甘草2.4克　乌梅4.5克　茯苓9克　1剂。

5月6日四诊：服昨方今形神较振，泄利见粪，但有不化黏质，小溲尚通，胃气已动腹部虽满，按之尚软。征象渐露生机，兹拟原法继之。处方：

移山参4.5克　黄厚附片9克　上肉桂1.2克　炒于术4.5克　炮姜1.5克　茯苓9克　焦甘草2.4克　乌梅4.5克　钗石斛9克　生熟谷芽各9克　3剂

5月9日五诊：大便泄利，次数减少，小溲通长，腹部亦软，形神转振，胃气亦和，舌光淡红。症势由险化夷，仍以原法加减。处方：

移山参4.5克　黄厚附片9克　炒於术4.5克　炮姜1.5克　乌梅4.5克　钗石斛9克　生熟谷芽各9克　怀山9克　清甘草3克　煨木香2.4克　2剂

嗣后病情稳定，由于体质太弱，一直调治至6月1日痊愈出院。

按： 本例西医诊断为中毒性消化不良，中医辨证为阴阳两伤。其病因是从热利转变而成。但本案病情错综复杂，非明察毫末，步步紧扣，则殊难见功。初诊时其症见舌红口炎，身热色萎，便下秘利次多，是热邪未清而又伤及阴分；腹满胀气，按之即哭，是脾运虽虚，气亦阻滞，乃系虚实互夹之证。如邪热不去，气滞不畅，泄久必更亡津。因之用参须、炒於术、扁豆衣、花粉、甘草以养阴生津，香连丸、葛根清热和泻，青陈皮、枳壳理气运脾。二剂后泄利仍剧，舌

光而干，形神萎靡，纳少作恶，是阴津亏少，胃气亦衰；其
腹满而胀，但按之不哭，与前胀不同。和舌质淡红、汗出相
参，是为阳虚之征。经曰脏寒生满病；虽对水气而言，但其
理相同。此是阴损及阳，而致火衰不能温煦肠胃，运化无权
之虚胀腹满。这时邪热虽去，元阴亦由病久而随之虚衰，病
情十分危重，当务之急在于扶元生津，保其胃气，所谓留得
一分胃气，便有一线生机也。若妄用苦寒克伐，必致危殆。
方中重用二参以扶元救阴，炮姜温运阳气，乌梅、石斛、花
粉、莲子、谷芽、怀山、于术生津保胃。一剂后病情好转，
体温反低（说明辨证阳衰虚胀是正确的）。再以原法增损，
加入附片以温阳，病情日趋坦途。续予阴阳并扶加减运用，
终克全功。

（八）肠麻痹的治疗（婴儿泄泻逆症）

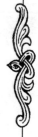

我们在临床上遇到这样的变症，起于泄泻迁延不愈，症
见腹胀如鼓，叩之中空，呼吸短促，食入即吐，而大便不
畅，次多量少。现代医学名之为肠麻痹，因于腹泻所致之低
血钾，或"停滞性"缺氧；并指出，严重者如不及时治疗，
可危及生命。此症在陈复正《幼幼集成》中有所记载，"虚
胀者，或因吐泻之后……致成腹胀者，宜温中调气，厚朴
温中汤；若虚而兼寒者，加附、桂"，症治似略接近。我们
将此症称为逆症者，乃本于《内经》："其腹大胀，四末清，
脱形、泄甚，是一逆也。……咳呕，腹胀且飧泄，其脉绝，
是五逆也，如是者，不及一时（一天之意）而死矣"（《灵
枢·玉版》，注释见《灵枢经白话解》）。今人在证候归类上，
将这样的症情列入"逆症"，是知症之危重。当然经旨所述，
不专指小儿；但泄泻而见腹大胀鼓，类似于肠麻痹者，在小

儿为多见，且尤危重。我们把婴儿泄泻中的虚胀腹鼓（肠麻痹症）称为逆症，亦是强调其危重之意，且服药治疗，往往胃不受药，服后即吐，进退两难，殊感棘手。

例 陶某 男 11个月

泄利6天而成虚胀，西医诊断为肠麻痹症。高热干渴，恶心呕吐，气促不舒，小溲短少，大便不畅，次多量少，腹部鼓胀，叩之中空，舌红口燥。药入即吐，此属脾气虚惫病情危重。遂用外敷之法。处方：

公丁香1.5克　肉桂1.5克　广木香1.5克　麝香0.15克

上药共研细末，用熟鸡蛋去壳，对剖去黄，纳药末于半个蛋白的凹处，覆敷脐上，外扎纱布。2小时后肠鸣连连，矢气甚多，腹部稍软。上药续敷一次，气机舒缓，便下稀溏而通畅，腹部柔软，形神即安，热度已净，舌质转淡，体质尚弱，予附子理中汤加味调理脾胃，药用：

米炒党参5克　土炒白术6克　炮姜2克　焦甘草3克
煨木香3克　炒石榴皮6克　黄厚附片4.5克　炒扁豆9克
3剂　药后便下转厚，纳和神振，续予温扶而安。

按： 本例的散剂，名曰温脐散，这是本人在临床中根据症情精思而创制的外用药，专治气机闭塞，腹大胀满之症，对于肠麻痹这一泄泻逆症，确有殊功。

本例的病机，我们认为是久泄脾惫，升降失常，中焦窒滞，则气阻于下而大便不畅，胃气上逆而呕吐吸促。在胃不受药的情势下，必须另觅途径，处以外敷之法，主用温香诸药，借麝香的渗透之力，深入肠内，旋运气机，使其频转矢气而升降复常。对于这类危急病儿，理应及早施治，故我们将前药研末作散，成为常备之品，以便随时需要取用，有利于抢救济急。

总之，婴儿泄泻之辨证论治，不外寒热虚实，但城市小儿，往往恣啖冷饮，寒泻者甚为多见；一病即呈寒象，用药常宜稍温。此外，对于哺乳小儿，泄泻时必须暂停吃奶，以米汤代之，否则往往使泄泻迁延难愈，反而得不偿失。

（九）小儿慢性结肠炎的治疗经验

慢性非特异性结肠炎，以结肠部位的溃疡为其主症，便下夹有脓血，久泄不愈，口服止泻药及灌肠，收效甚微。我在治疗慢性非特异性结肠炎时，运用仲景乌梅丸汤剂加减，颇获功效，兹作简介如下。

例1 王某 男 10岁

6年来反复腹痛，泄利，迁延不愈。近日腹痛时作，脐左尤甚。大便每天三四次，糊状夹有黏胨，面红唇赤，舌净苔少，脉象弦细。西医诊断慢性非特异性结肠炎。此属厥阴肝木为病，治宜乌梅丸改汤剂：

乌梅6克（醋渍） 川椒目3克（炒出汗） 党参6克 淡附片2克 干姜1.5克 肉桂1.5克 川连1.5克 黄柏4.5克 当归6克 细辛2克

二诊：连服10剂，腹痛已减，大便日一二次，有时成形，偶见黏胨，舌苔白腻，纳食如常。原法已合，毋须更辙。

三诊：上方去细辛、川连，加苍术9克，香连丸3克（包）。7剂。

四诊：便下成形，每日1次，已无黏胨。腹痛不作，舌苔薄润，脉转濡细。脾胃尚弱，温中调补。

乌梅6克 川椒目3克（炒出汗） 党参9克 当归9克 干姜2克 肉桂1.5克 山药9克 焦白术9克 茯苓9克

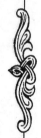

甘草 3 克　连服 7 剂　调补而愈。

例 2　张某　男　3 岁

泄利年余，反复不止，每天三四次，便内黏胨甚多。少腹疼痛，食入常发吐恶，舌苔白。西医诊断黏液性结肠炎。乃肝木犯土之证。治拟乌梅丸汤剂。

乌梅 6 克（醋渍）　川椒目 3 克（炒出汗）　干姜 1.5 克　肉桂 1.5 克　当归 6 克　淡附片 3 克　木香 3 克　细辛 2 克　党参 4.5 克　川连 1.5 克　5 剂

二诊：泄利轻，黏胨减，日 2 次。偶诉腹痛，吐恶止，舌苔白。前法既效，略予增损可也。

上方去细辛，加山药 9 克。连服 2 周。

三诊：大便成条，每天一或二次。腹痛不作，但诉有时不适。纳食亦佳，舌淡苔薄。邪热已去，中下尚需温扶。

乌梅 6 克　川椒目 3 克（炒出汗）　干姜 1.5 克　肉桂 1.5 克　当归 6 克　淡附片 3 克　木香 3 克　党参 9 克　白芍 6 克　炙甘草 3 克　7 剂　服后诸症皆愈。

例 3　魏某　女　7 岁

痢后成泄已 2 年，每天五六次，带有黏胨。少腹疼痛，每天于进食冷饮瓜果后频泄不止。唇舌深红，舌苔薄润，脉细而弦。西医诊断黏液性结肠炎。寒热夹杂。治以乌梅丸汤剂。

乌梅 6 克（醋渍）　川椒目 2 克（炒出汗）　炮姜 3 克　党参 9 克　淡附片 3 克　当归 6 克　肉桂 1.5 克　细辛 1.5 克　川连 1.5 克　川柏 3 克　服 5 剂

二诊：泄利减轻，每天 3 次，少见黏胨。但进食瓜果后仍见黏沫增多，纳食尚少。药已应手，原法追踪。

上方去细辛及川连改用香连丸 2.4 克（包）。

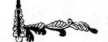

三诊：连服 3 周。便已成形，未见黏胨，每天 1~2 次，仅在便前有痛感。舌淡苔净。温补中下，巩固前效。

炮姜 2 克　肉桂 1.5 克　党参 9 克　乌梅 6 克　川椒目 3 克（炒出汗）　焦白术 9 克　淡吴茱萸 4.5 克　淡附片 3 克　山药 9 克　炙草 3 克　续服 7 剂诸症俱愈。

按： 乌梅丸为仲景治厥阴病之主方。以之治小儿慢性结肠炎，乃因本病患儿有厥阴为病的证候。如痛在少腹或脐侧，此乃肝经所循部位；其脉亦见弦象。尤其症状有寒热错杂，而乙状结肠及其邻近肠段位于腹之深部，腹为阴，腹之深部乃阴尽阳生之处，即为厥阴所主。例 1 见面红唇赤，例 3 见唇舌深红，但有饮冷食后其泄即甚；例 2 症见吐恶，系为肝之邪热犯胃，乌梅丸证原有"得食而呕"（《伤寒论》338 条）；吴鞠通亦以"干呕腹痛"之久利主以本方（《温病条辨》下焦篇 72 条）。据症分析，并考虑厥阴主腹之深部，乃阴尽阳生之处，故选用乌梅丸改为汤剂，每于热象去后，辄呈中下虚寒，故必用温下扶中而收功；可见仲师以乌梅丸并主厥，久利，确是值得我们深入领会的。

乌梅丸的方义：乌梅大酸，急泻厥阴，平肝柔木；桂、附、辛、姜、椒等辛温诸品，温脾暖肾通启阳气；连柏苦寒，清热坚阴；参、归甘温，补气调中，乃一"土木两调，邪正兼顾之方。历代医家均以本方主治蛔厥，尤治胆道蛔虫病确有良效。但仲景明言"又主久利"，后世殊少阐释运用。考吴鞠通曾曰："久痢伤及厥明，上犯阳明"，选用本方主之。叶天士曾灵活加减化裁，用于"阳明胃土已虚，厥阴肝风振动"之久痢。吾在临床运用时，热去后减连柏；寒重时加吴萸；胃脘不舒加木香、陈皮；中焦气虚加山药、白术，均是在乌梅丸的组方法度中曲尽其妙，故尔屡用屡验。

曾以本方用治成年人慢性非特异性结肠炎 28 例，基本痊愈 19 例，占 67.7%；好转 7 例，占 25.20%；无效 2 例，占 7.1%。

例 1　宋某　男　46 岁　住院号：121767

有慢性腹泻史，曾多次住院治疗，二次钡剂灌肠诊断为溃疡性结肠炎，乙状结肠镜检可见多处溃疡，经西药口服及灌肠等治疗无效。于 1974 年 12 月 7 日初诊：每天腹泻 20 余次，呈黏液夹血，肠鸣腹胀，情志不安，胸脘不舒，舌苔薄白腻，脉细数。予以乌梅丸汤剂加减，一周后腹泻次数减少，三月后大便如常。1975 年 4 月 28 日钡剂灌肠检查证实病变较前明显好转，但左半结肠肠壁有多发性毛刺状钡剂向外突出阴影，右半结肠排钡后有多发性小息肉样透光影响。1975 年 5 月 3 日出院，继续中药治疗。至 1975 年 7 月 17 日使用福氏管徐徐进入钡剂至各结肠，见毛刺显著减少，小息肉样改变不复可见。

例 2　马某　女　44 岁　门诊号：43–9

1981 年 6 月 2 日一诊：患泄泻已二年多，迁延不止。1981 年 4 月 27 日钡剂灌肠 X 线摄片检查，发现肠腔紧缩，肠壁纹理变厚而紊乱，有多发性息肉存在，结肠袋消失。西医诊断：慢性溃疡性结肠炎，炎症性息肉。现每天泻下十次左右，便中伴有大量黏胨，便时少腹作痛。平时二足不温，眵多目糊，面红唇赤，口中常发疮疡，咽中如有黏痰，胃纳一般，脉弦而细。舌苔薄白，舌质较红。此为上热下寒，乌梅丸汤剂主之。处方：

乌梅 9 克（醋渍）　川椒目 3 克（炒出汗）　细辛 2 克　肉桂 1.5 克（吞）　附片 3 克　姜炭 1.5 克　川连 3 克　黄柏 6 克　煨木香 3 克　党参 9 克　6 剂

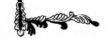

6月9日二诊：泄利较减，每天五六次，尚未成形，夹有黏胨，下腹不适，肢体倦乏，脉呈细弱。久病气虚，可予温药和利。处方：

乌梅9克（醋渍） 川椒目3克（炒出汗） 党参9克 黄芪9克 附片3克 姜炭1.5克 细辛2克 白芍9克 煨木香3克 当归9克 7剂

后又连服一月。

7月14日五诊：泄利初和，大便每天一二次，腹痛已除，纳佳有味，但眵多面红，口疡又发，舌净脉细。上热下寒，乌梅丸汤剂进退主之。处方：

乌梅6克 川椒目3克（炒出汗） 党参9克 黄芪10克 川连1.5克 黄柏3克 当归6克 姜炭1.5克 吴茱萸3克 附片3克 7剂

服后大便如常，每天一次；经复查，未见异常而愈。

按：患者均患腹痛腹泻，兼夹黏胨脓血多年，经检查确诊为慢性溃疡性结肠炎及炎症性息肉。临床出现眵多口炎、面红唇赤和泄利次多，二足不温之上热下寒等症。柯琴有云："久利则虚，调其寒热，夹其正气，酸以收之，其利即止。"喻昌亦云："久利而便脓血，亦主此者，能解阴阳错杂之邪故也。"故选用乌梅丸改为汤剂，治疗中辨证以作加减，渐能泄和便血亦止。唯久病寒热夹杂，虚实互间，用本方热象初解时，常现中下虚寒，故必以温下扶中而收功，难图速效。

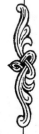

（十）泄泻用固涩药经验

小儿泄泻，每有屡治不愈、迁延日久者，应辨证细致，选药精到，且又及时而适当地掺入止涩药物。固肠止涩法之

运用，必须具备苔净，腹软，溲通，身无热度四个条件，方为合宜。但具体说来，小儿久泄用止涩药，大致上有如下四种情况。

1. 清肠略参酸涩

用于热泻已久，次数尚多，此时热邪虽恋，但泄久应防耗津肠滑，故在治以清泻肠热为主的同时，略佐涩肠之品，可以选用石榴皮、赤石脂。因石榴皮其性虽涩，然有明显的解毒清肠之功，而赤石脂，陈修园亦云其"入血分而利湿热"，是涩而不碍逐邪。

2. 泻邪辅之止摄

泄泻之时，邪热初退而又未尽，但脾胃气阴已有耗伤，这时就应一面清热祛邪，一面涩肠止泻。在止摄方面，除选用石榴皮、赤石脂外，还可选用龙牡及怀山药、扁豆等。龙牡之性，张锡纯指出"敛正气而不敛邪气"，而山药、扁豆，均为补而不滞、滋而不腻之品，具有止涩与清养兼备之功。

3. 温中佐以固下

这是大家熟悉的，用于虚寒久泄，而见肠滑。仲景桃花汤、钱氏益黄散、真人养脏汤等为常用方。此时选用止涩药如赤石脂、煨肉果、煨诃子、炮姜炭等。

4. 扶元兼须收脱

这是用于泄泻颇多，滑脱不禁，同时伤及元气，而现神萎欲脱之象当亟应救元固气，辅以较多的止涩之品。此时常用人参，一般用皮尾参，阳微用朝鲜参，止涩药则用石榴皮、赤石脂、龙牡、御米壳等。偏阳虚者，兼用附子、干姜、益智、肉果；偏阴伤者，并用鲜生地、鲜石斛、乌梅、五味子。除此之外，在泄泻之后期，气阴未复尚见便软者，可仿参苓白术散之剂，参以止涩，系作善后之法。

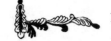

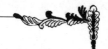

兹举数案于下。

例 1 陈某 女 7个月 门诊号：78977。

1981 年 8 月 11 日就诊。泄已二月，日三四次，便下黏液如胨，有时可见血丝，腹部稍胀，小溲尚通，胃纳亦可。大便镜检：白细胞 10~15，红细胞 0~2。西医诊断为肠炎。舌红苔薄腻。为邪热夹滞未尽，治以泻火清肠。处方：

葛根 6 克 香连丸 3 克（包） 酒黄芩 4.5 克 白芍 6 克 扁豆花 4.5 克 马齿苋 10 克 荷叶 20 克 石榴皮 4.5 克 山楂炭 9 克 6 剂

8 月 18 日复诊，便次减少，每天二次，已呈糊状，稍有黏胨，小溲通长、舌净。上法初效，原方加减。处方：

白槿花 4.5 克 马齿苋 10 克 香连丸 3 克（包） 酒芩 4.5 克 生甘草 3 克 赤石脂 10 克 石榴皮 4.5 克 怀山药 9 克 扁豆 9 克 六剂

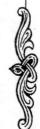

8 月 25 日，已见便初成形，日一二次，镜检正常。腹软溲长，纳食尚少，舌淡苔净。调扶温中主之。

党参 4.5 克 焦白术 9 克 怀山药 9 克 姜炭 1.5 克 木香 3 克 煨肉果 3 克 石榴皮 4.5 克 赤石脂 9 克 白槿花 4.5 克 生甘草 3 克 5 剂而安

例 2 苏某 女 8 岁 门诊号 47305

1981 年 10 月 27 日初诊：便泄二月，腹部作痛，日二三次，泻下红白相间，肠鸣胀气，溲通纳少，舌红苔薄，脉数而滑。邪热在里，治拟清肠。处方：

煨葛根 6 克 马齿苋 10 克 香连丸 3 克（包） 白槿花 9 克 扁豆花 6 克 白头翁 9 克 酒芩 6 克 地榆炭 9 克 白芍 9 克 7 剂

11 月 3 日二诊：便已成形，每天二次，稍有黏胨，腹痛

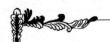

时作，纳食尚少，舌红苔薄。续以原法加减。

香连丸 3 克（包）　酒芩 6 克　苦参 4.5 克　马齿苋 9 克　白槿花 9 克　扁豆花 6 克　石榴皮 4.5 克　赤石脂 12 克　怀山药 9 克　白芍 9 克　7 剂

11 月 10 日三诊：大便已和，每天一次。偶见黏陈，腹已不痛。大便镜检：红、白细胞 0~5。纳佳舌净。治以调扶兼以理肠。

米炒党参 9 克　焦白术 9 克　怀山药 9 克　茯苓 9 克　清甘草 3 克　白槿花 9 克　马齿苋 9 克　白芍 6 克　扁豆 6 克　赤石脂 9 克　石榴皮 6 克　7 剂渐愈

例 3　严某　女　5 个月　门诊号：3524

1981 年 10 月 6 日初诊。泄泻有二月余，现发热已退，但进乳后即泻，每天六七次，呈稀水状，腹软气多，纳可舌净，小溲尚通，寝中汗出，睡时露睛，面胱神疲。久泄耗元，滑脱不禁，治拟益气固下。

皮尾参 3 克（另炖）　赤石脂 12 克　石榴皮 4.5 克　龙骨 12 克（先入）　牡蛎 15 克（先入）　煨木香 3 克　丁香 1.5 克　姜炭 1.5 克　扁豆 9 克　炙甘草 3 克　粳米 20 克（包）　7 剂

10 月 13 日复诊，大便有时成形，但每于食后即便，日六七次。关门不固，续以前法。

原方去木香、姜炭，加御米壳 4.5 克。7 剂。

10 月 20 日诊时大便成形，每天二次，矢气较多，汗出已减，纳佳神振，前法追踪。

米炒党参 6 克　龙骨 12 克（先入）　牡蛎 15 克（先入）　御米壳 4.5 克　炮姜 1.5 克　粳米 20 克（包）　扁豆 9 克　赤石脂 9 克　石榴皮 4.5 克　青皮 4.5 克　7 剂而愈

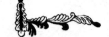

按：从例 2 之治，可以看到止涩之品分别在泻火清肠法和调扶安中法内的配伍运用；而例 1 的数方，反映了随着症情的好转，由清热涩肠继以泄邪止涩，后又温中固下作为善后；例 3 乃是扶元止脱法的应用。

小儿久泄中止涩药的具体运用，体现了顾护正气的学术思想。以清热泻邪参入止涩药言，乃因小儿生机旺盛，阳火易动，邪热至泻，久之必灼营涸液，故佐以酸涩收敛，护其脾阴营液之耗伤也。而在温中扶元兼以收涩法言，盖小儿气阳原弱，脾肾不足，久泄易成滑脱难禁之势，而致气竭阳微，故必须摄纳固肾，救其真气元阳之下脱。

（十一）小儿复发性肠套叠的诊治经验

小儿肠套叠为临床常见急腹症，多见于一岁半以内的小儿。现代医学认为该病的基本病理变化是肠壁肌肉痉挛和血液循环障碍，静脉受阻，肠壁瘀血，套入部分久而坏死。急性发作时，常在 X 线下以空气或钡剂加压灌肠使之复位，但不少患儿仍有多次的反复发作，临床所遇有曾复发十余次之多者，给患儿带来了很大痛苦。

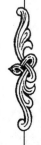

本人通过长期观察，从中医辨证角度来分析病情，将此病归纳在"络瘀腹痛"范畴。考方书谓：久痛在络，络主血，不独肢体之痛在络，即胸腹之痛，痞积之痛亦均在络，皆宜治血，无徒从事于气。认为肠套叠的形成，每因水寒气血瘀滞于肠之络脉，阻其传导之机，气滞血瘀局部痹阻不通而引起腹痛。由于局部肠壁血络日久未通，血气不至，故复位后常又复套入，如果不从根本上解决，充气复位常是徒劳的，不得已而手术更会影响身体健康。为此，受前人王清任学术思想启发，根据人体气血相互关联及瘀血的病理特征，

灵活运用活血化瘀这一治疗原则，认为血之与气，如影随形，故治血必须顾气。提出了活血利气的治疗大法，用王清任少腹逐瘀汤加减化裁，并根据具体情况，随时按辨证施治原则加以调整。

按少腹逐瘀汤内诸药：小茴香、干姜、官桂温经散寒、通达下焦，川芎为血中之气药，配合芍药活血行气，元胡、芍药利气散瘀、消肿定痛，生蒲黄活血祛瘀，五灵脂醋炒活血祛瘀、散结止痛。随证可加入枳壳、川楝子、青皮、陈皮行气止痛。若唇舌青黯，脉见涩象者，血络瘀结较重，加桃仁、红花祛瘀通络。全方温经散寒、活血利气、化瘀止痛，使痹阻部分血活气行，通则不痛。临床治疗经随访迄今均未再作。

近年来，从临床治疗的 25 例病例统计资料分析，1 岁左右 15 例，3~5 岁 5 例，6 岁以上 3 例，都原有反复发作病史。病机亦基本相同，兼症大同小异，所以处理上概用活血利气法。从疗效分析。均能使腹痛解除而不复发，获得了较好的治疗效果。

例 1　寒滞瘀结　徐某　男　9 个月　门诊号：186453

1978 年 1 月 5 日一诊：三个月来已两次肠套，近日腹痛又作，纳呆泛恶，便下泄利，四肢不温，舌苔薄白，面青唇黯。病因在于肠部血行瘀滞，治法旨在活血为主。少腹逐瘀汤加减。方用：

当归尾 6 克　醋炒五灵脂 6 克　小茴香 4.5 克　广木香 2.4 克　官桂 1.8 克　红花 4.5 克　青皮 4.5 克　乳香 3 克　没药 3 克　元胡索 4.5 克　4 剂。

1 月 9 日二诊：疼痛已解，腹部柔软，纳和便实，面润肢温，舌净无苔，再以前法。方用：

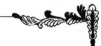

当归尾6克　赤芍6克　小茴香4.5克　枳壳4.5克　木香2.4克　青皮6克　红花4.5克　乳没各3克　醋炒五灵脂6克　5剂

按：患儿接连发作肠套叠腹痛，同时伴有四肢不温，面青唇黯，苔白泄利，故辨证为下焦寒凝瘀滞。经云："寒气入经而稽迟，泣而不行……客于脉中则气不通，故卒然而痛"（《素问·举痛论》）。宜拟王氏少腹逐瘀汤温经散寒、行瘀定痛。药以官桂、小茴香温下逐寒，木香、青皮理气行滞，归、红、灵脂活血祛瘀通络，乳香、没药、元胡索行瘀利气定痛。二诊后病安。以后连续数次随访，未再复发。

例2　血瘀阻络　陈某　男　3岁　门诊号：128580

1974年2月12日初诊：肠套叠反复发作九次，经常腹痛，胃口不开，舌红苔剥，形色萎羸，口唇青暗。证属络脉瘀结，治以活血通络。方用：

当归尾9克　赤白芍各6克　红花4.5克　桃仁泥9克　柴胡4.5克　元胡索4.5克　枳壳4.5克　生地15克　醋炒五灵脂9克　4剂

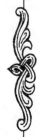

2月16日二诊：药后腹痛即和，便溏二三次，与络通血活，肠蠕动增加有关。舌苔花剥，面萎唇青，还需活血调气。方用：

陈皮3克　木香2.4克　当归6克　赤白芍各6克　红花4.5克　桃仁泥9克　青皮4.5克　柴胡2.4克　元胡索4.5克　枳壳3克　4剂。

2月20日三诊：腹痛已止，便下亦调，胃纳不香，舌苔花剥，面色不华，仍以和血为主。方用：

当归尾6克　赤白芍各3克　红花4.5克　桃仁泥9克　枳壳4.5克　木香2.4克　柴胡2.4克　生地12克　川石斛

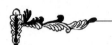

9 克　醋炒五灵脂 6 克　4 剂

2 月 24 日四诊：腹痛不作，面色较泽，便下通调，舌苔转润，再以调气活血和胃。

上方去柴胡，加陈皮 3 克，炒谷芽 9 克，6 剂。

本例肠套叠，发作频繁，其形色证候显系络脉瘀阻，故取少腹逐瘀之意，用活血利气法。药以归、地、二芍行血和营，桃仁、蒲黄、灵脂祛瘀止痛，柴胡、枳壳疏气开结。服后即痛和，续以原法，其症渐平而根治。以后恢复正常，根据随访，未见复发。

例 3　周某　男　4 岁　门诊号：100891

1973 年 9 月 5 日初诊：二年来先后四次肠套叠，腹痛时作，痛剧叫号，辗转不安，但时停时发。今腹痛又发，诊时舌红苔薄，汗出淋漓，根据病史，辨证为血瘀气滞。治以活血行气，使通则不痛也。处方：

归尾 6 克　赤芍 9 克　桃仁泥 9 克　醋炒五灵脂 9 克　红花 4.5 克　乳没各 4.5 克　官桂 3 克　广木香 2.4 克　元胡索 9 克　2 剂

9 月 7 日二诊：服上药后，痛已停止，腹部转软，便下通利，药已见功，原法继进，以杜其根。处方：

归尾 6 克　元胡 6 克　赤白芍各 9 克　桃仁泥 9 克　川楝子 9 克　醋炒五灵脂 9 克　广木香 2.4 克　乳没各 4.5 克　红花 4.5 克　4 剂

以后从未发作。

例 4　傅某　女　6 岁　门诊号：106976

1973 年 10 月 15 日初诊：经常腹痛，已有年余，时作时止，舌苔薄白，面色萎黄。有 11 次肠套叠史。证属络瘀，兼夹虚寒，治以温通活血。处方：

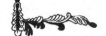

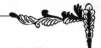

桂枝2.4克　白芍9克　归尾9克　桃仁泥9克　红花4.5克　延胡索4.5克　炙甘草3克　淡干姜1.5克　饴糖30克（冲）　3剂

10月18日二诊：腹痛尚有，痛连脘腹，舌苔白腻，面色萎黄，虽有寒湿夹杂，究与肠套叠有关，再以活血行气主之。处方：

归尾9克　醋炒五灵脂9克　桃仁泥9克　红花4.5克　赤芍6克　炒枳壳4.5克　延胡索6克　广木香2.4克　陈皮3克　官桂3克　4剂

10月22日三诊：腹痛已减，且已轻松，昨曾下蛔虫一条。舌苔薄润，便下通调。再以活血为主，参以杀虫之品。处方：

当归9克　桃仁泥9克　川楝子9克　槟榔9克　红花4.5克　元胡索4.5克　炒枳壳4.5克　赤芍6克　炒柴胡3克　4剂

10月26日四诊：血活络通，腹痛不作，胃纳正常，便下通调。再拟调气和血，以善其后。处方：

党参6克　赤芍6克　当归6克　元胡索6克　炙甘草3克　广木香3克　陈皮3克　炒枳壳4.5克　焦白术9克　台乌药9克　5剂

以后随访从未发作。

（十二）胎黄的诊治经验

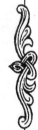

胎黄又名胎疸，属现代医学新生儿黄疸的范围，可由于胆色素代谢的不同环节的异常所致。以初生儿皮肤黄染及双目发黄为其特征。但此病并不简单，其中属生理性的，多在十天左右自行消退，若为病理性的，则其黄疸难退或日益加

深，且多兼及其他症状。就临床所遇，为黄疸见症于新生儿期忽于治疗，或治不合法，则病情不解。黄多灰暗，渐至腹部胀满，青筋暴露，出现癥块（肝脾肿大），成为难治之疾。

胎黄一症，古多以胎孕湿热立论。如巢氏《诸病源候论》云："小儿在胎，其母脏气有热，熏蒸于胎，至生下小儿，体皆黄，谓之胎疸也。"亦有认为先天不足，脾未健运，不能输泄胎中里湿，郁而发黄。临床均以阳黄（湿热熏蒸）、阴黄（寒湿阻滞）两大类来辨治。若迁延难消者，则比较错杂，有寒热虚实互见，有气滞血瘀交结，辨证遣方，慎需细察。对一般胎黄，如肤黄目黄，小溲短赤，身有发热，舌苔黄腻，便如陶土者，乃以茵陈蒿汤加味（茵陈、黑栀、川柏、茯苓、猪苓、泽泻）清利湿热作为基本方而常用；但此症屡见气血不和，故辄加青皮、枳壳、归尾、赤芍。若黄色晦暗，形神萎靡，小溲清淡，便多稀软，舌淡苔腻者，则以温化寒湿为治，方用茵陈、干姜、附子、茯苓、猪苓、泽泻，亦每掺入青皮、枳壳、归尾、赤芍。然不论阴黄、阳黄，若见腹部满胀，矢气频多，必须重视利气行滞，增以陈皮、木香、腹皮、川楝子诸品；若按腹硬满，或腹壁青筋，为病在血分之征，尤需配入三棱、莪术，着重破气行瘀为主。湿郁较甚，小溲短赤者，尚可选用薏苡仁、滑石、车前子、赤小豆之类。其久黄而结癥块，青筋暴露，则投以鳖甲煎丸连续服用。临证之际，据情而施，功效尚佳，选案数则，以见一斑。

例1 湿热壅滞　徐某　男　50天　门诊号：79105

1982年8月20日初诊。初生十天起发现肤黄目黄，小溲短赤，肝脾肿大。体检肝肋下3厘米，剑下6厘米，质软，脾大3厘米。近日血检，总胆红质11.74毫克%，一分钟胆红质 9.71 毫克 %，谷丙转氨酶 88，碱性磷酸酶 25。胸片示炎症。尿检有巨细胞包涵体发现。西医诊断：新生儿肝炎综合征，巨细胞包涵体病，伴肺部感染。现尚发热（肛温38.5℃）。

五旬乳儿，面黄目黄，腹部胀满，按之较硬，矢气频多，大便色黄，日 3~7 次不等，小溲黄赤，量多而畅，近见发热咳嗽，舌红苔薄而黄。病属胎黄，湿热郁结，外感新邪，治拟清疏湿热，行滞破气。方用：

茵陈 12 克　连翘 9 克　黄芩 9 克　枳壳 6 克　青皮 6 克川楝子 9 克　大腹皮 9 克　三棱 3 克　莪术 3 克　赤小豆15 克　生甘草 3 克　3 剂　后又连服一周

9 月 2 日三诊：邪化热和，黄疸见淡，腹部尚满，矢气频多，大便通调，小溲仍黄，胃纳一般，痰咳偶作，舌红苔薄。药证尚合，前法不变。方用：

茵陈 12 克　连翘 9 克　黄芩 9 克　枳壳 6 克　青皮 6 克川楝子 9 克　大腹皮 9 克　三棱 4 克　莪术 4 克　当归 6 克竹茹 5 克　5 剂　以后增减出入，连服两周。

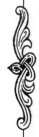

至 10 月中旬复查，尿、血化验正常，肝脾略小而软。以后多次随访，其病已愈，发育亦佳。

按：本病原为湿热胎黄，由迁延时日，已由气入血，表现为腹部硬满，肝脾肿大。故立法处方，在清利湿热中，尤应侧重于破滞开结。前后二诊，均用枳壳、青皮、川楝子疏利行滞，配合三棱、莪术开壅除滞，气血双调，其病迅速痊安。

例 2　寒湿气结　徐某　男　64 天　门诊号：92835

1983 年 11 月 3 日初诊，生后即见巩膜黄染，肤黄渐深，肝脾肿大，经治不解。近日检查：肝肋下 2.5 厘米，质中；

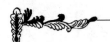
脾肋下 2.5 厘米，质软。血检一分钟胆红质 1.5 毫克％，总胆红质 2.49 毫克％，麝浊度 7.5，碱性磷酸酶 50，余项尚在正常范围。西医拟诊肝炎综合征。

胎黄两月，迄今不退，目黄肤黄，大便次多（3~4 次／日）。色如陶土，腹满胀气，按之尚软，乳哺能食，舌苔薄润。胎黄迁延，中焦气结，治宜疏利气机为先。方用：

茵陈 15 克　枳壳 4.5 克　青皮 6 克　陈皮 3 克　大腹皮 6 克　川楝子 6 克　木香 3 克　当归 6 克　赤芍 4.5 克　清甘草 2 克　5 剂

11 月 8 日二诊：肤黄见淡，两目尚黄，大便次多，粪色淡黄，腹满已减，小溲清长，胃纳尚可，舌淡根腻。气机渐调，脾虚湿滞，拟温土调气，以化其湿。方用：

茵陈 12 克　干姜 2 克　焦白术 9 克　青陈皮各 4.5 克 川楝子 6 克　木香 3 克　薏苡仁 12 克　赤小豆 10 克　炒山楂 9 克　清甘草 3 克　5 剂　后又连 5 剂

11 月 19 日三诊：肤色如常，目黄亦退，便黄而调，小溲清长，腹软稍满，舌苔薄润。诸症渐平，续以健脾温运。方用：

党参 6 克　焦白术 9 克　干姜 2 克　清甘草 3 克　茵陈 12 克　青陈皮各 4.5 克　木香 3 克　赤小豆 15 克　炒山楂 9 克　炒麦芽 9 克　7 剂

患儿脾胃得温，腹不胀满，便黄成形，再以理中加茵陈为主连服一月，至 12 月 20 日复检，各项化验均已正常，唯肝脾肿大（肝肋下 2 厘米，脾肋下 1.5 厘米，质均软），以后随访其病已愈。

按：本例胎黄，初诊所见为气机结滞，故着重理气开结，并佐归芍和血。药后黄退胀减，但脾土虚象渐露，在

二、三诊时，改予温脾健运，其症日安。前后三方，由利气和血渐至温运化湿，法随症转，层层递进，终获痊愈。

例3 瘀郁阳衰　张某　女　57天　住院号：4785

1983年3月16日一诊。生后两周，肤黄目黄，肝脾肿大，住院四十余日，症势转重。体检肝肋下1.5厘米，剑下2.5厘米，质中；脾肋下2厘米，质软。近日血检，总胆红质15毫克%，谷丙转氨酶100，碱性磷酸酶80。小便化验找到巨细胞包涵体。西医诊断巨细胞包涵体病，伴肺炎。

全身肤黄，面萎色暗，大便淡白，次数频多（每日3~4次），小溲短少，腹满胀气，纳乳尚可，咳嗽息促，哭声低沉，舌苔薄润。湿邪羁恋，气阳虚弱，病势不轻，先予温阳和中，冀退黄疸。方用：

茵陈30克　干姜2克　淡附片2.4克　茯苓9克　泽泻9克　薏苡仁10克　枳壳4.5克　青皮9克　归尾6克　赤芍6克　清甘草3克　3剂　原方出入又连服十天。

3月30日四诊：黄疸减轻，面色转润，小溲通长，形神亦振。腹满胀气，按之稍硬，大便色白，酸臭次多，此胃动伤食也。但哭声已亮，舌苔薄润。气阳稍复，湿邪得泄，久病入络，中焦阻结，兹拟破气通瘀为主。方用：

茵陈9克　干姜2克　枳壳6克　青皮6克　木香3克　大腹皮9克　川楝子9克　薏苡仁10克　郁金6克　三棱4.5克　莪术4.5克　6剂　本方连服月余。

5月11日十诊：肤黄已淡，尚有目黄，肝脾仍大（肝肋下2.5厘米，质中；脾肋下3厘米，质软），腹满稍软，大便浅黄，小溲清长。邪恋血分，续以活血行瘀，搜剔通络。方用：

归尾6克　赤芍6克　枳壳6克　木香3克　三棱4.5克

莪术 4.5 克　蟾皮 4.5 克　金钱草 10 克　人参鳖甲煎丸 3 克（包煎）　7 剂

此后目黄亦除，病情稳定，停用汤药，以人参鳖甲煎丸每天 3 克常服。至 8 月初复查，黄疸全退，大便如常。各项化验检查正常，但腹软稍满，肝脾略大。续服丸药，其后多次前来诊察，无异常发现，发育亦趋正常。

按： 患婴就诊之时，已呈面萎色暗，哭声低沉，病势十分严重，颇感束手无策。我们认为其气阳虚惫，非急救振阳温化之剂，难济万一。两周后神活阳振，湿化面润，已见生机；然其体气一时未复，结滞不利，即予温运通瘀。其后黄疸虽退，肝脾尚肿，盖因瘀滞日久，邪浊盘踞气血经络之间，殊非虫蚁搜剔、入络蚀血则难见功，药下其症终于渐得痊安。

例 4　胎湿阻结　潘某　女　3 个月　门诊号：283647

1971 年 12 月 4 日初诊：胎黄腹满肝肿，目黄肤黄，粪色淡白，小溲短赤，舌苔薄润，脉濡。西医诊断阻塞性黄疸。症由胎湿内阻，治以通利为主。处方：

当归 4.5 克　赤芍 4.5 克　茵陈 12 克　青皮 4.5 克　陈皮 3 克　广木香 2.4 克　赤苓 9 克　炒枳壳 4.5 克　生甘草 1.8 克　3 剂

12 月 7 日二诊：黄疸见退，便转溏黄，小溲短严峻，腹部仍满，舌苔薄腻。兹拟分利湿热。处方：

赤苓 9 克　制茅术 9 克　猪苓 9 克　泽泻 9 克　茵陈 12 克　广木香 3 克　炒麦芽 9 克　青皮 4.5 克　陈皮 3 克　滑石 9 克（包）　生甘草 1.8 克　3 剂

12 月 10 日三诊：黄疸渐淡，腹部亦软，舌苔薄润，胃纳亦和，唯便仍溏泄，小溲尚赤，且喉有痰声。是湿虽化而

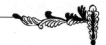

脾运不健也，兹须健脾化湿法。处方：

党参6克　焦白术9克　茯苓9克　清甘草3克　陈皮3克　姜半夏9克　煨木香3克　炒米仁9克　猪苓6克　泽泻9克　7剂而愈。

例5　湿热蕴伏　杜某　女　2个月　门诊号：45078

1972年12月22日初诊：胎黄二旬，面目黄染不显，但粪如陶土，小溲黄赤，腹满肝脾肿大，舌红，根部苔腻，脉弦。是为胎湿阻滞，治以渗利湿热。处方：

川朴1.8克　茵陈12克　赤苓9克　连翘9克　条芩6克　广木香1.8克　青皮4.5克　陈皮3克　生甘草1.8克　川楝子6克　3剂

12月25日二诊：便下溏黄，小溲清淡，舌根苔薄，腹部转软，黄疸渐退。是湿热通利，病情松化，续进原法加减。处方：

茵陈9克　焦白术9克　广木香1.8克　赤苓9克　条芩4.5克　生扁豆6克　青皮4.5克　陈皮3克　川楝子6克　赤芍4.5克　4剂

12月29日三诊：黄疸完全退清，肝脾亦见缩小，大便通黄，小溲清长，乳食亦和，唯稍有痰咳，再进调理。处方：

陈皮3克　姜半夏6克　茯苓9克　生甘草2.4克　焦白术6克　茵陈9克　广木香2.4克　猪苓3克　炒麦芽9克　5剂　服后而愈。

例6　湿热熏蒸　林某　男　2个月　门诊号：84132

1973年7月6日初诊：初生胎黄，目睛黄深，肤黄如金，大便色白而不畅，溺如柏汁而短少，舌苔黄腻，脉弦数，胃纳不佳，腹满，按之尚软。西医诊断为阻塞性黄疸。来势属

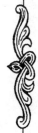

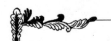

重，询之孕时酒肉炙煿不节，湿热瘀蕴内伏，亟须茵陈蒿汤加味主之。处方：

茵陈 12 克　栀子 9 克　大黄 3 克　赤苓 6 克　猪苓 4.5 克　泽泻 6 克　生甘草 1.8 克　川柏 4.5 克　条芩 4.5 克
3 剂

7 月 9 日二诊：药后便下通畅，粪色稍黄，小溲通赤，黄疸较退，舌苔薄腻，能进乳食，续进渗利湿热。

原方去大黄，加滑石 9 克（包），青陈皮各 3 克，4 剂。

7 月 13 日三诊：湿热下渗，病情迅速好转，黄疸基本消退，小溲淡黄，大便时有白色，日二三次，腹软纳和，兹拟健脾以运余湿。处方：

陈皮 3 克　焦白术 9 克　赤苓 9 克　茵陈 9 克　煨木香 3 克　炮姜 1.5 克　清甘草 2.4 克　楂肉炭 9 克　炒米仁 9 克
泽泻 9 克　5 剂

7 月 18 日四诊：黄疸已退，面色转润，乳食正常，小溲清长，便下色黄，日有三次。是病后脾虚，治宜调扶，以善其后。处方：

上方去茵、楂、泽，加党参 6 克，怀山药 9 克，7 剂。

药后病即告痊。

按：以上 3 例都是新生儿黄疸，但症情有所不同，其黄疸程度亦有浅深。第 4、第 5 例均为胎湿阻滞，但例 4 肤目均黄，湿热较浅，仅用茵陈四苓加味，重在渗利湿邪；例 5 黄染不显，湿热深固，根据症状乃以疏肝理气使湿热松化，得到外泄；例 6 由于胎孕时酒肉熏蒸，蕴毒更重，肤黄如金，瘀热内郁，故以茵陈汤合栀子柏皮汤以泻实火，使湿热蕴毒下达，病乃得愈。但本病在湿祛黄退之后，每现脾虚便泄，此时应注意调扶脾胃，以促进后天生化之源，这一善后

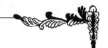

之法不可不知。

例7 阳虚寒湿 邬某 男 3个月 门诊号：112341

1973年10月17日初诊：生后即现黄疸，肤目黧黄，粪如陶土，小溲黄赤，不欲吮乳，舌淡苔腻，肝脏肿大。送经某医院治疗，诊断为阻塞性黄疸，其症为寒湿阴黄，治宜温中为主。处方：

茵陈9克 炒白术6克 淡干姜1.5克 茯苓6克 生草1.5克 广木香1.8克 当归3克 炒麦芽6克 5剂

10月22日二诊：黄疸稍退，黄色转润，腹虽软而肝仍肿，粪色尚白，小溲淡黄，舌淡苔腻，胃纳不佳。寒湿阻滞，再以温通。处方：

当归尾3克 赤芍1.5克 茵陈9克 淡干姜1.5克 茯苓6克 焦白术6克 生甘草1.5克 陈皮3克 青皮4.5克 淡附片1.8克 4剂。

10月26日三诊：肤黄已退，目黄亦淡，面色转润，肝小腹软，唯粪色仍白，小溲淡黄，胃气已动。方既用合辙，再宗原法。

上方去陈青皮，加炒谷芽9克，4剂。

10月30日四诊：胃纳如常，黄疸基本消退，便色转黄，日二三次，小溲淡黄，其舌质尚淡。病后脾阳未复，兹拟温扶。处方：

党参3克 焦白术4.5克 干姜1.5克 清甘草1.5克 茯苓6克 淡附片1.8克 陈皮3克 怀山6克 5剂 服后痊愈。

例8 阴寒湿滞 陆某 男 2个月 门诊号：217543

1974年3月5日初诊：胎黄，目黄肤黄，其色不泽，肝脾肿大，腹满吐乳，舌淡苔润，两脉濡弱，小溲深黄，粪如

陶土。西医诊断为阻塞性黄疸。症属寒湿久滞，病势非轻，治拟温通化湿。处方：

茵陈 9 克　当归 3 克　赤芍 3 克　淡干姜 1.5 克　姜半夏 6 克　赤苓 9 克　青皮 3 克　广木香 1.8 克　生甘草 1.8 克　3 剂

3 月 8 日二诊：药后肤目黄减，能食不吐，腹部胀满，小溲仍黄，便泄色淡。阴寒湿滞于中，再以上法加减。处方：

陈皮 3 克　焦白术 6 克　茯苓 6 克　清甘草 1 克　淡干姜 1.5 克　煨木香 1.8 克　茵陈 6 克　淡附片 1.5 克　青皮 3 克　川楝子 6 克　3 剂。

3 月 11 日三诊：寒得温而散，湿得温而化，故黄疸渐淡，胃和能食，粪色转黄，但泄不化，腹满而软，尿赤而长，舌质淡白。仍属脾运不健，温阳和中主之。处方：

陈皮 3 克　焦白术 6 克　茯苓 6 克　生甘草 1 克　炮姜 1.5 克　煨木香 1.8 克　茵陈 9 克　熟米仁 9 克　淡附片 1.5 克　4 剂。

3 月 15 日四诊：黄疸全退，舌净纳和，便调色黄，溲淡次多。病后扶脾为重，再进调补以善其后。方用参苓白术加减，7 剂而愈。

按：阴黄，由于寒湿内阻，阳气不振，黄疸晦暗，舌质多淡，精神萎靡；除与阳黄同属阻塞性而大便多见灰白色外，阴黄则粪便溏泄居多。因此辨证须明，用药亦有出入，但最后还需调补脾胃，则虽殊途而终同归也。

（十三）独特手法治婴儿吐乳症的研究

婴儿吐乳症是儿科常见病，患儿自新生后即频频吐乳，

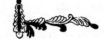

一日数度，喂乳后烦躁不宁，时时转颈并腿，有即刻就吐，也有在食后半小时至 1 小时左右自吐，量多呈喷射状，吐后患儿安静，仍可再次喂乳。有的婴儿吐乳长达数月不愈，营养无法正常吸收。临床多责之于寒热失调、食积、喂养不当，用中西药治疗，但均疗效不佳。

1. 病因与病机

婴儿吐乳症是指初生儿在哺乳或哺乳后所发生的吐乳现象，患儿呕吐频繁，1 日数次，量多喷射而出，却无器质性及感染性病变。中医文献中已有记载，如《幼幼集成》指出："小儿呕吐，有寒有热有伤食……其病总属于胃。"故《灵枢·邪气脏腑病形篇》云："胃病逆，膈咽不通，食饮不下。"盖胃为水谷之海，主受纳和腐熟水谷，胃气上逆则受纳失司，呕吐哕逆交作，均责之于胃。

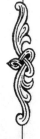

婴儿何多吐乳？乃与其生理特性有关。为此，我们对 96 名患儿作了 X 线钡餐检查，均见到不同程度的胃食道反流现象，甚至反流液上达咽喉部，附合现代医学胃食道反流症（GER）的病机，乃是下食道括约肌功能不全（六月龄以下的婴儿其食道下端高压带尚未形成完善），属功能性呕吐。与中医所论胃病，气机上逆之病因病机相吻合。

我对众多患儿诊察中发现呕吐症与患儿咽喉部之"火丁"有关。所谓"火丁"又称"蒂丁"，是指悬雍垂相对面的会厌软骨，局部突起，甚至高耸尖硬，此因浊邪火热熏蒸形成"火丁"，胃失通降，秽浊之气循经而上，咽喉不适引发反射性呕吐，犹如频繁的鹅毛抵咽探吐之状，致使呕吐呃乳反复不愈。临床观察此现象有迁延至 7 岁幼儿，仍常呕吐，病久患儿形体羸瘦，常伴有营养不良、贫血、佝偻病等，严重影响小儿生长发育。据观察 337 例，其中合并贫血

42 例，佝偻病症 36 例。生长发育低于同龄儿标准值 165 例（而出生时身高体重不符合标准儿只有 25 例）。本病因胃气不降呕吐乳食，胃纳失司，脾运失健，生化乏源，气血精微不足以充养脏腑、四肢、百骸，出现营养不良生长迟缓，可谓"后天失调"也。其对儿童发育之危害性很明显。

2. 治则与治法

历代医家均辨寒热虚实，以药饵内服治疗呕吐。而今药入也吐，药物难以奏效。我则另辟蹊径，主以振奋胃气，平复"火丁"为其治则，以家传手法按压"火丁"。具体操作方法是：医师消毒后的食指蘸以少量冰硼散，快速地按压舌根部的"火丁"上，立即退出，隔日按压 1 次，3 次为 1 疗程，大多患儿经 1 疗程后即愈，甚至 1 次按压即愈，吐未止者也可再作 1 疗程。

根据针灸学原理，凡内脏功能失调，沿其经络系统所产生的反应点亦即具有良效的治疗点。吐乳既是脾胃疾患，"火丁"之部位正是足太阴脾经、足阳明胃经在体内循行所过之处，经云："足太阴之脉属脾，络胃，上膈，夹咽，连舌本，散舌下""足阳明胃经……循喉咙，入缺盆，下膈，属胃，络脾。"脾气宜生，胃气宜降，"火丁"高突，胃气上逆引起呕吐，则按压"火丁"可作为一良效治疗点，促使脾胃气机调畅，通降复常而奏平逆降浊止呕之效。

为研究这一治疗机制，在上海中医学院生理教研室的协作下对 25 只猫作了相应的实验研究，以按压"火丁"观察猫胃内容积的变化，其方法是用止血钳夹住棉球，在猫的舌根部轻压及来回摩擦刺激，观察到猫胃的容积迅速扩大，同时发现按压"火丁"后胃的收缩间歇大为延长，伴有收缩幅度减少，胃节律性活动受到抑制，显而易见均有助于遏制吐

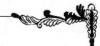

乳的症状。进一步在猫颈部切断迷走神经后，按压"火丁"，发现胃的反射活动消失，揭示本法是通过迷走神经兴奋，释放嘌呤类神经介质作用于胃壁平滑肌使之舒张而缓解了呕吐症状。采用本法可使胃内容积扩大，犹如盛物之杯由小变大，胃气上逆之势被遏，通降下行之能渐趋恢复，故按压时短暂，却可持之以恒。至于引起"火丁"突起之浊邪火热，因胃得通降，秽浊已无滋生之源，不专祛邪而"火丁"自复也。

3. 疗效与评价

我们于 1986~1992 年两段时限内治疗观察呕吐患儿 337 例，年龄最小 15 天，最大为 12 岁。划分 3 组：按压组 302 例；西药配对组 20 例（阿托品 1：2000 稀释液于餐前 5 分钟，按 0.01mg/Kg 饮服）；安慰剂配对组 15 例（决明子糖浆每日 30ml，分 3 次服，相当于生药 0.5 克）。经 1 个疗程治疗，按压组痊愈（呕吐停止，一月后无复发）153 例、有效（吐乳基本停止，偶有恶心回乳一二口）134 例、无效（呕吐如前或虽减未止）15 例。总有效率 95.2%；西药组痊愈 2 例，有效 10 例，无效 8 例，有效率 60%；安慰剂组有效 2 例，无效 13 例，有效率 13.3%。三组经卡方检验，P 值 <0.005，统计学处理有显著性差异，对后两组无效的 21 例，再用手法按压，19 例获效，通过自身对照，更证实这一独特手法疗效优异。又对其中 58 例（58/96）经手法吐止的患儿进行 X 线钡餐复查，其中 17 例已无反流发生，17 例偶有少量反流，24 例尚有反流，但反流的频率与高度较前改善，从而也证实了按压"火丁"降逆止呕的效果，也具有改善食道反流的功效。

今按压"火丁"治疗呕吐不仅从临床上得到效验，且

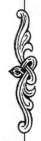

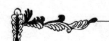

从实验研究也阐明了小儿呕吐的病理生理及治疗机制。同时对治疗后3个月进行随访195例，痊愈107例，有效82例，仍吐5例，总有效率仍达96.9%。复查身高体重，均随年龄增长有不同程度的发育，其中生长速度超过同龄组的有26例占16%，包括早产小样儿2例也得到了及时纠正；贫血改善的有20例（20/40）占49.6%；佝偻病症减轻有12例（12/36）占33.33%。提示吐乳症痊愈后，脾胃纳运功能健壮，水谷精微供奉复常，气血充盈，促儿苗长，提示本法不仅治愈小儿呕吐症，并能促进患儿生长发育加快，具有保健育儿的积极意义。

例1 沈某 男 6个月 门诊号：15633

1981年5月27日一诊：患儿近一月来，每于哺乳或食后，时发吐呕，二便如常，未见其他症状。察其舌根部有蒂丁高突，即蘸冰硼散以手法按压，不需另行服药。其症遂平。

例2 薛某 女 5个月 门诊号：18148

1981年7月1日一诊：患婴每哺辄发呕恶呃乳，大便色绿，小溲通长，睡中易惊。西医诊断佝偻病，消化不良。舌淡少苔，根部蒂丁突起。以手法按压，处以益黄散方（去诃子）。

木香2克 青皮3克 陈皮3克 丁香1.5克（研吞）生甘草2克 3剂

后随访知其诸恙均安。

例3 沈某 女 7岁

足月顺产，初生时体重3000克，母乳喂养，1981年新生后即有呕吐史，喂乳后即吐，如喷射状，日3~4次，病程6年以上。进食稍多（半小碗），时有呕吐，量多，半固

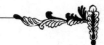

体状胃内容物。1988 年 1 月 13 日，因一年来反复呕吐伴上腹痛，在市六医院检查：X 线钡剂显示幽门、十二指肠未见畸形变，但有明显反流现象，附合胃－食道反流。予注射灭吐灵 1 支；口服 VitB$_6$、复 B 合剂、颠茄合剂等，服药三周，呕吐如前。于 1988 年 2 月 9 日转来本科诊治。患儿面色萎黄，形体瘦弱，身高体重均不符合标准（小于一个标准差以上），舌苔黄腻，脉濡汗多，无热不咳，二便均调，证属湿热内蕴，胃失和降，火丁高突所致，先予手法按压，隔日 1 次，3 次后呕吐已戢。

同年 6 月 2 日 X 线复查未见返流，身高体重增加明显，4 个月内身高增加 5cm，体重增加 1.5kg，但尚未达标准（因原基础差）。

从临床新疗法而论，本法毋需服药或手术，无创伤性，无副作用，具有创新性及可重复性，有利于婴幼儿健康发展，有深厚的社会效益和经济效益。此项研究，已获得 1994 年度国家中医药管理局医药科技进步奖三等奖，并获得上海市科委医药科技进步奖三等奖。

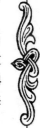

小儿肾炎的诊治经验

（一）急性肾炎

分析特点、知因识理

小儿之急性肾炎的发生，常与感冒、急性扁桃体炎、猩红热、皮肤化脓性感染有较密切的关系。而从病因来分析，

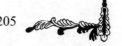

则多是感受风、湿、热之故。如《医宗金鉴》所说:"风水得之,内有水气,外感风邪;皮水得之,内有水气,皮受湿邪。"明·戴思恭《证治要诀》曰"有患生疮,用于疮药太早,致遍身肿。"李梴在《医学入门》中亦谈到"阳水……或疮痍所致也。"故每因风邪外袭,或涉水冒雨,水湿内浸,饮食不节;或疮毒感染,湿热内侵,使水液的气化功能失常而引发急性肾炎。

风、湿、热三者,既可单一致病,又多互为因果。如素体湿盛,复感风邪郁表,以致风湿相合,气阻湿滞而泛为水肿;湿郁化热,内外相合自能产生湿热的证候等。

论其病理,当属肺、脾、肾三脏功能失调。《素问·阴阳别论》说:"三阴结谓之水。"由于肺气不宣,不能通调水道;脾失健运,不能升清降浊;肾虚则水液泛滥;肺、脾、肾三脏俱病,影响三焦决渎作用与膀胱气化失常,使水湿停聚而为水肿。所《医宗必读》中指出水肿"其本在肾,其标在肺,其制在脾。"由于小儿禀赋不足"五脏六腑成而未全,全而未壮",脾常失运,则水湿内滞;肺卫不固,常不能抵御外邪的侵袭;脾不输精,肺不敷布,肾失其养,精关不固,制约无权。所以我们认为从水精运行情况,结合小儿特点和临床多见感冒引起的风邪遏肺;扁桃体炎、猩红热引起的风热相搏,肺的宣降失常;疮毒引起的风湿郁热,三气犯肺等肺经先受邪的情况来看,小儿急性肾炎的病理机制,在一定的程度上都是通过肺经受邪直接引起或诱发引起所致。

辨证分型,兼以理肺

根据上述的见解,参合临证,我们一般将小儿急性肾炎分为四种类型,在辨证施治的原则下,同时针对性的加强些肺经药物,如在主方外选用蝉衣、黄芩、苏叶、射干、桑叶

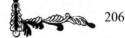

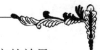

皮、沙参之类，在急性期的治疗中，确实收到一定的效果。

（1）风水郁表：主症，畏寒恶风，发热或咳嗽，目睑浮肿，或继而四肢全身浮肿（以腰以上为甚），舌红苔薄白，咽红，脉浮紧或浮数，小溲短少。治则，祛风利水。

主方：越婢汤。如风邪轻而水气重，可加白术以助水之堤防，风热表证重者可用银翘散加减；咽肿加蝉衣、板蓝根、黄芩；湿热偏重可加白茅根、滑石、车前草、赤小豆。

例1 风水郁表 俞某 女 6岁 门诊号：32758

1979年12月12日初诊。

咳嗽数天，面目浮肿，咽红，舌红苔白，纳谷一般，脉浮略数，便通溲少。尿检：蛋白++，红细胞++，白细胞++，颗粒少许。风邪袭肺，水湿内停，治以宣肺利水。

麻黄3克 生石膏15克（先煎） 生姜皮5克 防己9克 清甘草3克 生白术9克 赤苓皮9克 蝉衣5克 苏叶5克 3剂

二诊：咳嗽转差，浮肿渐平，舌红苔黄，小溲通长，尿检：蛋白痕迹，红细胞少许，白细胞少许。上法颇合，无庸更张，再以原法主之。原方加象贝6克 5剂

三诊：咳嗽已和，浮肿亦平，舌红苔黄，便通溲黄。尿检：蛋白痕迹，红细胞+++，白细胞+，上皮少许。表邪渐解，湿热逗留治以清热利湿。

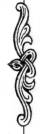

小蓟草9克 炒藕节9克 蒲黄9克 木通1.5克 滑石12克（包） 生地9克 黑山栀9克 淡竹叶5克 白茅根30克 血见愁15克 车前草15克 5剂

药后，尿检红细胞+，嗣后以原方为主略以增损，调治廿余剂，尿检恢复正常，终以六味地黄丸巩固之。

按：该患儿发热不显，咳嗽面目浮肿，舌红苔白，脉浮

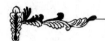

略数，当属风水郁表，故以越婢加术汤为主，增以疏风利水之苏叶、蝉衣、赤苓、防己，三剂后症状明显好转，但尿检不正常，舌苔转黄，浮肿反平，是风邪虽去，内湿化热伤络故也，故再以小蓟饮子加减以清利之，渐次调治而愈。

例 2 风水浮肿　郑某　女　11 岁　门诊号：37402

1980 年 10 月 11 日初诊：急性浮肿，迄今四天。西医诊断急性肾炎。小溲短少。肿势偏上，恶风，纳呆，大便如常，咽痛而红（咽喉炎），舌润无苔，脉浮数。症属风水，越婢加味主之。处方：

麻黄 2.4 克　生石膏 15 克　生草 2.4 克　生姜 2 片　红枣二枚　茯苓皮 9 克　木防己 9 克　泽泻 9 克　猪苓 6 克　腹皮 9 克　3 剂

二诊：浮肿渐平，小溲亦长，胃气初动，大便通调，咽痛已止，微有恶风，舌淡苔薄，脉濡缓。湿邪滞恋，兹须渗利。五苓加味可予。处方：

桂枝 2.4 克　茯苓皮 9 克　猪苓 9 克　泽泻 9 克　生白术 9 克　木防己 9 克　腹皮 9 克　滑石 12 克　车前子 9 克　通草 3 克　3 剂。后又续 4 剂

三诊：浮肿消退，胃纳亦佳，大便日二次，尿检红细胞 30~35，舌苔薄滑，脉软。是湿邪伤络，再以利湿止血。处方：

焦白术 9 克　带皮苓 9 克　猪苓 9 克　泽泻 9 克　陈皮 3 克　茅根 30 克　小蓟炭 9 克　藕节炭 9 克　苡仁 12 克　蒲黄炭 9 克　3 剂

四诊：浮肿全平，小溲通长，大便成形，胃纳颇香，尿检正常，舌苔薄润，脉濡。病后脾肾两虚，拟予调扶。处方：

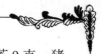

陈皮3克　焦白术9克　怀山药9克　茯苓9克　猪苓9克　泽泻9克　山萸4.5克　熟地9克　清甘草2.4克　4剂

后以原方加减再进数剂而愈。

按：本例为较典型之风水，故予越婢加味；药后尚余湿邪，乃以五苓加利水渗湿诸品。继之更加止血之药以除尿中隐血，终则以调扶脾肾之剂而收全功。

例3　风水表热　朱某　男　6岁　门诊号：35362

1980年2月11日初诊：发热浮肿已有六天，西医诊断急性肾炎，咽痛口渴，小溲短少而赤，血尿明显，舌红苔薄白，脉浮数。症系风水表热，治宜疏解清利。处方：

麻黄2.4克　生石膏1.8克　桑叶9克　连翘9克　桔梗3克　生草2.4克　荆芥4.5克　银花9克　黑山栀9克　滑石12克　2剂

二诊：热平肿退，表证初解，小溲渐长，血尿已淡，舌苔薄白，脉濡数。是风去湿热尚留，兹须清渗利尿。处方：

带皮苓9克　猪苓9克　泽泻9克　茅术9克　车前子9克　黑山栀9克　滑石12克　连翘9克　通草3克　生草2.4克　2剂，后又续进5剂

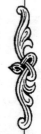

三诊：浮肿全退，胃和便调，小溲通长，血尿渐止，舌苔白腻，脉缓。水病向愈，余湿未清，再以渗利。处方：

陈皮3克　茯苓皮9克　川朴2.4克　苍术9克　猪苓9克　泽泻9克　六曲9克　车前子9克　苡仁12克　3剂

药后尿检正常，续予原法而安。

按：本例为风水表热，先以疏解清热，继以淡渗利尿而渐愈。其尿血明显，这是风湿之邪内伤阴络也；故风湿一清，虽不止血而尿血自除矣。

例4 风热夹水 褚某 男 6岁 住院号：31744

1963年12月7日一诊：全身浮肿，鼻塞声重，咽喉疼痛，口角糜烂，小溲短少，舌红苔薄，脉浮数。西医诊断急性肾炎。其症为风热夹水，治宜疏解清利。处方：

桑叶9克 薄荷2.4克（后下） 淡豆豉9克 荆芥4.5克桔梗3克 生甘草2.4克 连翘9克 银花9克 黑山栀9克滑石12克 2剂

12月9日二诊：浮肿渐平，胃和便通，小溲略长，身热虽退，口疮仍布。尿检白细胞10~20/HP，红细胞0~2/HP，脉舌同上。再以清化。处方：

桑叶9克 连翘9克 银花9克 碧玉散12克（包） 黑山栀9克 生黄芩4.5克 桔梗3克 赤苓9克 泽泻9克 通草3克 2剂

12月11日三诊：浮肿全退，小溲亦调，口角疮敛，舌红润，脉濡滑。尿检白细胞1~3。续以清利可也。处方：

再调理数剂而愈。

按：该例为外感风热之邪，致肺失清肃，水道不利，故见浮肿溲短诸症。治以银翘、桑菊加减，合以四苓、六一之类，辛凉清解，肃肺利水，见效甚捷。

（2）水寒浸渍：主症，面目及遍身浮肿，身重困倦，面㿠唇白，畏寒肢冷，无热或微热，舌淡苔白腻，脉沉缓或浮而带濡，小溲短少。治则，通阳利水。主方五苓散合五皮饮。可加苏叶之类以加强宣肃肺气，通调水道之力。

例5 风水表寒 张某 女 5岁 门诊号：17822

1963年10月20日一诊：感冒风寒，发热咳嗽，身浮溲短。尿检蛋白（++），红细胞（+）。西医诊断急性肾炎。舌苔薄白，脉象紧数。以风水表寒，拟辛温疏表。处方：

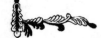

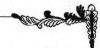

桂枝 2.4 克　麻黄 2.4 克　白芍 6 克　杏仁 6 克　清甘草 2.4 克　桔梗 3 克　防风 4.5 克　生姜二片　红枣三枚　2 剂

10 月 22 日二诊：身热已退，小溲稍长，面部略浮，咳嗽已平，舌淡，根部苔腻，脉濡滑。外邪已化，里湿未清。治以通阳利水。处方：

桂枝 2.4 克　带皮苓 9 克　猪苓 9 克　泽泻 9 克　陈皮 3 克　川朴 3 克　制茅术 6 克　通草 3 克　桔梗 3 克　3 剂

服后肿退溲长，胃纳亦和，尿检尚未完全正常，出院后再以调理而愈。

按：本例为风寒袭肺引起的风水证。初诊时投以麻黄桂枝各半汤辛温疏散，药后外邪即解；但水湿滞结，故以五苓合平胃加减治之，获得安痊。

例 6　肺闭水肿　施某　男　7 岁　门诊号：22563

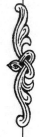

初诊：浮肿已四天，西医诊断急生肾炎。咳逆气急小溲短少，面浮身肿，大便溏软，舌苔薄白，脉浮而缓。此为风邪阻表，肺气不宣，而致水肿。治宜宣肺利水。处方：

麻黄 3 克　杏仁 9 克　汉防己 9 克　茯苓皮 12 克　猪苓 9 克　泽泻 9 克　桂枝 2.4 克　车前子 9 克　生姜三片　2 剂

二诊：小溲初通，浮肿渐退，气急较平，咳嗽尚多，胃纳稍差，面色不华，舌红苔薄，脉缓滑。肺气初宣，风热犹恋也。再拟清宣，兼以渗利。处方：

桑叶 9 克　枇杷叶 9 克　杏仁 6 克　生草 3 克　麻黄 1.8 克　车前子 9 克　陈皮 3 克　竹茹 9 克　茯苓皮 9 克　泽泻 9 克　2 剂

三诊：浮肿已平，小溲通长，咳逆已止，面色转润，虽

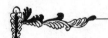

胃和便调，但口渴少津，尿检红细胞20~40，蛋白（＋），舌红，脉大而数。有湿去液耗，阴络失养之象，拟予滋阴增液、凉营止血法。处方：

鲜生地12克　玄参9克　麦冬9克　知母6克　丹皮9克　茅根30克　藕节炭9克　小蓟炭9克　蒲黄炭9克生草2.4克　3剂

随之以上方加减续服而愈。

按：该例浮肿、咳逆并见，其病机在于肺气郁；高源闭塞，水湿遂泛。治以开肺利水，药后肿退溲通；继以清宣理肺，咳逆即平；三诊时液耗尿血，主以增液养络，随手而效。

（3）湿热蕴结：主症，面目肢体浮肿，发热口渴，或脘腹胀闷，或皮肤疮毒，舌红苔黄或腻，便秘或溏鹜，小溲短赤，脉滑数或弦数。治则，清热解毒，利湿消肿。按此型当分清湿、热之孰重孰轻，以权衡施药。如湿偏重，症见苔腻尚润，脘胀胸闷，便下溏鹜，脉滑数，方可选用三仁汤合甘露消毒丹为主。如热偏重，症见舌红苔黄燥，烦渴发热，便下秘结，小溲短赤，脉弦数。方可选用黄连解毒汤合五味消毒饮为主。以上兼并皮肤疮毒湿疹可选用苦参、地肤子、晚蚕砂、土茯苓、蝉衣之类；局部红肿可选用丹皮、赤芍、白茅根之属。

例7　徐某　男　4岁　门诊号：21685

1979年7月12日初诊：患儿二下肢疮疹出水已1周，前起发热，面部浮肿，咽红稍咳，舌红苔黄腻，脉滑数，便干溲赤，体温38℃，尿检：蛋白（＋＋＋），红细胞（＋＋），白细胞少许，上皮少许。湿毒郁于肌表，治以解毒利湿。

蝉衣5克　桑叶9克　黄连3克　连翘9克　黄芩5克

黄柏 5 克　野菊 5 克　地肤子 9 克　白鲜皮 9 克　滑石 12 克（包）黑山栀 9 克　4 剂。

二诊：药后发热已和，咳嗽减少，面浮渐退，疮疹出水瘥，苔黄松腻，便通溲黄。尿检：蛋白＋，红细胞＋，白细胞少许。再以原法主之。

黄连 3 克　黄芩 5 克　黄柏 5 克　黑山栀 9 克　蝉衣 5 克 滑石 12 克（包）地肤子 9 克　白茅根 30 克　车前草 15 克 甘露消毒丹 12 克（包）5 剂

以后用上方加减继用 20 余剂，症状消失，尿检连续三次正常。最后以知柏地黄丸善后。

按： 此例患儿湿热素盛，复感风邪，以致与湿热搏结而成为热毒壅盛之证，故初用黄连解毒汤为主，加桑叶、蝉衣、连翘以疏散风热，加地肤子、白鲜皮、滑石以疏风利湿。四剂以后症有好转，然湿热之患非易速去，故在湿渐松化之时加用甘露消毒丹之类，继用 20 余剂，而使诸症消失。

例 8　湿毒风热　李某　男　8 岁　住院号：13324

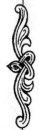

1961 年 11 月 23 日一诊：初起湿疮遍体，化热作脓，继因复感外邪，寒战高热（39.5~40.8℃），咳嗽气急，全身浮肿，小溲短赤（尿检红细胞 100 以上），脉浮滑，舌苔黄腻。西医诊断急性肾炎。症为湿毒内攻，风热束表。治拟疏化解表，清热利水。处方：

淡豆豉 9 克　黑山栀 9 克　连翘 9 克　银花 9 克　荆芥穗 4.5 克　淡条芩 6 克　碧玉散 12 克（包）地肤子 9 克 晚蚕砂 12 克　2 剂

11 月 25 日二诊：身热较和，咳嗽亦减，小溲仍赤，胃纳欠佳，脉舌略同；外邪稍解，里湿尚重。再拟疏利。处方：

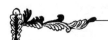

淡豆豉9克　黑山栀9克　带皮苓9克　猪苓9克　泽泻9克　苍术9克　佩兰叶6克　土茯苓18克　地骷髅12克　滑石12克　2剂

11月27日三诊：小溲色淡，浮肿消退，但身热不净，舌红苔薄。仍宜清解利水。处方：

淡豆豉9克　荆芥4.5克　桑叶9克　鸡苏散12克（包）连翘9克　银花9克　黑山栀9克　淡芩4.5克　猪苓9克　赤苓9克　泽泻9克　2剂

药后热平溲长，唯余湿尚存，再以四苓加知、柏、竹叶、茅根等数剂，症状消失，基本告痊。

按：此例由于湿毒内攻，复感外邪，发为浮肿。初以银翘散为主，以解毒利水，表里兼治；二三诊续以疏利。余湿未清，则以四苓知柏利湿泄火，迨湿火一去，诸症乃愈。

例9　湿疮水肿　俞某　男　6岁　门诊号：30593

初诊：浮肿一周，小溲短少，全身湿疮，纳呆作恶，尿检红、白细胞均（+），西医诊断急性肾炎。舌苔薄白，脉细滑数，症属水湿壅于肌表。治以行湿利水，四苓加味主之。处方：

带皮苓12克　茅术9克　猪苓9克　泽泻9克　木防己9克　车前子9克　茅根30克　藕节炭9克　滑石15克　晚蚕砂12克　3剂

二诊：肿退溲多，湿疮初干，舌红脉滑。

上方加川柏4.5克，小蓟炭9克，连进7剂。

三诊：浮肿已退，小溲亦长，胃和便调，湿疮结痂，但尚有低热未清（37.6℃），尿检红细胞10~20，白细胞5~10，舌红苔薄腻，脉滑数。是湿热不清，恋于血分，治宜清热凉血。处方：

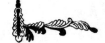

川柏 4.5 克　生条芩 6 克　赤芍 6 克　丹皮 9 克　苦参 6 克　藕节炭 9 克　小蓟炭 9 克　蒲黄炭 9 克　黑山栀 9 克　滑石 12 克　6 剂

四诊：肿平溺长，湿疮已敛，尿检已复正常，但心跳较快，苔薄白腻，脉细数。余邪未尽，再以渗利。处方：

带皮苓 9 克　猪苓 9 克　泽泻 9 克　滑石 12 克　赤芍 6 克　丹皮 9 克　佩兰叶 12 克　连翘 9 克　通草 2.4 克　条芩 4.5 克　3 剂

药后又以调理之药服之乃安。

按：本例为湿疮性肾炎，故重在利湿泻火；湿疮平后，而阴络受损，每见血尿，则以凉营利湿为治，不数剂而迅速复常矣。

（4）热盛损津：此型亦即上盛下虚，多见于风热感冒、急性扁桃体炎、猩红热及皮肤疮疡，肺热盛而劫伤肾津者。主症，面目略浮肿，咽红肿，舌红苔薄或起刺，唇朱口渴，常伴低热，脉细数，便干溲少。治则，清上滋下。主方，清金滋水汤（董氏方）。药用北沙参、黄芩、蝉衣、板蓝根、石膏、麦冬、生地、川柏、怀山药。此方之意重在清肺，少佐滋阴，以达到金清则水清，水清则络宁之目的。咽肿甚可加射干、大力子；伤津重可加玄参、女贞子之类；血尿明显可加用白茅根、丹皮、参三七、羊蹄根、仙鹤草之属。

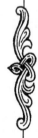

例 10　董某　女　9 岁　门诊号：27656

1981 年 11 月 20 日初诊：患儿 1981 年 10 月 31 日发热、浮肿。尿检：蛋白 ++，红细胞 ++++，曾用中药宣肺利水、清热利湿之剂，加上青霉素等治疗未效而住院治疗。在住院期间除服用中药外，还用多种抗生素及止血药物，蛋白恢复正常，但红细胞始终在 ++~+++ 之间，后自动出院，来门诊

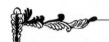

治疗，并停用一切西药。

患儿急性肾炎已近月，浮肿已平，舌红无苔，唇朱烦渴，伴有低热，纳谷一般，脉数，便通溲少。尿检：蛋白微量，红细胞（++++）。风热袭肺，热灼伤津，治以清上滋下，佐以活血止血。处方：

北沙参9克　生石膏15克　蝉衣5克　麦冬9克　生地15克　白茅根30克　川柏5克　赤芍5克　琥珀2克（后入）　参三七3克（吞）　4剂

二诊：病情稳定、舌红无苔。尿检：蛋白微量，红血球（+++），再以原方去琥珀（因服后恶心），加仙鹤草12克。4剂

以后用此方为主加减，先后用女贞子、羊蹄根、炒藕节、小蓟草等药，用至20余剂以后，尿检红血球稳定在+。最后给服验方：活鲫鱼2条（每条30克以上）、生地榆15克、土大黄15克。将鱼洗净，与药同煮沸，睡前半小时服汤，连服约15天，尿检数次均属正常，最后以六味地黄丸巩固。随访至今未见复发。此方见《四川中草药通讯》1977年第1期。考鲫鱼性温，味甘，为健胃营养品，主治胃虚弱，有调中之功。

按：此例患儿病情较为顽固，根据病史与证候分析，舌红烦渴、低热、脉数，可知风湿之邪虽渐消退，而肺热未清，且损伤阴血，故以清金滋水汤为主，兼用三七活血止血凉血之品，使病情渐趋好转，后又转用验方得痊。

（二）慢性肾炎

例1　脾虚湿阻　顾某　男　51岁　住院号：14141

1962年5月30日一诊：全身浮肿，小溲短少，面色萎

黄，大便稀薄，脉濡带滑，舌苔白腻。西医诊断为慢性肾炎。症属脾气已虚，水湿阻滞。治拟健脾以利湿。处方：

党参 4.5 克　生白术 9 克　茯苓皮 12 克　清甘草 2.4 克 陈皮 3 克　五加皮 9 克　大腹皮 9 克　生姜衣 1.8 克　桑白皮 6 克　车前子 9 克（包）　地骷髅 12 克　3 剂

6 月 2 日二诊：小溲较多，浮肿下移，脉舌略同。是脾虚不能健运，仍宗上法。

上方去桑皮、五加皮，党参加至 9 克。5 剂。

6 月 7 日三诊：小溲已长，但浮肿尚未全退，脉濡，舌淡苔薄。此病久体弱，脾阳气虚。宜前法扩充之，防己黄芪汤加减以益气固表、行水除湿。处方：

清炒黄芪 9 克　党参 9 克　生白术 9 克　防己 12 克 带皮苓 9 克　清甘草 3 克　上肉桂 1.5 克　陈皮 3 克　五加皮 9 克　生姜衣 2.4 克　车前子 9 克（包）　5 剂

药后浮肿渐退，出院而调理之。

按：本例属脾虚湿阻，故用健脾利湿之法，即见初效。诊以后水湿渐去而脾阳仍虚，故侧重益气健脾、温阳利水，以善其后。

例 2　脾肾两虚　孙某　男　7 岁　住院号：39720

1965 年 3 月 22 日一诊：全身浮肿已一月半，面部两足尤甚；腹满积水，小溲短少，大便不实，面色灰黯，脉沉而细，舌淡苔白腻。西医诊断慢性肾炎。显系脾肾阳微，水湿泛滥。治拟温化利水之法。处方：

上肉桂 3 克　淡附片 4.5 克　淮牛膝 9 克　大腹皮 9 克 车前子 9 克（包）　茯苓皮 12 克　陈皮 3 克　生姜衣 2.4 克 白术皮 9 克　泽泻 9 克　汉防己 9 克　陈葫芦 15 克　2 剂

3 月 24 日二诊：小溲较通，面部浮肿已减，腹水仍满，

舌淡苔白。上方初效，宜按原法。

上方去腹皮、防己，附片加至 6 克，陈葫芦加至 30 克，加姜半夏 9 克，3 剂

3 月 27 日三诊：浮肿已退，胃纳尚和，但小溲短少，腹水未消，面色苍黄，脉沉舌淡，正虚邪恋，姑拟攻补兼施之法。处方：

上肉桂 3 克　淡附片 6 克　生黄芪 9 克　党参 6 克　生白术 9 克　陈葫芦 30 克　商陆根 9 克　大腹皮 9 克　陈皮 3 克　生姜衣 2.4 克　另卢氏丸 1 料分四次服　日一次　3 剂（卢氏丸方：黑白丑各 63 各，红糖 120 克，老姜 500 克，红枣 60 克，为丸）

服后上方又续一次，腹水全消，腹围 73cm 减至 59cm，胃和便调，面色转润。乃去卢氏丸，以党、芪、术、苓、附、牛膝、巴戟等温肾健脾调补之剂。基本痊愈出院。

按：本例为脾肾两虚而水湿壅盛。初起即用温肾利水之方，浮肿虽退而腹水不去。三诊时考虑到正虚邪恋，遂攻补兼施。一方面附桂参芪以补脾肾，另一方面增商陆根、卢氏丸攻逐水邪。一周内使腹水全消，其功显著。再以温肾益脾诸品培补之，使杜其不病之根。

（三）肾病综合征

例1　肾阳虚弱　魏某　男　2 岁　住院号：161169

1980 年 5 月 13 日一诊：患儿于今年 3 月因眼睑浮肿而初次住院，此时尿蛋白（+++），血胆固醇 378mg%，拟诊为肾病综合征。

经西药治疗后好转出院。后又出现尿蛋白（+++），予强的松后尿量明显减少，小便日一二次，发热咳嗽，于 5 月

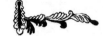

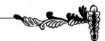

11 日再次入院。拟诊同上，给服地塞米松、环磷酰胺、克霉唑等，并请中医会诊。

现小便量少，眼睑浮肿，胃纳不佳，大便尚通，神色萎靡，两脉沉弱，舌淡红，苔心薄腻。其见症为肾阳虚弱，气化失司。治以温阳扶肾，取济生肾气法。处方：

熟地 9 克　怀山 9 克　萸肉 4.5 克　茯苓 9 克　淡附片 2.4 克　丹皮 6 克　泽泻 9 克　肉桂 1.5 克（后入）　淮牛膝 9 克　车前子 9 克（包）　7 剂

后又连续服 14 剂。

6 月 3 日二诊：病情尚不稳定，尿检时轻时重，睑肿已消，小溲频数，纳差汗多，舌苔白腻。久病肾虚，当宜温固，兼扶脾土。处方：

仙灵脾 9 克　萸肉 6 克　肉桂 1.5 克（后入）　茯苓 9 克　生白术 9 克　陈皮 6 克　覆盆子 9 克　菟丝子 9 克　清甘草 3 克　车前子 9 克（包）　7 剂

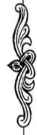

6 月 10 日三诊，近日尿检蛋白（－），白细胞少量。尿频已和，小溲转长，胃纳量少，大便尚调，神色稍振，舌淡苔心薄腻。脾肾不足，兹宜兼顾。处方：

太子参 9 克　焦白术 9 克　茯苓 9 克　清甘草 3 克　苡仁 12 克　菟丝子 9 克　萸肉 6 克　怀山药 9 克　仙灵脾 9 克　陈皮 3 克　7 剂

6 月 17 日四诊：尿检已基本正常，现病情稳定。小溲通长，大便如常，胃纳一般，舌心苔腻。肾气初复，而脾运尚弱，故以健脾为主而兼温肾。处方：

赤苓 12 克　川朴 2 克　苡仁 12 克　生白术 9 克　陈皮 6 克　谷芽 9 克　怀山药 9 克　萸肉 6 克　仙灵脾 9 克　菟丝子 9 克　7 剂

服后尿检正常且稳定，舌苔转薄，唯纳食尚不甚香，续予调理脾胃后基本痊愈而出院。

按： 肾病综合征治多棘手，以其往往为本元虚怯，脾肾两亏之故也。本例初呈一派肾阳微弱之象，主以济生肾气之汤剂法。药后浮肿消退，尿检好转；但出现尿频纳差，遂改用脾肾兼顾之方，病情逐步稳定。后因仍见脾运不健，再以培补健运而终获痊可。但本病必在中西医结合中配合治疗，其疗效还是比较满意的。

例2　肾虚湿滞　张某　男　8岁　住院号：162795

1980年7月22日一诊：四年前全身浮肿，用强的松、双克、中药等治疗好转。二年后又发，上药效果不显，尿蛋白始终阳性。近日尿蛋白（++++），血胆固醇500mg%，收入住院。诊为肾病综合征。予地塞米松、环磷酰胺、普青等，并结合中医治疗。

现面部浮肿，略有咳嗽，小溲通长，大便不畅，两脉濡细，舌红苔黄。据症为湿热内滞，肾虚水泛。姑先以利水消肿为主，五皮饮加味，先治其标。处方：

桑白皮9克　茯苓皮12克　大腹皮12克　陈皮3克五加皮9克　仙灵脾9克　半夏9克　苡仁根30克　地骷髅12克　瘪竹12克　3剂

7月25日二诊：面浮稍减，咳嗽已愈，二便尚通，纳谷一般，尿检好转，舌转淡而苔白。湿热略化，已见阳虚。故温阳利水以治本。处方：

淡附片6克　肉桂1.5克（后入）　仙灵脾9克　熟地9克　怀山药9克　赤苓皮12克　地骷髅12克　瘪竹12克苡仁根30克　车前草15克　3剂

7月28日三诊：服上方3剂后浮肿已平，纳食亦香，二

便尚调；但脉细，舌红苔薄白。病久肾虚，兼损阴分。根据病情转化拟六味地黄加味滋养肾阴以利余水。处方：

生地 12 克　怀山药 12 克　萸肉 6 克　带皮苓 12 克 地骷髅 12 克　瘪竹 12 克　腹皮 9 克　丹皮 9 克　泽泻 9 克 仙灵脾 9 克　7 剂

8 月 4 日四诊：尿检已正常。小溲通长，胃纳渐旺，大便稍干，舌净微红。宜调补脾肾以固本元。处方：

生地 30 克　怀山药 12 克　萸肉 9 克　茯苓 9 克　清甘草 3 克　丹皮 9 克　泽泻 9 克　生白术 9 克　仙灵脾 9 克 黄芪 9 克　7 剂

药后诸症如常，乃以上方续服，加党参 9 克，以熟地易生地。病情稳定，于 9 月中基本痊愈出院。

按：本例"肾病"，为肾虚而湿邪内滞。初诊先祛其邪，三剂后症状减轻，尿检好转，改用温肾利水。再后调补脾肾，诸症皆安。

（四）过敏性肾炎

例　肺肾两虚　梁某　男　8 岁　门诊号：40965

1981 年 6 月 2 日初诊：病孩自幼有支气管哮喘史。近五个月来，经常血尿。西医诊断：过敏性肾炎。唇红如朱，口干喜饮，纳食较少，时有遗溺。现尿检红细胞 15~20。脉细常数，舌红苔薄。肺肾两虚之体，当议图本。先拟滋肾和血。处方：

生地 30 克　丹皮 9 克　怀山药 10 克　山萸 6 克　泽泻 9 克　茯苓 10 克　侧柏炭 10 克　茜根 20 克　桃仁泥 6 克 红花 4.5 克　仙鹤草 20 克　7 剂

6 月 9 日二诊：血尿较和，尿检红细胞 3~4，余症略

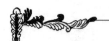

同，原法增损可也。上方去桃、红、泽泻，加缩泉丸12克（包），益母草9克，小蓟炭10克，7剂。后又连服二周。

7月7日三诊：遗尿已止，血尿尚有（尿检红细胞6~8）。胃纳见动，舌净脉细。金水二脏俱弱，治宜兼顾。处方：

生地12克　萸肉6克　丹皮9克　茯苓9克　泽泻9克　小蓟炭10克　侧柏炭10克　麦冬9克　元参6克　怀山药10克　7剂　后又连7剂

7月21日四诊：纳食既增，唇色渐淡，舌苔薄润，尿检趋佳（红细胞0~1）。坚守原法，两补肺肾。处方：

熟地12克　怀山药10克　山茱萸6克　茯苓9克　丹皮9克　泽泻9克　侧柏炭10克　藕节炭9克　北沙参10克　麦冬9克　7剂

此后尿检持续正常，上方连服，病情渐次稳定。

按：该儿之过敏性体质十分明显，既有支气管哮喘史，又患过敏性肾炎，上下俱病，其本在肾。验之脉症，乃为阴虚火旺，伤及阴络。故主以六味地黄汤专养肾阴，清泄相火；方中重用生地，配以侧柏、茜根、仙鹤草等，凉营止血；并加桃红行瘀活血为佐，以溺血日久，里必有瘀也。服后其症逐步改善，乃去桃红，增加缩泉丸，既为止遗之用，亦藉其滋养固肾之力。三诊之后，兼扶肺金，选用北沙参、麦冬、元参之类，以金为水母，而肾为气根，两脏并治，相得益彰。四诊易生地为熟地，滋培肾阴，填补精血，尤为善后巩固所必需，其症遂得安和。

（五）肾结石、肾盂积水

周某　男　9岁　门诊号：22785

1993 年 9 月 4 日初诊：1989 年发现肾结石（泥沙样），手术除石。1993 年又因血尿，作两肾静脉造影，见有积石、积水，再次手术，至今仍未根除。刻下形体虚浮，汗出淋漓，小溲涓滴不利，腰肾时痛，面色灰黯，舌质淡白，苔薄滑润，两脉细弱，病程太久，症情复杂，病乃肾阳虚耗，气不化水，兼有积石阻滞，水道不利，水饮内停，治疗属难。先拟益气温阳利水，真武汤加味主之。

淡附片 5 克　茯苓 30 克　生白术 10 克　大白芍 20 克　淮牛膝 9 克　炙黄芪 10 克　防风 6 克　车前子 15 克（包）生姜三片　14 剂

二诊：药后形神面色较润，精神亦振，是阳气来复，小溲时短时长，并有沉淀，胃纳尚可，大便次多，舌仍淡白苔润，两脉沉细软弱。B 超复查尚有右肾结石 1cm×2cm 数粒。病情好转，水运尚差，再次原意加味。

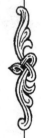

茯苓 30 克　焦白术 10 克　淡附片 5 克　生姜三片　炙黄芪 9 克　仙灵脾 10 克　炒白芍 15 克　淮牛膝 10 克　车前子 15 克（包）14 剂

三诊（10 月 2 日）：小溲有芝麻样细粒泻下，尿已通长，时有沉淀，舌苔转净，大便已调，纳和面润，阳气转运，再拟调补。

党参 9 克　焦白术 10 克　茯苓 30 克　清甘草 3 克　仙灵脾 10 克　川断 10 克　杜仲 10 克　淡附片 3 克　山萸肉 10 克　枸杞子 9 克　淮牛膝 9 克　车前子 10 克（包）14 剂

四诊（11 月 5 日）：据述又下芝麻样细砂 4 粒，小溲色清，一昼夜尿量约 3000ml，脉细有神，纳可便调，阳虚汗多，舌淡无苔，脾肾两虚，再拟温阳敛汗。

　　炒黄芪 30 克　　防风 6 克　　焦白术 10 克　　制附片 5 克
熟地 15 克　　龙骨 15 克（先入）　山萸肉 6 克　　党参 9 克
茯苓 30 克　　炙甘草 5 克　　牡蛎 30 克（先入）　炒怀山 10 克
糯稻根 10 克　　14 剂

　　五诊（11 月 18 日）：药后阳复汗减，舌质转淡红，小
溲时混，睡眠不安，两脉细而有力。B 超右肾积水已少，两
肾未见结石，兹拟调补。

　　炒黄芪 30 克　　焦白术 9 克　　党参 9 克　　茯苓 20 克
清甘草 3 克　　炒怀山 10 克　　炒苡仁 15 克　　炒枣仁 10 克
淮牛膝 10 克　　杜仲 10 克　　川断 9 克　　车前子 9 克（包）
14 剂

　　按语：患儿经西医诊断右肾结石（泥沙样）、肾盂积水，
经两次手术治疗，并服各种西药，一年多来，复查之下，病
仍依然，反见形神萎靡面目浮肿，腰肾病情沉重，从中医角
度分析，乃因肾气虚耗，整体极度阳衰，阳不济阴，不能运
水下输，沙石更无出路。此非一般常法所能见功，旋思：张
仲景《伤寒论》有"真武汤"一方，可温阳利水一法，就即
运用此方，再加牛膝、车前子两药以协助之，且加重生姜以
温通，服 7 剂后，尿量见多，沙石数枚下于瓷盆中，形色稍
振。药症既合，续以原法出入，连服数 10 剂沙石俱下，再
以调元培本，沙石去尽而安，病情向愈。其后随访已入学读
书了。

（六）尿路结石

　　例　湿火熬石　罗某　男　5 岁

　　1974 年 2 月 15 日一诊：小溲时有闭塞不通，西医诊断
为膀胱结石。常有发热，纳食尚好，尿黄便干，性急易吵，

脉沉，舌苔薄腻。症属湿热熬石，气阻尿闭。拟清利湿热，行气排石。处以排石汤方：

条芩6克　木香3克　生枳壳3克　生军9克　金钱草30克　生甘草9克　柴胡4.5克　3剂

2月18日二诊：症情如前，结石未出，仍宗原法。

上方加车前草30克，4剂。

药后曾排出花生大小结石一颗，尿闭乃解，其病遂愈。

按：泌尿道的结石，为中医石淋一类。其常用法有清利湿热、活血祛瘀、扶正补肾等。尤以清利湿热为要。本证为湿热阻结，肝火脾湿下注膀胱，熬炼成石，闭塞尿窍，故宜排石汤方利湿下石，7剂后石出病除矣。

（七）小儿血尿案

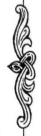

小儿肉眼血尿，或尿检有数量不等的红细胞，除见于急慢性肾炎等病外，另有部分患儿以血尿为主要表现，反复发作，迁延难愈。现将各种证型列举病案，以示理法。

例1　肺壅湿滞　詹某　女　3岁　门诊号：82935

1982年2月16日初诊：日前曾患肺炎、中耳炎，注射卡那霉素多天。现肺炎、中耳炎已平，但面浮不肿，痰咳未罢，小便短少，纳可便通，脉浮数，舌苔薄润。尿检多次，均见红血球14~20/HP，血压正常。余邪壅肺，湿热伤肾。治拟疏郁清利。处方：

麻黄3克　生石膏15克（先入）　杏仁6克　生姜二片红枣三枚　清甘草3克　茯苓皮12克　防己9克　车前草20克　茅根30克　6帖

2月22日二诊：尿检红细胞0~2/HP。咳少痰减，面部略浮，小溲短数，舌苔薄腻，脉濡，郁热虽解，湿邪未去，

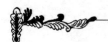

续以利湿。处方：

炒白术9克　茯苓皮12克　防己9克　车前子9克（包）猪苓9克　泽泻9克　陈皮3克　地骷髅9克　杏仁6克清甘草3克　7帖

药后诸恙均平，尿检正常，随访数月，其症已愈。

按：本例在西医诊断为药物性血尿，但据中医辨证，尚见郁热壅肺，湿邪羁恋。故取越婢汤为主，加以利水渗湿，一周后血尿明显好转。但邪湿未尽，乃以四苓加味治之，其症旋安。

例2　湿热伤络　徐某　男　9岁　门诊号：24356

1956年11月25日一诊：数月以来，尿检有红细胞，时高时低，在10~30/HP，昨日尿检，红细胞15~20/HP。纳可眠安，大便通调，脉濡而缓，舌苔薄腻。湿热久滞，伤及阴络，治以利湿止血。处方：

赤苓12克　茅根30克　车前草20克　滑石15克（包）生草梢3克　苡仁根30克　藕节炭9克　侧柏炭9克　茜草炭9克　红花3克　7帖　其后又连服一周。

12月9日三诊：尿检红细胞10~12。小溲通长，脉濡苔薄，症情略轻，兹拟活血止血。

滑石15克（包）　茅根30克　小蓟炭15克　侧柏炭9克藕节炭9克　蒲黄炭9克　茜草炭9克　生草梢3克　血余炭9克　赤苓9克　红花3克　7贴

此后尿检正常，随访亦见巩固。

按：该例已见血尿数月，其他症状不多，参以脉舌，而从湿热伤络辨治。药用六一散方为基本药物，加清利湿热之茅根、苡仁根、赤苓、车前草，只配入少量止血之品，而以一味红花作为反佐，活血和络。两周以后，其症见减，续方

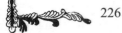

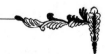

迳以止血为主，药效颇著。

例3 肺脾不足　朱某　男　4岁　门诊号：11151

1982年10月27日初诊：不明原因血尿已有三月，尿检红细胞8~15/HP不等。体质薄弱，容易感冒，咽红不痛，时有干咳，常欲叹气，大便尚调，脉象濡细，舌净根腻。肺阴不足，下焦湿滞。治以清润渗利。处方：

南沙参10克　桑叶6克　枇杷叶9克（包）　芦根30克　车前草20克　藕节炭9克　赤苓9克　炒白术9克　炒白芍6克　生甘草3克　7帖　连服月余。

12月8日四诊：尿检基本正常，红细胞在0~2。咳平咽和，叹气不作，但纳食欠馨，大便通调，脉濡少力，舌苔薄腻。肺脾素弱，治须调扶。

党参9克　焦白术9克　茯苓9克　清甘草3克　陈皮4.5克　泽泻9克　炒神曲9克　炒谷芽9克　茅根30克　通草3克　7帖

此后诸症皆愈，随访至今稳定。

按：患儿血尿三月之久，曾投止血专剂，未见寸功。四诊合参，有肺阴不足之症，兼夹下焦湿滞。遂选用南沙参、桑叶、枇杷叶、芦根、白芍、茅根为主，清养肺金，以通调水道；佐以车前草、赤苓淡渗利尿；白术、甘草健脾和中；仅以一味藕节用于止血。然连服之下，血尿日轻，因其阴分渐充，肺气亦和，乃改以健脾扶中之方，复其统摄之权，以资巩固。

例4 肾元虚弱　郑某　男　6岁　门诊号：9850

1982年10月6日初诊：长期血尿，时轻时重（尿检红细胞10~20/HP）。发热以后，血尿更甚。寝汗淋多，面色㿠白，胃口一般，口唇干燥，遗尿频作，大便通调。脉细尺

弱，舌苔薄少。肾虚不固，治以滋肾。处方：

生地9克　萸肉6克　怀山药9克　茯苓9克　丹皮9克泽泻9克　茅根10克　覆盆子9克　菟丝子9克　桑螵蛸9克　10帖

10月20日复诊：尿检红细胞2~3。血尿稳定，汗出减少，面色较润，舌苔薄润，纳食当可，口唇干燥。前法宜守，再以滋肾。

熟地9克　萸肉6克　怀山药9克　茯苓9克　丹皮9克　泽泻9克　车前草10克　覆盆子9克　桑螵蛸9克7帖

三诊后尿检一直正常，遗尿减少，但未全痊。仍在六味地黄方的基础上加菟丝、覆盆、金樱子、芡实、龙牡之属。月余复查，遗尿已止，其病初愈。

按：患儿长期血尿，肾阴虚耗，且见膀胱不约，遗尿频仍。治从滋阴固肾着手，取六味地黄汤为主，滋填补肾；茅根清热凉血；菟丝、覆盆、桑螵蛸益肾止遗。服药二月，肾阴渐复，血尿与夜遗均痊。

小儿心脏疾患的诊治经验

（一）运用"桂枝龙牡汤"经验

小儿心脏疾患为儿科临床常见病之一，其主要症状有心慌心悸久，脉见疾促或结代等。这些患儿往往先天不足，体质较薄，易感外邪，而每见气血瘀滞不利，并易变症丛生。

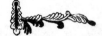

近一年来，以桂枝龙牡汤治疗这类患儿 10 例，其适应症为心阳不足，营虚神浮。症见心悸怔忡，自汗盗汗，夜寐欠安，睡中梦多，脉细数或时有中止，舌淡苔少而润者，均可以之为主方。汗多淋漓者辄加麻黄根、稽豆衣、浮小麦、糯稻根；睡梦惊扰每加龙齿、远志、茯神木、朱麦冬；胸闷不适可加郁金、香附之类；纳少不馨则加陈皮、佛手诸品；阴虚血少者加阿胶、生地、当归、杞子；心气虚者加党参（或太子参）、黄芪、五味子；若唇舌青晦而脉见结代者，屡用丹参、赤芍、红花、川芎之属；而面色不华、舌淡胖嫩者，又加附子以振奋阳气。

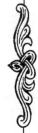

该 10 例之西医诊断，分别为病毒性心肌炎（1 例）、心肌炎后遗症（3 例）、心肌劳损（2 例）、先天性心脏病（2 例）、其他心悸脉促者（2 例）。其中兼见早搏者 5 例，窦性心动过速者 3 例。但因中医的基本辨证相同，故均投以本方为主，随证加味，全部获效。

兹举二案以见一斑。

例 1 赵某　男　11 岁　门诊号：83443

1981 年 12 月 1 日一诊：

7 岁时患心肌炎后，长期未复。心电图示早搏，窦性心律不齐。现心悸神倦，盗汗食少，睡眠欠安，二便如常。诊脉软弱而有结代，每分钟中止 6~7 次，舌淡苔薄。症属心阳久虚，营卫不和。予桂枝龙牡汤加味。

桂枝 3 克　龙骨 12 克（先入）　牡蛎 20 克（先入）　生姜 3 片　白芍 6 克　红枣 5 枚　炙甘草 3 克　茯神 12 克五味子 3 克　麦冬 9 克　7 剂

12 月 8 日二诊：悸平汗减，纳食稍动，但入眠难，少寐，其脉尚有中止（4~5 次／分），舌苔薄润。前法已合，原

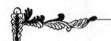

方加减。桂枝3克，龙骨12克（先入），牡蛎20克（先入），生姜3片，红枣5枚，炙甘草3克，茯神12克，朱麦冬9克，远志6克，阿胶9克（烊化）。7剂。后又连服一周。

12月22日三诊：诸症皆和，精神尚倦，舌苔薄润，脉软而偶有中止，益气养心主之。

桂枝3克　党参9克　丹参9克　生姜3片　红枣5枚
炙甘草3克　生地15克　阿胶9克（烊化）　赤白芍各9克
朱麦冬9克　7剂　嗣后其症渐平而安。

按：本例初诊所见，为心阳久伤未复，而致脉道不利，营阴不守。其治当以扶助心阳，调和营卫，故选用桂枝龙牡汤，加麦冬、五味子、茯神宁心养神。二诊时久汗已减，乃去白芍、五味子，而以阿胶、远志、茯神木、朱麦冬养心安神伍之。三诊仅见神倦，偶有脉来中止，遂以益气复脉为治，改用炙甘草汤加减，以冀善后巩固。

例2　成某　男　8岁　门诊号：23859

1981年11月18日一诊：

患儿因有多动症，一周前服用西药后，出现心慌汗淋诸症。现虽停服，仍见心悸不安，汗出淋多，面色㿠白，食纳不思，二便如常。唇舌淡白，苔薄而润。脉疾数而乍大乍小。心电图示节律不齐。其症心阳受伤，神气不宁。治以桂枝龙牡汤为主。处方：

桂枝5克　白芍9克　炙甘草3克　生姜3片　红枣8枚
龙骨15克（先入）　牡蛎30克（先入）　淮小麦30克　党参10克　茯神12克　糯稻根20克　7剂

11月25日二诊：诸症皆减，不觉心慌，汗出已少，面色稍润，胃纳亦可。脉细弱而匀，舌淡舌薄。气阳尚弱，治宗原法加重。

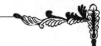

上方去小麦、糯根，加制附片3克，黄芪9克，7剂。药后心宁脉和，复查已无异常。

按：本例因服西药治疗反应，伤及心阳，以致心慌不安诸症迭见。仲景原有治坏病例，其心悸烦惊者治用桂枝甘草汤、桂枝龙牡汤等方。该儿亦见心阳受损，且见汗多耗营，是营阴心阳均伤，法当兼顾。故以桂枝龙牡汤为主，扶助心之阴阳，投之即效。

桂枝龙牡汤出自仲景《金匮》，原主虚劳失精梦交之症。据各家注释，认为本症属心肾不交，阳不摄阴；故本方善能通阳固阴，摄纳泻火。临床上常用治尿频夜遗，自汗盗汗等症而颇效。然据《外台秘要》所引《小品方》龙骨汤（本方），则指明其主治为诸脉浮动而心悸者，提示了本方尚有宁心调脉之功。这对本方的临床应用无疑是个发展。

吾以本方治疗心悸脉促，是与其所包含的调和营卫功用不可分的。注谓："损其心者，调其营卫。"（《难经·十四难》）诸家阐释有云："心者主荣卫"（《难经集注》）；以"调其荣卫，使血脉有所资也"（《难经正义》）。这里的机理在于："食气入胃，浊气归心，淫精于脉"（《素问·经脉别论》），说明了营卫源于水谷精微，上注于心，则化而为赤，血脉通引；营行脉中，卫行脉外。这样营卫就与心之阴阳有着直接的联系。此所以桂枝汤，既是"营卫之剂"，亦为"手少阴心之剂"（《本草述勾玄》）的原因所在。

对本方之用于心动悸烦，脉促结代之症，前贤论述甚精。盖"心为众阳之主，体阴用阳，其阳之依阴，如鱼之附水"；对心阳虚浮者，本方即能"以桂枝引其归路，而率龙牡介属潜之也"（《本经疏证》）。对脉动中止，桂枝尤能"导引真阳而通血脉"，长于"疏理不足之阳，而通其为壅为结

之痰"（《本草述勾玄》）。是以卫固营守，即所以心得资养，脉得常行。可见经旨之真不谬也。

本组患儿，从中医理论分析，均为心阳不振，卫弱营耗，故选用桂枝龙牡汤为主方，以桂枝汤助益心阳、调扶营卫，以龙牡摄敛神气，宁心镇固；随症而加味施治，故能获得疗效。

（二）"损其心者调其营卫"

《难经·十四难》云："损其心者，调其营卫"，对于临床诊治具有一定的指导意义。吾于临床善于运用桂枝汤类方调和营卫、宁心复脉，在小儿的多种心脏疾患中，不论是心阳受伤之胸闷悸烦，还是本元怯弱之心气不足，或因心阳不振而痰瘀结滞等，以其共见心脏虚损之证，故可以"调其营卫"考虑，随证立法。具体地说，运用如下三条治则。

1.调和营卫，养心充脉

适用于心脏虚损、阳气受伤之证，可见胸闷心悸、脉象数疾等，每以桂枝汤作为主方，扶助心阳，和营复脉。汗出较多者加龙骨、牡蛎、浮小麦、糯稻根；睡梦惊扰者用龙齿、茯神、远志、朱麦冬；胸闷严重者添入郁金、香附之类；气阴不足增以党参、生地诸品。

例1 李某　男　11岁　门诊号：89904

1982年4月13日初诊：西医诊断为心肌劳损，窦性心动过速。常诉前胸作闷难受，心悸头晕，面色萎黄，眠难食少，二便尚调。脉呈急数，舌质较淡，苔薄润。此心阳久伤未复，治予调扶营卫以益心脉。处方：

桂枝3克　白芍6克　炙甘草3克　生姜3片　红枣5枚
当归6克　茯神9克　陈皮3克　炒谷芽9克　　服20剂

5月11日四诊：胸闷已减，进食稍增，但睡眠不宁，面色不华，脉数，舌苔薄白。治宗前法，略予增损。处方：

桂枝3克　赤白芍各6克　炙甘草3克　生姜3片　红枣5枚　朱茯苓9克　陈皮3克　远志6克　当归9克　太子参9克　服20剂

6月1日七诊：诸恙均和，胸舒心宁，晕止脉匀，唯面色少华，尚须调扶。处方：

桂枝3克　白芍6克　炙甘草3克　生姜3片　红枣5枚　太子参6克　当归6克　生地12克　麦冬9克　茯苓9克

此后其症颇安，连服上方月余，于7月初经西医用心电图等复查已无异常。

按： 本例心悸胸闷，脉数舌淡，四诊合参为阳虚心损，故主以调营卫、扶心阳的桂枝汤。面萎头晕，为血脉亏少，‖ 故加当归；并以茯神宁心，陈皮、谷芽开胃。其后纳食渐增，遂伍入太子参、生地、麦冬，资其营卫，充裕气阴，如是则心阳煦和，脉行复常。

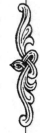

2.宣畅血脉，通调营卫

本法适于心阳不振，血行瘀滞之时，每见心悸脉涩、唇舌晦暗等，可予桂枝汤（方中用赤芍，去姜枣），参以活血化瘀之剂，既通血脉，亦调营卫，则心阳得伸而滞结俱开。夹有郁火者常加川连、黑山栀；若大便干结，需配入麻仁、蒌仁之属。

例2 张某　女　12岁　门诊号：79813

1981年8月25日初诊：患儿心悸阵发，每周必作三四次，病已逾年。西医诊断为心动过速症。悸时脉来中止，面唇晦滞，精神消沉，便下干结，胃纳不香。舌尖红，苔薄腻，脉见细涩。症属郁火夹瘀，治拟行瘀宁心。处方：

桂枝3克　赤芍6克　炙甘草3克　当归6克　丹参9克　桃仁泥9克　红花4.5克　川连1.5克　茯苓9克　麻仁15克　6剂

9月1日复诊：自感悸动仍有，但发作时间已短。便下稍润，脘中不舒，舌红苔薄润，脉细而匀。上法尚合，仍步前意。原方去炙甘草，加生地15克。服14剂。

9月25日三诊：上药服后心悸阵发大减，近日偶见一次。精神渐振，面唇色润，大便通调，纳食亦可。舌苔薄，脉匀细。原法加减巩固。处方：

桂枝2克　赤白芍各6克　炙甘草3克　当归6克　生地12克　麦冬9克　川石斛9克　丹参9克　茯苓9克　麻仁12克　7剂

药后病情稳定，心悸未见再作。

按：本例之证，起于心阳不伸，瘀滞阻络，而夹有郁火，其治法一方面活血清火，另一方面配以桂枝、甘草、赤芍通卫运营，实有助于活血行滞。二诊时去炙草，因有脘中不适，恐其甘缓碍中。三诊已见瘀通火降，即以炙甘草汤加减养心滋阴作为善后，方中之桂草二芍，其义犹含通调营卫之意。

3. 益气振元，调扶营卫

这是用于体质怯弱、心脏虚损的小儿，此时可见形神萎瘦，悸动脉疾诸症。以桂枝汤类方之新加汤、炙甘草汤及时方之十全汤、养荣汤（每以桂枝易桂心）等为基础，寓调和营卫于益气养心之中，壮盛本元，资助血脉。气阳衰微者合入参附汤；脉来中止者常需酌加丹参、红花诸味。

例3　全某　女　7个月　门诊号：90012

1982年5月11日初诊：出生以来，多次体检发现心脏

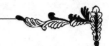

有三级杂音，胸片示左心室肥大、肺充血，被诊为先天性心脏病。形体瘦弱，面色不华，汗出淋漓，哺乳少纳，眼中时惊，二便如常。脉疾数，舌淡苔薄。其症先天不足，阳虚心损。治以桂枝汤合参附加味。处方：

桂枝3克　白芍9克　炙甘草3克　生姜3片　红枣5枚 淡附片3克　太子参6克　龙齿12克　玉屏风散10克（包） 麻黄根9克　服20剂

6月1日四诊：汗出已减，胃纳转增，睡眠颇安，大便通调。但面色㿠白，脉数舌淡。本元怯弱，桂枝加附子汤合四君主之。处方：

桂枝3克　白芍9克　炙甘草3克　生姜3片　红枣5枚 淡附片3克　太子参9克　焦白术9克　茯苓9克　麻黄根 9克　7剂

嗣后诸症均减，听诊、胸透亦有好转，续以原法调理。

按：患婴为先天失调，阳虚心损，现代医学之检验可供参考。辨证当须依据四诊所得，故起手即以益气振元为主，兼以调卫助阳。药后诸症转和，显示了元怯心损之治亦不离养营和卫之本旨。

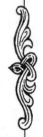

紫癜的诊治经验

（一）血小板减少性紫癜

血小板减少性紫癜症中医归属发癍。在辨证上是有虚实之分的。实者为心肝火热，迫血发癍。虚者有阴亏火炎与脾

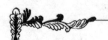

不统血之异。兹举二例患儿不同的变治如下。

例1　血热妄行　唐某　女孩　4岁　门诊号：116309

初诊全身皮下紫斑，血小板1.2万。西医诊断血少板减少性紫癜，曾突发吐血、衄血、便血，经治后出血基本已止。面色萎黄，伴有低热，大便较干，斑赤唇朱，舌红苔薄，脉数。证属血热，离经妄行，治须凉血化斑。处方：

生地炭15克　冬青子9克　墨旱莲9克　丹皮9克白芍9克　桑椹子9克　仙鹤草12克　侧柏炭9克　地榆炭9克　生甘草3克　3剂

二诊：血出已停，热度亦和，胃纳初动，二便均通，血小板2.3万，脉舌同前，仍以凉血滋阴兼以调中。处方：

太子参9克　白芍9克　生甘草3克　冬青子9克　茯苓10克　仙鹤草12克　4剂

三诊：紫癜已隐，无新出血，纳和便调，面唇较泽，血小板已增到18万，脉象带数，舌稍红苔薄润。血热获清，调扶中土为主。处方：

太子参9克　焦白术9克　茯苓9克　炙甘草3克　陈皮3克　冬青子9克　墨旱莲12克　薏苡仁10克　炒谷芽9克　续服7剂　诸症均安。

例2　火燔灼络　单某　男　5岁　门诊号：115301

初诊：肌肤散布紫斑，血小板6万，西医诊断血小板减少性紫癜，伴有发热，唇赤如朱，胃纳较差，二便尚通，脉数舌红无苔。乃血热伤络，治拟凉血解毒化斑。处方：

广犀角4.5克（先煎半小时）　大生地15克　丹皮9克白芍9克　女贞子9克　墨旱莲9克　生侧柏9克　连翘9克金银花9克　连服7剂

二诊：紫斑初隐，血小板上升，发热已平，唇朱稍减，

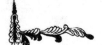

纳和便调，脉象尚数，舌红苔薄。药已见功，再宗原法。

　　生地 15 克　女贞子 9 克　墨旱莲 9 克　生甘草 3 克　川石斛 9 克　白芍 9 克　炒藕节 9 克　广犀角 4 克（先煎半小时）　7 剂

　　三诊：紫斑退净，唇朱大减，胃气已和，便下正常，舌脉均可。再以原方去广犀角加桑椹子 9 克，续服 7 剂，血小板增至 17.8 万而愈。

　　为了预后的巩固起见，另拟膏方一份，可以继续服用。拟方如下：墨旱莲 120 克，冬青子 120 克，桑椹子 120 克，另加红枣 250 克，干荷叶 100 克。此二者可以清气和血、更有作用。每日上下午各 1 匙开水冲服。以上是 1 料量。

　　按：紫癜病在中医似属发斑、血风疮之类。血小板减少性紫癜在中医辨证上有虚实之分。实者为心肝火旺、迫血妄行；虚者又有阴亏火炎与脾不统血诸证。上二例均为血热灼络，治以凉血化斑，药用犀角地黄合二至加减，血小板即逐步上升，紫斑渐渐消退。二例之不同点在于例 1 之营血之虚较甚，二诊起即配益气健脾之品，后以异功散加味以收功，盖赖中宫取汁化赤之意也；例 2 血中热毒显然，故解毒凉血为要，且因火旺烁液，乃以滋阴生津之剂而获全效。

（二）过敏性紫癜

　　过敏性紫癜，虽与血分有关，但属表邪引发为多，与血小板减少症当然不同。前者属内因。后者属外因，则治法各异了。举例如下。

　　例 3　朱某　男　4 岁　门诊号：120247

　　1974 年 10 月 12 日初诊：四肢散布紫斑，西医诊断为过敏性紫癜。略有肤痒，咽喉不适，小溲较黄，大便如常，

纳谷一般，脉带浮，舌苔薄白稍腻。其症为风热夹湿，搏结伤络。治拟疏风清热为主，用验方金蝉脱衣汤。处方：

桂枝 18 克　苡仁 9 克　连翘 9 克　银花 9 克　防风 3 克　茵陈 9 克　黄郁金 4.5 克　蝉衣 2.4 克　猪苓 6 克　苍术 4.5克　赤苓 4.5 克　红枣 3 枚　3 剂

10 月 15 日二诊：病情较和，原方 2 剂。

10 月 17 日三诊：紫斑初退，无新发点，诸症均安，胃纳亦佳，脉细，舌稍红苔薄。风热已解，营阴不足。治以调和营血，兼清余邪。处方：

生地 12 克　赤芍 9 克　生草 2.4 克　苡仁 9 克　银花 9 克连翘 9 克　赤苓 9 克　淡竹叶 6 克　红枣 3 枚　4 剂

药后紫斑告痊。

按：过敏性紫癜在中医辨证上有表里之不同；在风伤气卫者类于瘾疹，当疏表清宣；热燔营血者亦属发斑，当凉血清营。本例之症，属于前者。故用验方金蝉脱衣汤主之。方中桂枝、防风、蝉衣解表疏风；银花、连翘清气解热；苍术、苡仁、茵陈、猪苓化湿渗利，郁金、赤芍、红枣活血和营，于本例颇为切合，药后即获初效。随之以清热和营之剂而安。在同类中不少病例，运用此法，都有疗效，识之以备研讨。

癫痫的诊治经验

小儿癫痫，是一种常见的神经系统病症。在中医学中早有记载。《素问·奇病论》："帝曰，人生而有病巅疾者，病

名曰何？安所得之？岐伯曰，病名为胎病。此得之在母腹中时，其母有所大惊，气上而不下，精气并居，故令子发为巅疾也。"巢氏《诸病源候论》谓："痫者小儿病也。十岁以上为癫，十岁以下痫。"《幼科准绳》云："大人曰癫，小儿曰痫，其实则一。"

根据经义，可知小儿癫痫的发病机转，有起于妊娠时孕母受过大惊，惊则气乱而逆（气上不下），其精从之；胎儿受此异常的精气影响，其生育亦变为异常。所以出生以后，发为癫痫。看来，这当属于症状性癫痫。

我们在临床中可见，此类患儿，固属不少，但有其他原因造成的更多。如因急惊风时下痰不净，痰入心包，久而致成是症。又因小儿心热素盛，偶被惊邪所触，而神气愦乱，遂成是病。又有以平素痰盛，骤因惊热，而邪气冲逆。亦致成痫。

痫病之发，多无热度；与惊厥之起自高热者不同，治疗上亦有区别。"痫者卒然而倒，四肢强直，目闭，或睛珠翻上不转，口噤，或有咬其舌者，口中涎出，或无涎者，面色或青或白，或作六畜之声"（《幼科发挥》）。这是痫症的主要表现。其病机与治则，前贤亦多明示。如沈金鳌引刘完素之言，"大抵血滞心窍，邪气在心，积惊成痫；通行心经，调行血脉，顺气豁痰，乃其要也"。并分析指出："诸痫发不能言者，盖咽喉为气之道路，风伤其气，以掩声音道路之门，抑亦血滞于心，心窍不通所致耳。"故治痫之法，首先治痰，痰在上者吐之，痰在里者下之；以豁痰利窍，清心抑肝，先治其标，痰祛以后，再图其本。

常用之药，以钩藤、天麻平肝息风，胆南星、竹节白附子、天竹黄、川贝母豁痰利窍，或痰得上越吐出，亦可用竹

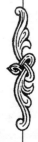

沥、保赤散、礞石滚痰丸等下其顽痰，而以龙齿、菖蒲入心镇痫。痰浊涤除，其痫日轻。有显效者痫发即止。然后再以董氏定痫丸培补元气，养心安神，平肝息风，杜其复发。（该丸之组成及用法均参痫症病案）。多数患儿运用此法，效果比较满意。而对于所谓特发性癫痫患儿，可以根治不发。

如果是源于脑的器质性疾患，而见肌肉强直或阵挛，伴有意识丧失之综合征，反复发作不止。这类患儿，虽选用醒脑、镇痉，顺气、豁痰，而效多不彰。虽其中部分或能获得痫定不发，但其神志痴钝，语言笨拙，预后很不理想，甚至成为终身疾患。其根治之法，尚待进一步探索。

治痫五法

儿童癫痫发病虽有先天遗传、胎中受惊；及后天产伤、脑伤，痰热惊风，犯脑入心，风痰扰神等众多因素，然总以痰火壅盛者为多。治则首主祛痰，兼以清心开窍，抑肝顺气，后以养心安神，平肝镇惊，滋阴息风，缓图其本，杜其复发。临床辨证常分以下五法施治。

1. 涤痰开窍法

前贤曰："癫痫证者，痰邪上逆也……头气乱，即脉道闭塞，孔窍不通"（《医学证明》）；"痰火交作，则为急惊……痰火结滞，则为痫钓"（《医学入门》）。临床见多数患儿平素痰盛，骤因惊热而邪气冲逆，痰浊蒙蔽清窍，痫由痰起也；或病急惊风下痰不净，痰入心包，而成痫证。发则痰壅息粗，声如曳锯，两目上视，口吐涎沫，脉呈弦滑，舌苔厚

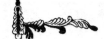

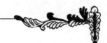

腻垢浊。此痫之发，痰火为因，多无热度，与惊厥之起于高热者不同。治痫之法，首先治痰，痰在上者吐之；痰在里者下之，达到豁痰利窍，清心抑肝，先治其标。痰祛之后，再图其本。拟方董氏涤痰镇痫汤，药选皂角、明矾、橘红、竹沥半夏、胆南星、白附子、天竺黄、川贝母等豁痰利窍，令痰上越吐出。亦可投保赤散、礞石滚痰丸、竹沥（姜汁冲服）等下其顽痰，加青龙齿、菖蒲入心镇痫。惊搐目翻者加天麻、琥珀、钩藤，甚则全蝎、蜈蚣等息风通络镇惊；心火偏亢加川连、龙胆草、或牛黄清心丸。亦可随证加入通络之橘络、丝瓜络；开窍之远志、郁金等。俟风痰一蠲，痫发日轻，继用董氏定痫丸（验方下述）培补元气，养心安神，平肝息风杜其复发。大多患儿均获显效；部分则可获根治不发。

例1 陈某　女　4.5岁　门诊号：15193

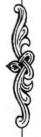

1990年12月2日初诊：有痫证史2年，前后共发8次，上月中旬又发，发则喉痰鸣响，戴目吐涎肢搐，舌苔薄腻脉弦带滑。症属痰浊阻络，蒙蔽清窍，先拟豁痰为主。药用：

皂角6克　明矾1克　天竺黄9克　沥半夏9克　胆南星3克　白附子9克　钩藤（后下）6克　龙齿（先入）30克　朱茯苓10克　14剂

二诊：家长代诉，每逢痫发之前，自觉头晕脘腹不舒，近有新感，咳嗽痰多，纳谷不馨，舌苔白腻，痰浊内阻，兼感外邪，再拟疏化痰滞。拟方：

藿香9克　苏梗9克　陈皮5克　象贝9克　杏仁9克　钩藤（后下）9克　朱茯苓10克　沥半夏9克　煨木香5克　神曲10克　7剂

三诊：脘和咳差，外邪已化，再治本病。予董氏定痫丸

每日化服 3 克。服丸剂贰料后，病情稳定，痫证未发，胃纳亦旺。前日痫发，抽搐轻微，瞬息自如，继以六君子汤出入调理善后。

按：患儿因痰浊阻络，蒙蔽清窍发为痫疾，先予豁痰通络以开窍。兼感新邪，掺入疏化之品。痰浊渐蠲，本元虚弱，形神不足，则予益气壮元养心定志之丸剂，补虚镇惊息风缓图其治本。

例 2　痰火癫疾　段某　女　12 岁　门诊号：79833

1982 年 2 月 2 日一诊：半年前出现心情不快，情志忧郁，耳中时有异声（幻声），被诊为精神分裂症，服用西药，功效不著。现眼神呆滞，形胖神钝，语言无伦，不思进食，大便艰涩，喉中痰鸣，眠难梦多，舌苔厚腻，二脉弱滑。中医诊断，此为癫疾，痰火蒙蔽心神也。亟须豁痰开窍。处方：

竹沥 30 克（姜汁三滴冲）　钩藤（后下）9 克　陈皮 6 克　干菖蒲 6 克　胆南星 3 克　川朴 3 克　杏仁 9 克　姜半夏 9 克　竹节白附子 6 克　磁石 30 克（先煎）　礞石滚痰丸 10 克（包）　6 剂

2 月 9 日复诊：服上药后呕出痰涎甚多，便下烂软臭秽，每天一次。视其眼神较灵，胃纳略动，但仍痰鸣喉中，眠睡不安，舌苔稍薄，脉尚弦滑。顽痰犹盛，前法追踪，嘱停西药。处方：

钩藤 9 克（后下）　菖蒲 9 克　天麻 6 克　胆南星 4.5 克　姜半夏 10 克　白附子 6 克　磁石 30 克（先煎）　龙齿 15 克（先煎）　陈皮 6 克　竹沥 30 克（姜汁三滴冲）　礞石滚痰丸 10 克（吞）　7 剂

服后趋势好转，再连服一周。

2 月 23 日四诊：痰涎续有呕出，便烂而秽，形神渐振，

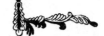

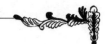

目珠较活；然仍稍有幻听，心慌烦躁，睡中梦扰，食欲虽动，口中气臭，舌红苔腻，两脉尚弦。察势痰热化火，引动肝木，兹当泻肝宁心为治。处方：

龙胆草4.5克 川连1.5克 胆南星3克 龙齿15克（先煎） 菖蒲4.5克 磁石（先煎）30克 远志6克 朱茯神9克 竹沥半夏9克 琥珀3克 陈皮6克 礞石滚痰丸10克（包） 7剂

症情渐安，以本方加减，连服月余。

4月6日七诊：上药连续服用，神智清醒，情绪开朗，大便已调，喉痰亦少，纳食渐增，睡眠尚少，时感心烦，偶闻幻听。脉见弦细，舌红苔净。痰火扰神已久，心阴难免暗损，现邪势渐退，则须兼顾养神。处方：

川连1.5克 龙胆草3克 丹皮9克 柏子仁10克 紫贝齿30克（先煎） 琥珀3克 茯神木10克 朱茯苓9克 生地10克 白芍9克 7剂

此后诸症皆和，续服清心养神之剂而安；随访神志清楚，智力正常，其症已平。

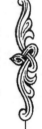

按：小儿癫痫之症，属痰火者较多。古以十岁以下为痫，十岁以上为癫。然癫之症状，与痫有所不同。前贤指出，心常不乐，如有所见，言语无伦，如醉如痴，是为癫疾。盖"小儿无狂症，唯病癫者常有之"；此因"小儿神气尚弱……痰邪足以乱之"（《景岳全书》）。认为其临床情形虽有"视听言动俱妄者……实是神气不足，痰火壅盛之故"（《医学入门》）。故其治则当是："如心经蓄热，当清心热；如痰迷心窍，当下痰宁志。"本例癫疾，为痰火蒙窍扰神，故初诊急以竹沥、胆星、白附、陈皮、半夏、杏仁、滚痰丸等大剂豁痰为主，佐以钩藤、磁石宁心安神，菖蒲、川

朴辟浊开窍，药后呕涎泻痰，其神渐苏；按原法连服二周。四诊时其痰已少，但仍有烦躁、梦扰、舌红、口臭，此为痰浊虽减，而郁火尚盛，风动肝木，故改以龙胆草、川连清泻火邪为重，磁石、龙齿、朱茯神、琥珀平肝宁神，仍佐豁痰诸品，其效更显。七诊所见，痰火之邪已挫，而心阴虚象渐露，遂取滋养心神之法，其症旋安。足证中医证治的特色，就在于掌握明理、识病、求因、应变的规律性也。

2. 镇肝宁心法

适于痰浊渐蠲，邪火初退，余痰深潜而络窍阻结未尽，惊痫发作虽已大减，尚有轻度偶发，苔化薄腻，脉沉带滑。自拟方董氏镇痫丸，药用牛黄、朱砂、琥珀、僵蚕、天麻、胆南星、天竺黄，朱砂为衣作丸。重在凉心豁痰，能治癫痫、惊悸、怔忡等一切痰火为患。风痰惊痫酌加猴枣、川贝、龙齿、钩藤等清心豁痰，平肝宁神，默化余邪，缓图其本。为治痰痫巩固疗效之用。

例3 桂某 男 2岁 门诊号：22445

1981年10月14日初诊：年余惊痫时作，一月数发不等，晕仆抽搐，喉痰鸣响。平时痰多，眠中惊惕，纳食一般，二便尚调，脉见弦滑，舌苔薄腻。风痰惊痫，治拟平肝豁痰。

钩藤6克（后下） 龙齿15克（先入） 胆星3克 天竺黄3克 竹节白附子4.5克 干菖蒲9克 天麻3克 远志6克 川贝6克 橘红3克 7剂

10月21日复诊：本周症情稳定，吐涎量少，痰阻不爽，睡眠稍安，纳可便通，二脉沉伏，舌苔薄腻。风痰深藏，兹需缓消。

原方7剂。另配丸方：胆南星3克 朱砂5克 琥珀5克 天竺黄9克 牛黄1.5克 珍珠3克 甘草1.5克 川贝3克猴枣 1.5 克　姜半夏 6 克　蜜丸　朱砂为衣。分 30 天服。丸方连服三料，未发惊搐；随访至今，痫疾不作。

按：本例痰邪为患，肝木偏亢，汤剂以豁痰开结、平肝息风为治。然其内痰较深，绝非荡涤攻逐所可速战速决；宜用通窍入心、豁痰宁神的董氏镇痫丸，徐徐透剔，而痰邪渐蠲，终获良效。

3. 培元益神法

《素问·奇病论》："病名为胎病。此得之在母腹中时，其母有所大惊，气上而不下，精气并居，故令子发为巅疾也。"此类痫证起于妊娠时孕母受惊，惊则气乱而逆，其精从之，胎儿受此异常之精气，生育亦转异常，故于生后即发癫痫（属特发性癫痫）。因其先天不足，本元怯弱，形神不振，痫属本虚。研制董氏定痫散培元益气为主，药用生晒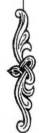参、茯神、珍珠养心安神；朱砂、琥珀镇惊定志；胆南星、竺黄豁痰清心，专治元虚致痫或久病本虚，痰火初退，形神不足之痫。紫河车为治痫要药，临床常与天麻、南南星、朱砂相配。《得配本草》谓其"大补气血，尤治癫痫"。甚为确切。

例 4　痰滞心窍　虞某　男　8 个月　门诊号：7932

1959 年 10 月 5 日一诊：无热惊痫，日发五六次，醒则神清。已近一月，诸药罔效。面色苍白，喉中痰鸣，形神呆钝，夜烦不安。是痫由痰作，当先豁痰，使其神安。处方：

钩藤 4.5 克（后下）　明天麻 4.5 克　竹节白附子 3 克胆南星 2.4 克　橘红 3 克　干菖蒲 3 克　竹沥半夏 9 克　煅龙齿 18 克　川贝母 4.5 克　茯神 9 克　3 剂

保赤散 0.6 克，分 2 次服。

10 月 8 日二诊：药后上涌下利，均系胶固顽痰，痫发减

少，日一二次，形色转润，舌净淡红。时有啼吵不安，小溲清长。风痰未尽，然久病脾虚，故宜扶土安神，兼豁其痰。处方：

橘红3克　胆南星2.4克　明天麻4.5克　茯神9克青龙齿18克（先煎）　活磁石18克（先煎）　党参3克　竹沥半夏9克　土炒白术6克　4剂

10月12日三诊：服上方后下痰仍多，痫则夜作一次，形神已振，胃气亦动，吵烦大减，痰鸣全平。为巩固疗效，进董氏定痫散一料，分20天化服。

董氏定痫散：移山人参4.5克　茯神6克　紫河车3克琥珀3克　甘草1.5克　朱砂3克　制胆星3克　珍珠3克上药共研细末　壹料，分20天服。

此药服未及半，痫已停发，以后从未再作。

按：杨仁斋曰：小儿神尚弱，大概痰滞心窍，邪气在心，积惊成痫。痫发不能言，以咽喉为气之道路；风伤其气，以掩声音道路之门，抑亦血滞于心，心窍不通所致耳。治宜通行心经，调平血脉，顺气豁痰，乃其要也。基于上述，治痫之法，当先治痰，或令痰上越，或使其下行。痰祛之后，神志就清，其痫亦停。再以定痫散培元扶脾，则痰不再生而心清神安，痫不复作矣。

例5　蔡某　男　6岁　门诊号：5977

1982年5月7日一诊：去年9月不慎跌仆，头部被撞，此后出现阵发痴笑，日作十余次，发时神志尚清，两目上窜，手足颤动，近日连发，次数尤频，可达20余次。脑电图示局灶性痫波，诊断为颞叶癫痫。平时睡中露睛，纳可便调，形瘦质薄，面色㿠白，脉弱带滑，舌苔薄少。禀赋不足，心神散乱。治拟扶元宁心。

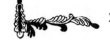

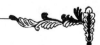

移山参 5 克　茯神 5 克　紫河车 5 克　琥珀 5 克　甘草 3 克　麝香 0.15 克　朱砂 3 克　真珠 5 克　研末　分 30 天吞服。

6 月 25 日复诊：药后痴笑逐渐减少，近已月余不作，但偶有两目上翻，手足不摇，眠时尚有露睛，脉弱苔薄。乃以原方壹料续服。随访症情安和，从此未再复发。

按：患儿质禀素薄，而头部撞击后发生痴笑频作，为元神受伤，惊则气乱之故。即投扶元宁神之董氏定痫散，去胆南星加麝香，药后其症日减，痴笑迅即不作。再服一料，以资巩固。

4. 滋阴息风法

先天阴亏，或痰热伤液，久病耗阴，气阴两亏，虚风内动而痫发肢搐无力，手足蠕动，舌红苔净，常现地图苔，口渴引饮，脉细带促。选用增液汤、复脉汤或定风珠类方加减，育阴潜阳，滋营柔筋。痰热未清，则须掺入川贝、竺黄、郁金、琥珀、天麻等豁痰清心，益增平肝息风镇惊之力。

例 6　姚某　男　8 岁　门诊号：930618

1994 年 6 月初诊：2 年前骤发痫证，眩晕仆倒，肢搐阵作，内无痰声。时诉头痛剧烈，间或跌仆抽搐阵发。脑电图示：有阵发性不典型癫痫样放电。舌红苔净，两脉细小带弦，智力迟钝。症因先天不足，肝肾阴虚，虚风内动。故拟滋阴养血，平肝息风。药用：

大生地 15 克　白芍 9 克　当归 9 克　天麻 6 克　川芎 6 克　石决明（先入）30 克　小胡麻 9 克　蔓荆子 9 克　桑椹子 9 克

二诊：服上方 2 周后头晕递减，偶觉两太阳穴剧痛，痛

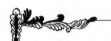

则头昏两目复视，舌苔薄润，前方尚合，再拟滋液息风。

大熟地15克　杭白芍9克　当归9克　潼蒺藜9克
石决明（先入）30克　蔓荆子9克　桑椹子9克　麦冬9克
天麻6克　滁菊花6克　山萸肉9克　钩藤（后下）9克

三诊时头痛已和，癫痫未作，然久病夙根未净，再以滋阴息风和胃。原方去钩藤、滁菊，加太子参6克，川石斛9克，香谷芽10克。

调理一月，神志转清，眼神已活，痫仍未作，苔净纳馨，再予董氏定痫散贰料，症情基本向愈。

例7　陈某　女　13岁　门诊号：5813

1975年12月25日初诊，患儿3岁时曾罹过早期流行性乙型脑炎，上个月起因用脑过度，突发抽搐。发作时神昧不清，肌肉搐动，两目凝视，一日3～4次。近日次数略增，达5～6次。脑电图诊断为癫痫。平时表情淡漠，心烦心悸，形体消瘦，夜睡不安，舌红苔少，两脉细数。此乃思虑伤脾，蕴湿生痰，营阴暗耗，神不守舍所致。亟须清心安神，滋阴息风。处方：

小生地15克　麦冬9克　远志6克　琥珀2.4克　茯苓9克　龙齿15克（先煎）玄参9克　干菖蒲4.5克　炙甘草3克　磁石24克（先煎）7剂

1976年1月5日二诊：形神转活，癫痫未发，神志安宁，纳谷亦和。前方尚合，已见效机，再以原法。原方续服14剂。

1976年2月5日三诊：形神正常，病情稳定，夜睡渐安，心烦已少，月经初潮三日，调扶尚合。再以养血安神、调补气血为主。处方：

生熟地各15克　当归6克　太子参6克　炙甘草3克

龙齿 24 克（先煎）　白芍 9 克　远志 6 克　朱茯苓 9 克　琥珀 2.4 克　10 剂

1976 年 2 月 16 日四诊：气血已和，形体正常。续以原法出入。原方去琥珀，10 剂。

1976 年 2 月 26 日五诊：气血已复，形体亦丰，痫病未发，病情稳定。再以守方出入，连服十余剂后，安愈。

随访半年，患儿形神正常，未再复发。

按：治病既要知其常，又要知其变。既所谓的"因病知变，因变知治"。该病儿 3 岁时曾患过早期流行性乙型脑炎，说明质禀素薄，元神受损。本次抽搐起于用脑过度，故之治疗上须知变。患儿由思虑过度而引发，思则可伤脾，脾伤则运化失健，痰湿内生，痰郁化火，耗损心气，营阴暗耗，神不守舍而发为癫痫。治疗首投以清心安神、滋阴息风，选用增液汤为主方，辅以宁心安神予之。药后营阴得复，心神安宁，形神转活，痫证未发。继之，经水来潮，改用八珍汤化裁，佐以养神通志之品治之，以调补气血，充养精气，而告痫证停犯。

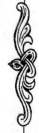

5. 豁痰活血法

另有一类痫由痰壅，兼见血滞络阻之症。有曰："大抵血滞心窍，邪气在心，积惊成痫；通行心经，调平血脉，顺气豁痰，乃其要也"（《幼科释谜》）。临床有少数患儿既现癫痫之证候，又辨有血滞瘀阻之兼证，当应推理论治，亟须豁痰开窍，继以活血逐瘀。方选桃红四物汤，酌加菖蒲、胆星、皂角、明矾、天麻、钩藤。

例 8　痰阻血滞　齐某　女　4 岁

1969 年 5 月 9 日一诊：患儿自今年 3 月 5 日起惊痫抽搐，日发一二十次不等。发时目瞪神呆，角弓反张，手足瘛疭，曾经本市多家医院诊治无效。现症面色带青，舌苔薄腻，神志清晰，行走如常，喉中痰鸣甚响，自诉胸痛气闷，饮食一般，二便如常，夜烦不安，脉见滑数。明系痰阻，先予豁痰逐下。处方：

钩藤6克（后下） 淡竹沥30克（姜汁二滴冲） 干菖蒲3克 龙齿15克（先煎） 远志6克 茯神9克 琥珀2.4克 胆星3克 竹节白附子6克 天竺黄6克 保赤散0.3克分2次化服 4剂

5月13日二诊：药后下痰较多，症势稍缓，但日夜抽搐仍达十余次。原法尚合，未便更张。

董氏定痫散一料，分20天化服。药后曾有二月不发。

8月5日又来诊治：近因突遭异常大雷声，极度震惊而痫病复作，搐掣连发，日夜数十次，神志尚清，自诉体痛，未闻痰鸣，舌净脉弦。再予董氏定痫散一料。

11月7日五诊：服定痫散后，搐掣不减；曾去针灸、推拿，亦无寸效。其症无热无痰，发时神清，全身颤动，复卧体痛，舌质色红，脉象弦涩。病起于突受雷惊，震动心肝；以心主血，肝主筋，惊伤心肝，则血滞而筋失濡养，故身痛而搐也。改予王清任氏身痛逐瘀汤，活血行滞，养筋定搐。处方：

党参9克 当归9克 紫丹参9克 桃仁6克 红花4.5克 赤芍6克 炒枳壳3克 淮牛膝9克 生甘草3克 醋炒五灵脂9克 5剂

后再连服5剂，痫定而愈；通过随访，迄今未发。

按：本例之治，分前后两个阶段；我们根据辨证分析，使用了不同的治则方药而得到解决的。初时的主因为痰。故用豁痰逐下之法，痰去而渐安。嗣后则因突遭雷惊，震动心神而搐发；当时主观上认为与前次相同，给予散剂而无效。经过详细诊察，见其无热无痰，体痛身颤，良由雷惊之震心动肝，致血滞筋失濡养，遂使风动而搐。其脉弦涩，弦为肝亢，涩为血滞；故改用活血和营，使血行筋濡，其风自熄抽搐即平。此又为治痫之变法也。

附注： 对壅塞心窍之痫疾，每先豁痰开窍，吾尝用保赤散攻逐痰涎，通泄壅结，开窍宁神。近治一痫证患儿，发则目睛上翻，喉痰曳锯，神识昏蒙，四肢痉搐，口吐涎沫，一月数发，病已3年。舌苔薄腻，脉象滑数，大便干结间日而行，眼中惊惕易醒，症属痰痫。治拟豁痰逐涎，药用橘红、沥半夏、钩藤、干菖蒲、天竺黄、川贝、杏仁、胆星、白附子等煎服，另予保赤散，每日2包分吞。服药2天，家长诉述患儿泻下胶痰如手指粗，约寸许长2条，次日再下1条。服完7剂，喉痰已化，神识转清，气顺便畅，夜寐转安，曾有小发1次，仅见手足抽动。症情明显减轻，痰浊得下，继以清养化痰，宁心安神之剂7剂，终服董氏镇痫丸贰料，以冀巩固。半年中，仅小发1次，症情稳定向愈。

保赤散组成：巴豆霜（巴豆仁稍稍去油，存泻下之性，而制其太过。）9克，胆星、朱砂各30克，神曲45克，研成细末，包装备用，每包0.3克，每日2次，各吞1包。巴豆霜辛温走散，攻逐痰涎，开窍通壅泄痰；胆南星蠲除风痰，通络定惊，两味同用治痫泄痰；朱砂定惊安神，镇痉息风；重用神曲消积化滞，兼护胃气。药仅四味，力宏效速，专治痰痫，能使痰涎上吐下泄，症急者痰降气平，旋即缓解；痫深者风痰顿蠲，惊痫即轻。用治风痰壅盛形体壮实者，逐痰通壅，与豁痰定惊之汤药同用，获效迅捷。然应得泻即止后服，中病即止。

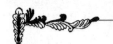

儿童弱智证治经验

儿童弱智以智力不足，反应迟钝，发育迟缓，手足软弱，舌常舒出为主要特征。本病属中医学"五迟""五软"等范畴。多由精髓虚少；心脾不足；肝肾亏损；气血衰弱；命火式微等所致。余常用以下方法治疗

1. 补肾填精

肾藏生髓，脑为髓之海，肾中精气虚少，脑髓失充，可导致小儿智力发育障碍，而见智力不，思想不集中，动作不协调，语言欠灵，神情呆钝，伸舌流涎，舌润，脉细等症。治宜补肾填精。药用鹿角片、龟板、熟地、益智仁、枸杞子、菟丝子、黄精、紫河车之属。肾阴虚，加生地、山萸肉；肾阳虚，加巴戟天、肉苁蓉。

2. 养心健脾

心主神明，脾主四肢肌肉，心气不足，脾气虚弱，可致小儿智能发育迟缓，思维能力低下，语言表达力差，手足软弱，舌常外伸，健忘少寐，面色无华，神倦纳呆，舌淡脉濡细等症。治宜养心健脾。药用人参、黄芪、茯苓、茯神、当归、枣仁、远志、石菖蒲、五味子、龙眼肉诸品。兼心阴虚者，加麦冬；脾弱显著者，加白术、山药。

3. 调补肝肾

肝主筋束骨，肾主骨出伎巧，肝肾亏损，精血虚弱，则髓海不充，筋骨失其濡养，以致小儿智力迟钝，生长发育迟缓，骨软无力，出现立迟、行迟、齿迟，或手足拘紧，动作异常，舌淡苔白，脉细弱等症。治宜调补肝肾。药用淮牛

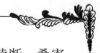

膝、杜仲、菟丝子、何首乌、枸杞子、狗脊、续断、桑寄生、木瓜、女贞子之类。

4. 培养气血

五脏之正常功能，全赖气血之充养，如气血虚弱，心肾髓脑不得充养，则可致小儿智能不足，表情呆滞，反应迟钝，并有面色苍白，神疲困倦，头发稀疏，舌质淡，脉细无力等症。治当培养气血。药用人参、白术、茯苓、白芍、熟地、当归、黄芪、石菖蒲、怀山药诸品。胃纳欠佳者，加砂仁、陈皮。

5. 温阳壮筋

经云：阳气者，精则养神，柔则养筋。若小儿命火肾阳式微，不能养神养筋，可见智力迟钝，四肢软弱，或下肢痿弱，面色㿠白，手足不温，小便清长，苔润，脉沉弱等症。治宜温阳壮筋。药用鹿角片、人参、川椒、附子、仙灵脾、淮牛膝、当归、鸡血藤、伸筋草、千年健之属。方中以川椒为治足弱主药。考川椒辛温有毒，入脾肺肾经，《别录》谓其功能通血脉，调关节。《药性论》以其主治腰脚不遂。《本草纲目》云其"入右肾补火，治阳衰溲数足弱"。故川椒具有补命火、通经络、振痿弱、利筋骨之效，用于五软、痿躄有一定疗效，小儿用量一般为 1.5~3 克，今特作介绍。

6. 镇静安神

本病有些患儿每易出现烦躁不宁，行为冲动等心神不安征象。治宜镇静安神。药用珍珠粉、龙骨、龙齿、琥珀末、丹参、淮小麦、石菖蒲、远志等镇静安神、开心窍之品。

7. 涤痰化瘀

病儿有属痰浊、瘀血为患，或兼夹痰、瘀者，应予涤痰或化瘀为先。若见肥胖多痰，胸闷脘痞，苔厚腻，脉滑

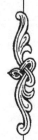

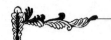

等症，宜用涤痰化涎开窍。药如石菖蒲、远志、郁金、半夏、茯苓、天竺黄、陈胆星之类。若辨属瘀血者，宜用活血化瘀。药如桃仁、红花、川芎、赤芍、当归、丹参等。痰浊化，瘀血除，气血运行如常，脏腑功能恢复，则利于智力提高。

以上诸法可视不同症情，互相参合运用，如肝肾心脾兼治等。并可酌情参入行气之品，以免补而腻滞；出现热象者可减少温热药。此外，必须重视本病的早期治疗，以期提高疗效。还须注意患儿的饮食营养，如多食鱼、蛋、瘦肉、大豆、果蔬之类，以补充足够的营养素，有助于健脑益智。

附：儿科案例

（一）小儿痿证、五软治案

例1 阳明经热　朱某　男　11个月　门诊号：22533
1983年7月6日就诊。

近来发热一月，热退以后，两腿瘫痪，上肢如常，胃纳一般，大便干结，小溲欠畅，两脉带滑，舌苔薄腻。阳明邪热，耗阴灼筋。治需清泄经热为主。处方：

生石膏20克（先煎）　知母6克　清甘草3克　陈粳米30克（包）　生地10克　鸡血藤9克　车前草20克　忍冬藤9克　千年健9克　伸筋草9克　5贴

诊后回乡，自行连服，十天后两腿有力，立行均可。于1984年9月随访，时已18月龄，而步行如常。

按： 本例于新发高热以后而见足痿，从脉症言，为阳明余热，损伤宗筋，发为痿躄。故投白虎汤全方清泄邪热，佐以车前草清热渗湿，生地、鸡血藤滋营濡筋，而以千年健、伸筋草、忍冬藤通经健足。方证惬当，10剂而效。此亦经旨"治痿独取阳明"之至理也。

例2 气虚不用 张某 男 2岁 门诊号：76436
1981年9月29日初诊。

两足软弱无力，虽能站立，但不能走。纳食欠馨，二便尚调，夜寐烦惊，睡时露睛，动则易汗。素有耳聋（因于链霉素中毒）。脉软，舌净而润。此属脾虚失用，治主益气健脾。处方：

太子参9克 炙黄芪9克 炒白芍6克 焦白术9克 茯苓9克 清甘草3克 陈皮3克 远志6克 龙齿15克（先入） 6贴 后又连服一周。

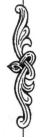

10月13日三诊：两足有力，已能跨步，烦减汗少，仍见露睛，胃纳尚少，舌苔薄润。续以原法巩固。

太子参9克 炙黄芪9克 当归6克 炒白芍6克 黄精9克 龙齿15克（先煎） 朱茯神9克 远志6克 清甘草3克 陈皮3克

本方连服二周，已能步履健如，露睛已平，眠安纳和，但耳仍聋。

按： 睡时露睛，为脾虚之象，结合本例的纳少汗多，脉软舌润，脾气不足之征比较明显。故即以益气健脾方药治疗，佐入宁神和胃，于三周获效。可见当属脾气虚弱、肢体痿软之证，经以"四肢皆禀气于胃，而不得至经，必因于脾，乃得禀也"，此之谓软。

例3 阳虚筋弱 张某 男 5岁 门诊号：45337

1984 年 9 月 1 日就诊。

近二年来，两足渐见软弱，现虽能走，步态蹒跚，不能登楼，蹲下难起。胃纳尚可，二便亦通。西医检查：腓肠肌假性肥大，而大腿萎缩，拟诊为进行性肌营养不良症。脉呈沉弱，舌淡苔润。气阳虚弱，宜予温阳振痿。处方：

川椒 1.5 克（炒出汗）　黄厚附片 4.5 克　党参 9 克　炙黄芪 9 克　焦白术 9 克　清甘草 3 克　当归 6 克　赤芍 6 克鸡血藤 9 克　伸筋草 9 克　7 贴　又连用一周。

9 月 15 日三诊：步态稍稳，已能勉力上楼，能食便调，舌苔薄润，脉转有力，尺部尚弱。前法增入滋肾。处方：

熟地 9 克　怀山药 9 克　萸肉 6 克　川椒 1.5 克（炒出汗）　黄厚附片 4.5 克　党参 9 克　炙黄芪 9 克　当归 6 克鸡血藤 9 克　淮牛膝 9 克　7 贴

本方连续服用二月，症情显有好转。行走自如，步态稳健，并能登楼，其症初步缓解。

按：本例之病，甚属棘手。汲取近代名家恽铁樵的经验，对痿弱之属阳气虚弱者采用温通治法，主以川椒为君，屡见奇功。盖川椒之性，辛热通络，长于振痿强筋。现该儿辨证为阳虚筋弱，故即以椒、附相合，配伍参、芪、术、草，振奋阳气，掺入归、芍活血养筋，佐以鸡血藤、伸筋草通络除痿，两周微效；续用壮元气、补肝肾之剂，乃获初痊。

例 4　肾虚元亏　张某　男　18 个月　门诊号：7579 1983 年 9 月 3 日初诊。

生后不久即发惊痫肢搐，历经中西医药治疗，现惊搐已平，但头倾项软，仅可正坐，足不能立，手难紧握，口不能言，耳目尚明，夜眠欠宁，汗多淋漓。西医诊断脑发育不良

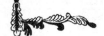

症。两脉濡弱，舌淡苔少。症属五软肢痿，元气受伤。主以滋肾壮元。处方：

黄厚附片6克　熟地15克　党参6克　清炒黄芪9克焦白术9克　炙甘草3克　当归9克　赤芍6克　朱茯苓神（各）9克　7贴　连服二周。

9月17日三诊：颈项能竖，形神渐振，坐已稳，便调尿长，夜寐欠宁，四肢仍软，脉濡舌淡，前法续进。便下欠畅，言语不能，睡眠不安，舌净苔少，再以益肾开窍。处方：

熟地12克　萸肉6克　钗石斛6克　朱麦冬6克　干菖蒲4.5克　远志6克　制首乌15克　巴戟9克　肉桂1.5克（后入）竹节白附子4.5克　朱茯苓9克　7贴　后又连用一月。

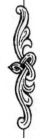

11月19日十诊：形神渐和，手足力软，纳食不多，便于通调，两脉尚弱，舌苔薄滑。犹需滋肾振痿。处方：

熟地12克　萸肉6克　麦冬9克　五味子3克　干菖蒲4.5克　茯神9克　太子参10克　巴戟肉9克　酸枣仁10克　陈皮3克　炒谷芽9克　10贴

此后腰腿见振，两足能立，左手有力，右手稍软，智力渐增，语言略开，但发音欠清。随访痿软已愈，但智能语言较差。

按：五软五迟，素属难愈。本例病起于初生惊痫之后，其肾元受损、气阳亏虚，诚为无疑。初方投以益气温阳之剂，药下颈腰能挺。六诊时又从语言不能考虑，主用温肾开窍。前后三月，痿软明显好转，唯智力尚低耳。

例5　痰瘀交结（脑瘫）　朱晨皓　男　6岁　门诊号：19989（杨浦区长白二村66/9）

1991 年 2 月 21 日初诊：生后手足痿软，手软不能握物，腿软足不任地，时或摇头，下肢抽搐，夜眠惊悸，发前能自觉预知，神萎智钝，语言正常。病已五年有余，近作脑 CT 示：左顶叶脑血管畸形。舌红苔腻，胃纳尚可，大便偏干，两脉细涩，自诉头晕，咳嗽。症属痰瘀交结，脑窍络阻。治拟活血化瘀，祛痰定惊。处方：

当归尾 9 克　赤芍 6 克　川芎 3 克　桃仁 9 克　红花 4.5 克　陈皮 3 克　半夏 6 克　杏仁克　紫菀 6 克　钩藤 6 克（后下）　天将壳 7 枚　7 剂　头晕加天麻、全蝎；肢冷加桂枝、牛膝。

3 月 21 日诊：服上方加减 1 月，右手握力增强，两足行走虽软尚稳，四肢转温，抽搐减半，神清语常，小溲短数，大便间隔，舌红苔化薄净，两脉沉细。痰化瘀散，再拟滋水涵木，补肾健胃。方用六味丸化裁。

熟地 10 克　萸肉 6 克　怀山 12 克　茯苓 9 克　丹皮 9 克　泽泻 9 克　杜仲 9 克　续断 9 克　天麻 9 克　杭菊花 9 克

6 月 13 日三诊，3 月来服上方加减，滋养颇合，症情减轻，右手握力渐增，下肢仍有抽搐，口渴便坚，舌红苔净，阴血亏虚，再予上方去泽泻、杜仲、续断，加珠儿参 9 克，乌梅 6 克，元参 9 克，麦冬 9 克。

8 月 1 日四诊，服药 5 月余，肢搐大减，下肢偶搐幅小微抖而已，常诉头晕，睡时露睛，口渴引饮，舌红无苔，脉细小弦。阴虚肾亏，虚风内动。再拟滋阴潜阳，凉肝和络，三甲复脉汤出入。

生地 15 克　鳖甲 10 克（先入）龟板 6 克（先入）　龙齿 15 克（先入）　石决明 30 克（先入）　天麻 6 克　滁菊花 9 克　乌梅 6 克　天冬 9 克　炙甘草 3 克

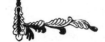

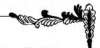

9月5日五诊，自服上方1月，病情全面进步，惊搐已和，睡时睛合，头晕亦减，右手握力仍差，面色㿠白，舌红苔薄，两脉细软，虚风渐平，阴血不易骤复，仍拟益气养血，滋阴息风。

当归9克　川芎6克　生熟地各10克　太子参10克
萸肉6克　龟板9克（先入）　牡蛎30克（先入）　乌梅6克
天麻6克　白芷9克　黄精10克　生甘草5克

按语：患儿脑血管畸形，先天疾患，属"五软"范畴。生后摇头肢搐而惊，久病正虚，两手握力差，步履艰难，神萎智钝，舌红苔腻，脉涩便干，自诉头晕。辨证病因先天脑病，气血运行失常，久而血瘀痰阻，络道失于宣通，本虚标实，先拟治标，予活血祛瘀，豁痰通络。方拟桃红四物汤养血活血化瘀；桂枝通阳化气；加陈、半、杏、菀、天将壳豁痰通络，钩藤息风定惊，全方宣可决壅，通可行常。加减服用1月，痰浊化而瘀血清，肢搐减半，舌红苔净脉沉，邪祛正虚，病久肾虚水不涵木，虚风内动，缓图其本。再拟六味丸加杜仲、续断补肾壮骨；天麻、杭菊滋水涵木，肝肾同调。终用三甲复脉汤加减滋肾填精，息风潜阳，壮骨强筋，痼疾顽症能获向愈，要在辨证求因，切勿以惊搐即谓惊风，妄投截风定惊之品。景岳曰："不知急惊由于风热，慢惊由于脾肾之虚，皆不必由惊而得。"本例先天脑病血瘀阻滞络道，虚风夹痰上旋，脑窍闭塞，上发为摇头而晕，下则肢搐而不利为慢惊。标本分治，先通后补，先天之痰后天调治，亦能痰化血活，络道宣通，滋养筋脉填补脑髓，而脑功能逐渐恢复，实显中医中药治病救人之优势。

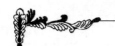

（二）小儿便秘案

小儿大便不通，一般并非大病。然临床所见，亦不乏变症。今摘录临诊治之诸种便秘验案数例，于后学或可供借鉴。

例1 气结食滞　沈某　女　4岁　门诊号：33376 1984年2月22日就诊。

患儿巨结肠症，素来大便秘结，每需5~7天一行，甚感艰涩不畅。胃纳呆钝，口气臭浊，脘腹时痛，小溲尚长，两脉弦滑，舌苔薄腻。气结郁滞，食积不化。治拟利气通便。处方：

陈皮3克　炒神曲9克　大腹皮9克　佛手6克　瓜蒌仁10克　炒莱菔子9克　通草3克　炙内金6克　玄明粉6克（冲）枳壳6克　6贴

服药以来，大便渐通，约二三日便下一次，腹痛已平，纳增口和，原法去玄明粉，连服两周而安

按：本例为巨结肠便秘，易见燥结不通。现患病已历四年，症见气结食积，采用复方，以陈、腹、枳、佛利气开结；神曲、内金、莱菔子消积行滞；而以玄明粉、瓜蒌仁润燥通便；尤以通草一味，淡渗通阳为使，全方于平淡之中寓有深意，建功甚速。

例2 升降失职　马某　男　5岁　门诊号：8231 1982年3月24日初诊。

两年来便秘不通，其症起于强忍，一月仅得二次，全赖西药导下。胃纳不馨，腹软尿通，脉见弦濡，舌苔薄润。腑气闭结，姑先润肠下结。处方：

玄明粉9克（冲）白蜜二匙　温水和服　5贴　隔天

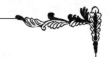

一服。

4月14日复诊：上药服后，大便能通，但停药以后，旋即又秘。面色萎黄，小溲通长，腹部柔软，询知大便虽结，解下时尚软而色绿。两脉濡弱，舌淡苔净。此属阳气不振，升降失司。须益气温运。处方：

党参9克　当归6克　升麻2克　白芍6克　清甘草3克　淡附片2克　肉桂1.5克（后入）　郁李仁9克　苡仁10克　5剂

嗣后大便一周三次，色黄而畅。连服又7剂，续以四君加味，调扶而愈。

按：患儿之症，屡用中西药治罔效。初诊虽能导下，但旋又结。二诊时改从中阳已虚，气机转运无力论治，乃用益气温阳诸品为主，而以郁李、苡仁与升麻相配，升降互施，斡旋枢机。遂令中阳振复，气机通调，其症得平。

例3　脾虚气滞　张某　男　7岁　门诊号：6543　1982年8月25日就诊。

一年多来，大便干结，一周始行一次，诊其腹较满。午后低热时现（37.5℃左右），近有咳呛，痰阻喉鸣，脉弱而滑，舌苔薄腻。痰湿交结，先予化痰润肠。

陈皮3克　姜半夏9克　枳壳6克　川朴3克　杏仁6克　清气化痰丸10克（包）　前胡9克　瓜蒌仁9克　火麻仁9克　7贴

9月1日二诊：痰咳显减，舌苔已薄，便秘不通，腹痛时作，按之仍满，低热未尽，神色较萎，脉呈濡弱。证属脾虚夹滞，主以桂枝加大黄汤。

桂枝3克　白芍9克　清甘草3克　生姜3片　红枣5枚　生军6克　5剂

复诊时已便通二次，腹舒热净，形神亦振。再连服一周，大便保持二天一行，诸恙均和。

按：《伤寒论》云："本太阳病，医反下之，因尔腹满时痛者，属太阴也，桂枝加芍药汤主之；大实痛者，桂枝加大黄汤主之。"其间后者的用法，在于误下伤脾、兼有里滞之故。本例在复诊时，考虑到素有便秘、腹满时痛，而近见低热，故治从太阴，选用桂枝加大黄汤，调脾和中，兼下秽滞，又能和表解肌。方证合拍，5 剂告痊。

例4 阳虚寒实 陶某 男 10岁 门诊号：46607
1984年9月22日初诊。

患儿幼年曾作直肠尿道造型手术，此后大便失调，经常数日不食，以致腹痛难受。六天前腹痛又作，大便不下，呕吐不食，多次送急诊，西医诊断肠梗阻，经导便仍不解下。至今腹痛呻吟，按之满实，大便秘结，食进即吐，四末清冷，小溲短少，两脉沉弦，舌苔淡白。久病伤阳，寒实里结，亟须温通，主以温脾汤。

肉桂1.5克（后下） 淡附片4.5克 干姜3克 当归6克
玄明粉9克 生军6克 党参9克 清甘草3克 2剂

服一剂后腹痛转缓，第二剂下，大便通利数次，吐平能食，腹软肢温，续以调扶中州（参、术、苓、草、归、芍、桂、陈等品）获安。

按：本案乃属急症，患儿便闭呕吐，腹痛肢冷，病史既久，气阳转衰。当机立断，勉从寒实不通立法，投以温脾汤全方，应手而效。设若辨证不确，游移不定，必致偾事。

例5 郁热阻结 冯某 女 8岁 住院号：32666
1981年7月14日初诊：患儿大便艰涩，每三五日一行，自诉胸闷气窒，时感心慌，胃纳呆钝，舌尖红，苔薄润，脉

 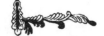

细涩。是热郁于上，气阻于下。治宜泄热通结。处方：

川连3克　郁金9克　香附10克　橘络4.5克　丝瓜络9克　枣仁9克　麻仁12克　当归尾9克　赤芍6克　桃仁泥6克　6剂

7月21日二诊：药后便通气畅，胸闷即舒，神宁夜安。但舌尖仍红，苔见薄黄。郁热余火待清，前意增损可也。

上方去枣仁、麻仁，加郁李仁3克，杏仁9克，7剂。

7月28日三诊：脘舒心宁，食纳亦增，但大便嫌干，隔日始下。舌尖红而苔薄，脉细。郁火初解，还须通润。处方：

川连2克　郁金9克　郁李仁4.5克　瓜蒌仁9克　当归9克　赤白芍各6克　杏仁6克　桃仁6克　通草4.5克枳实4.5克　2剂

此后诸症皆安。

按：本例患儿，频诉胸闷心慌，且夜烦躁扰，大便艰难，参之脉舌，症属郁火内扰，心膈不利。其主因为郁，而主症为便结。投以泄热通降之法，药用川连、郁金清心解郁，香附、橘络、丝瓜络疏气宣络，麻仁、桃仁润下降利，枣仁、赤芍、当归尾宁心和营。药能中窾，诸症即减。二诊时仍遵前意，加郁李仁之解郁利肠，其症遂安。

例6 枢机失司　胡某　男　2岁　门诊号：15248

1981年5月27日初诊：患儿因初生不久即发腹膜炎肠穿孔而动手术，此后大便不能自行排出，必经灌肠导下。西医诊断：肠机能紊乱症。多方求治，未见寸效。现便结腹满，矢气频转，溲通食少，舌苔较厚。其为腑气结滞，先拟通利。处方：

枳实4.5克　炒莱菔子9克　大腹皮4.5克　瓜蒌仁

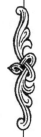

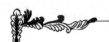

12克　炙甘草3克　杏仁6克　桃仁泥6克　玄明粉6克（冲）　5剂

6月3日二诊：药后大便通下，先干后溏，腹部亦松，但近日便泄多次，不敢尽剂。胃纳仍差，舌苔薄润。肠机能紊乱未复也，兹拟调中润下。处方：

太子参9克　当归6克　瓜蒌仁9克　桃仁泥9克　杏仁6克　炙甘草3克　谷芽9克　川石斛9克　麻仁10克　5剂

7月22日三诊：上药服后大便仍结，不能自下，停服已久，依旧灌肠。胃纳不开，舌苔薄腻。气机受阻，升降失常。改予润下降浊。处方：

陈皮3克　神曲9克　升麻3克　郁李仁6克　桃仁泥9克　炒楂肉9克　炒莱菔子9克　炒谷芽9克　佛手6克　5剂

7月29日四诊：药后大便能自行通下，每天一次，基本成条；但停服二天则仍然干结。胃纳初动，小溲通畅。上方既合，仍宗原意。处方：

枳实6克　郁李仁6克　桃仁泥6克　升麻3克　炒谷芽9克　知母6克　炙甘草3克　瓜蒌仁9克　陈皮3克　7剂

嗣后大便通调，腹柔微满，续以疏利而安。

按：该孩之症比较特殊。初复诊时，意其为腑气不利，处以行滞通便之法。然大剂润肠，则见泄利；而调补中气，又呈干结。三诊之时，改以升降枢机着手，药以陈皮、佛手疏理气分，郁李、桃仁解结润肠，曲谷楂菔调胃助运，更以升麻一味升发清阳、运枢降浊，其效即显。此承前哲通幽汤（东垣）、济川煎（景岳）之意，亦古人所谓生气之道也。

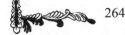

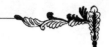

（三）小儿神经症验案

例 1 视物歪斜症　张某　男　9 岁　门诊号：66683
1982 年 3 月 16 日一诊。

幼年脑震荡后，头晕呕吐时发，已有四年。发时面青，视物歪斜。眠扰多梦，二便尚调，脉细而弦，舌尖红，苔薄腻。脑电图示有较多痫样放电存在。此属肝气亢盛，化风冲逆。治以平肝潜阳。处方：

钩藤 6 克（后下）　天麻 5 克　姜半夏 9 克　川连 1.5 克
朱茯神 9 克　白菊花 6 克　白芍 6 克　龙齿 15 克（先入）　磁石 20 克（先入）　7 贴　本方又连服一周。

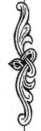

4 月 13 日复诊：近日头晕呕吐大减，仍有视物不正之候，梦惊亦轻，纳可便干，脉细苔薄。肝风未熄，再主镇潜柔肝。处方：

白芍 6 克　天麻 5 克　龙齿 15 克（先入）　磁石 20 克（先入）　丹皮 9 克　白菊花 6 克　小胡麻 9 克　桑椹子 9 克
桑叶 6 克　清甘草 3 克　7 贴　上方加减，共服 20 余剂，症情告平。

按： 患儿之病，起于外伤。初诊所见，为肝亢化风，既犯胃气，又扰心神。故方中平肝息风、和胃宁心，兼顾并举；迨三诊时，呕少眠可，而视物歪斜尚有，治法遂全从重镇平肝、清润柔木着手。四年宿恙，月余而瘥。

例 2 躁急抽搐症　李某　男　6 岁　门诊号：31438
1984 年 1 月 11 日一诊。

初生六月时发生高热惊厥后，神志欠清，至今言语不多，智力鲁钝，烦躁狂乱，四肢抽搐，每天发作频繁，但脑电图正常。纳可眠少，二便尚调，两脉均弦，舌苔薄润。

肝亢化风，痰浊蒙窍扰神，治拟平肝息风开窍镇惊为主。处方：

钩藤 6 克（后下）　天将壳 7 枚　远志 4.5 克　干菖蒲 9 克　当归 6 克　赤芍 6 克　僵蚕 9 克　全蝎 1.5 克　蜈蚣 2 条　琥珀惊风片 4 片（包）　7 贴。原方加减，服用三周。

2 月 1 日四诊：药后症情逐步减轻，现情绪安定，四肢不抽，智力仍差，夜间难眠，二便通调，脉细舌润。再拟心肝同治。处方：

钩藤 6 克（后下）　龙齿 15 克（先入）　磁石 15 克（先入）　天将壳七枚　远志 4.5 克　干菖蒲 9 克　全蝎 1.5 克　柏子仁 9 克　枣仁 9 克　茯神木 9 克　7 贴　药后其症基本平复，但神志时欠清晰。

按：本例患儿，表现为阵发性的躁急肢抽，智力发育亦受损害。治从平肝息风为主，用僵蚕、蜈蚣、全蝎、琥珀惊风片镇惊息风；钩藤、天将壳解痉平肝；佐以归、芍养血柔木；菖远开窍宁神。初效之后，减少镇惊之品，而增以柏仁、枣仁之属，养心安神，以冀巩固。

例 3　冲逆呕吐症　刘某　男　4 岁　门诊号：26804　1983 年 10 月 8 日初诊。

食后即呕，状如喷吐，一日数次，已有月余。面色萎黄，脘腹柔软，大便通调，小溲亦长。西医检查无阳性发现，拟诊为神经官能性呕吐。脉弦而弱，舌淡苔薄。中土虚寒，冲气上逆。治须温胃降逆。

淡干姜 3 克　代赭石 20 克（先煎）　降香 3 克　姜半夏 9 克　生麦芽 20 克　姜竹茹 6 克　藿梗 6 克　伏龙肝 60 克（先煎澄清代水煎药）　5 剂

10 月 13 日复诊：喷吐已止，尚有作恶，纳谷正常，二

便均调，两脉濡弱，舌苔薄净。胃寒已化，再以前法为主。

代赭石15克（先入）　姜竹茹6克　降香1.5克　生麦芽10克　姜半夏9克　干姜2克　川石斛9克　炒谷芽9克 5贴　药后其症痊愈。

按： 患儿频呕剧作，月余不解，西医诊为神经官能症。据其脉舌，是脾胃阳虚，冲气上逆，故治当温中镇逆。药以干姜、伏龙肝温暖中土；代赭石、降香平肝降逆；姜半夏、藿梗、竹茹和胃止吐；更以生麦芽重用以疏理气机，调达肝木。药症相合，迅即获效。

例4　颞痛呕涎症　张某　男　10岁　门诊号：31789 1984年1月18日初诊。

四年来阵发两太阳剧痛，伴头晕难支，呕吐涎沫，每周三四次不等。经多次检查，脑电图正常。纳可眠安，二便通调，两脉弦细，舌边尖红，而苔薄润。肝风上旋，以平木清润主之。处方：

钩藤6克（后下）　天麻6克　全蝎1.5克　蜈蚣1条 白芍9克　生石决20克（先入）　桑椹子9克　生地9克 丹皮9克　杭菊6克　7贴　连服两周。

2月8日四诊：头痛眩晕呕恶均见大减，次少而轻，纳食一般，舌净而红，治从原法加减。

钩藤6克（后下）　天麻6克　全蝎1.5克　生石决20克（先入）　桑椹子9克　杞子9克　白芍6克　小胡麻9克 苦丁茶9克　代赭石20克（先入）　7贴

其症续见减轻，嗣后再以清肝滋养（药用桑、菊、地、杞、钩、椹、天麻、丹皮、小胡麻、生石决）收功。

按： 患儿见症显属肝亢风动，而病本在于木失血养。前后三方，初以平肝息风为主，参以清润养血；次以平肝镇潜

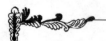

与清润柔木，并举叠进；最后则全用清养滋木之剂，逐图其本。四载痼疾，短期获安，诚赖立法组方之递变有序也。

附：婴儿眼球震颤症 1 例

眼球震颤症，现代医学认为它的病因可有眼源性的，也可因周围性前庭疾病及中枢神经系统的病变而引起的。得病以后，好转较慢。笔者运用中医辨证施治理论治疗一例，效果满意，现介绍如下：

顾某　男　48 天　1983 年 1 月 27 日初诊。

患儿双眼球时左右震颤，发现月余，发则数秒，日次频多（脑电图、眼底检查无殊），囟门宽大，眼白色蓝、鼻塞、舌苔薄黄，二便尚调，肝风夹痰，上扰目系，先拟疏风化痰止痉。处方：

僵蚕 5 克　杭菊 6 克　薄荷 3 克（后入）　蔓荆子 5 克泽泻 9 克　钩藤 6 克（后下）　茯苓 9 克　陈皮 3 克　白芷 5 克　3 剂

1 月 31 日二诊：药后病情如前，唯舌苔转为薄白，再以原法加减。

僵蚕 5 克　钩藤 5 克（后下）　胆南星 2 克　茯苓 9 克泽泻 9 克　蔓荆子 9 克　菖蒲 5 克　陈皮 3 克　5 剂

2 月 6 日三诊：（脑摄片报告正常）眼球震颤次减，舌苔薄净，二便尚调，肝风渐平，痰浊未清，肝肾不足，阴精亏耗，治以温胆化痰兼补肝肾。

陈皮 3 克　姜半夏 9 克　茯苓 9 克　清甘草 3 克　竹茹 5 克　枳实 3 克　胆星 3 克　钩藤（后下）5 克　熟地 9 克怀山药 9 克　4 剂

2 月 10 日四诊：眼球震颤次减，舌净纳和，二便均调，病后正虚，肾精未复，再以调补肝肾，健脾化痰。

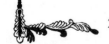

熟地 12 克　怀山药 9 克　萸肉 9 克　补骨脂 9 克　党参 6 克　胆南星 3 克　菟丝子 9 克　焦白术 9 克　茯苓 9 克　清甘草 3 克　5 剂　药后眼球震颤已和，继予调补数次而成功。

按：该患儿双眼球震颤，西医检查无器质性病变，可能是因眼球的注视功能发育不全所引起。根据症状，从中医学理论来分析，当属本虚标实之证。本虚，即先天肾精不足；标实，即风痰阻于脉络。且肾虚不能蒸化水液，却能使水湿蕴积成痰，互为因果。

《灵枢·邪气脏腑病形篇》曰："十二经脉，三百六十五络，其血气皆上于面而走空窍，其精气上走于目而为睛。"《素问·五脏生成篇》曰："诸脉者，皆属于目。"患儿初诊时眼白色蓝，其鼻塞苔黄，可知曾感受风热，风性主动，与痰气相搏，阻于脉络，使之精气不能上注，而发生是症。故初诊先投以疏风化痰之品。方中以杭菊、薄荷、蔓荆子、白芷疏散风邪；钩藤、僵蚕息风止痉；陈皮、茯苓、泽泻化痰利水。二诊时其症虽未变，但舌苔转白，乃风热之邪渐去，故药除薄荷、杭菊之辛凉，加用胆星以增强化痰息风止痉之力，再辅菖蒲升清明目。药后眼球震颤次数减，考虑患儿囟门宽大，其本肾精不足，则不能养肝血而使精汁升发于上，正如《灵枢·大惑论》曰："五脏六腑之精气，皆上注于目而为之精。"《审视瑶函》曰："神膏者，目内包涵之膏液……此膏由胆中渗润精汁升发于上，积而成者，方能涵养瞳神；此膏一衰，则瞳神有损。"故邪衰则当扶正清胆，改投温胆合熟地、怀山药于清胆化痰之中，兼以补肝肾而升清汁，四诊时震颤大减，则专以调补肝肾，健脾杜痰，从本论治，终获痊愈，随访至今，眼球震颤未再复发，发育正常。

（四）遗尿

例1　阴亏不约　陈某　女　8岁

初诊：一年来小溲短数，色黄，夜眠遗尿，二足无力，纳谷一般，舌红无苔。症属肾虚阴亏，膀胱不约，治以滋阴补肾，兼以止涩。处方：

大生地12克　怀山药12克　萸肉6克　菟丝子9克覆盆子9克　五味子1.8克　龙骨9克　牡蛎24克　盐水炒桑螵蛸9克　缩泉丸9克（包）　7剂

二诊：尿数已差，遗尿仍作，二足还感虚弱，纳和舌净，肾虚未复，再以原法出入。

上方去桑螵蛸、缩泉丸，加乌梅6克，金樱子9克，芡实9克，7剂。

三诊：尿频已和，遗尿大减，二足渐觉有力；前方尚方，原方再服七剂。

诊后药未尽剂，遗尿已止。

例2　阳弱不固　周某　男　6岁

初诊：小溲短数而清，夜眠遗尿，纳食一般，形神较软，舌淡苔白。症系肾阳不足，关门不固。治以温肾固涩。处方：

黄厚附片4.5克　菟丝子9克　覆盆子9克　五味子3克党参9克　怀山药9克　炙内金4.5克　天冬9克　萸肉6克桑螵蛸9克　缩泉丸9克（包）　7剂

二诊：形神较振，尿数频仍，夜尿较和，舌淡苔薄，再以温肾补气。原方出入。

上方去桑螵蛸，加太子参9克，黄精9克，7剂。

三诊：诸症好转，尿数亦和，纳佳苔净。

原方加乌梅 6 克，花粉 9 克，7 剂　药后遗尿即愈。

按：三岁以上的小儿，夜眠遗溺，是为遗尿病。其辨证可有多种，如肾气不足，肺脾气虚，肝胆郁热等。但临床上以肾气不足为多。经云："水泉不止者，是膀胱不藏也"（《素问·脉要精微论》）。张景岳氏指出："膀胱不藏，而水泉不止，此其咎在命门"（《景岳全书》）。盖肾与膀胱相为表里，若肾气亏虚，则州都气化失职，关门不固而为遗尿。

故张氏又言："固涩之剂，不过固其门户，此亦治标之意，而非塞源之道也。"故遗尿的证治不能只顾止涩，对肾气不足者必须重视命门，分别情况温补肾阳或滋阴扶元。上列二案，例 1 小溲色黄、舌红足弱，是肾气不足而又偏于阴虚，故方用生地、怀山药、萸肉、菟丝子等，佐以固涩之品，滋阴填精，使肾气充复，遗尿自止；例 2 小溲色清、舌淡神软，是下元本虚而偏于阳弱，故加用附片、党参、黄精、太子参等，补气助阳，则下元固而遗尿即愈。

（五）疝气

例 1　寒温内盛　杨某　男　1 岁半

一诊：患儿左侧睾丸处疝气下注，发时坚硬，脐腹疼痛，肠鸣气滞，纳呆形瘦，盗汗夜烦，舌苔白腻，二脉弦迟。是为寒湿内盛，肝肾不和。治以温散理气为主。处方：

乌头 3 克　白芍 6 克　干姜 2.4 克　淡附片 3 克　党参 4.5克　桂枝 2.4 克　小茴香 3 克　蜀椒 3 克　橘核 9 克　5 剂

二诊：疝肿已小，舌苔见薄。原方再服 5 剂。

嗣后诸症均和，乃以补中益气调治而愈。

按：疝气一症，寒多热少。陈飞霞谓："疝气者，寒邪结聚而成也。"张景岳云："疝气之病，有寒证，有热证，然

必因先受寒或犯生冷，以致邪聚阴分。故在治法上总以通阳泄浊，使寒湿下坠之气得以消散；不可骤用补剂。必先散其寒湿，后补其气血。"幼儿患此症，如能及时治疗，免动手术，则亦为保幼之一助也。至本例患儿，显系肝肾寒邪下流，故以乌附姜椒桂茴大队辛温散寒化湿，佐以橘核疏气止痛，白芍缓急和营，党参益气扶元。10剂而其症即安。

例2 阳虚寒湿 杨某 男 2岁

初诊：寒湿久滞，右疝大如鹅卵，时坚时软，脐腹胀痛，曲腰啼哭，大便溏薄，纳谷不香，面色苍黄，夜烦寝汗，舌苔薄腻，脉象濡弱。症系肝肾虚寒，脾胃湿滞也。治拟温通化湿。处方：

桂枝2.4克　桂心2.4克　白芍6克　广木香2.4克　陈香橼6克　陈皮3克　煨生姜2片　红枣3枚　橘核9克　槟榔6克　山楂炭9克　川朴2.4克　4剂

复诊：胀痛减轻，纳谷初动，神色转润，舌苔已薄，夜眠欠安，大便稀溏。兹拟补中益气。处方：

太子参4.5克　炙黄芪6克　麦冬9克　焦白术9克　柴胡1.5克　五味子2.4克　炙甘草2.4克　陈皮3克　当归6克　煨生姜2片　红枣3枚　5剂

三诊：药后疝肿日见缩小，舌苔薄润，胃口已佳，夜睡亦安；神色稍振，唯便稀稠。则阴邪已散，肾阳未复也。宗丹溪通阳泄浊法，以杜其根。处方：

肉桂1.5克　淡附片3克　当归4.5克　怀山药9克　荔枝核9克　熟地12克　巴戟肉9克　龟板12克　橘核9克　桂心2.4克　上药连服10剂而愈。

按：本例疝症，为肾元阳虚，寒湿内阻。初诊时投以桂枝加桂法，温经暖下，理气化湿，即见胀痛减轻；改予补中益气加减，疝肿亦日见缩小。三、四诊时以肾阳未复，余邪未尽，乃以温补肝肾，通阳泄浊主之，其疾遂平。

（六）血友病

例 沙某 男 11 岁 住院号：21456

病史摘录：患儿出生 8 个月时，因颊黏膜破损而出血不止，此后反复多次出血。屡在本市各院诊治，诊断为血友病。1962 年 11 月 1 日因血尿二天而入院，当时肉眼血尿明显，量多色鲜，经予止血剂及输血治疗，血尿未止。遂于第五天转中医儿科治疗。

1962 年 11 月 5 日初诊：患儿初生八月，发现血友病，迄今十年有余，全身各部屡患出血。近日溲血甚剧，形神软弱，舌苔花腻，脉象细微。此乃内伤之症，气虚不能和血。所谓有形之血，赖无形之气统摄。药仿东垣之余意，用补气生血法。处方：

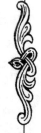

炙黄芪 24 克 当归 6 克 党参 6 克 炙甘草 2.4 克 大熟地 15 克 炒阿胶 9 克 旱莲草 9 克 仙鹤草 9 克 藕节炭 9 克 制首乌 12 克 生牡蛎 24 克（先煎） 3 剂

二剂后血尿已消，余象亦平；继以原方出入，共服 7 剂，病情稳定出院。

1962 年 3 月 6 日二次入院：患儿于去年 11 月间大量尿血，曾服当归补血汤血止出院。今因换牙，齿鼻出血 7 天不止，致第二次住院。现齿龈渗血，口气臭浊，舌质光红，两脉细数，胃脘不舒，口干便涩。西医因其已有继发性贫血，故予输血。辨证当为阴虚火浮，治拟清胃散合玉女煎加减以滋阴降火。处方：

升麻 1.8 克 川连 1.8 克 当归 6 克 大生地 12 克 丹

皮 9 克　生石膏 12 克　麦冬 9 克　人中白 9 克　淮牛膝 9 克
2 剂

并以马勃填塞局部。

药后诸恙均和，上方去升麻加元参 9 克　1 剂；此后继用养血，续服 10 剂出院。

1963 年 2 月 21 日三次入院：近日牙齿出血和膝关节出血，今第三次入院。症见齿龈出血，量多色鲜，唇红口干，面色苍白，舌光而洁，脉象细数。阴虚血耗，当以止血为先。拟以四生加味。处方：

生侧柏叶 9 克　生地炭 12 克　干荷叶 9 克　生藕节 9 克
仙鹤草 9 克　丹皮 9 克　焦甘草 3 克　炒白芍 6 克　麦冬 9 克
蒲黄炭 9 克　2 剂

药后牙衄即止，再予养血之剂，以善其后。其间曾因新感，予解表后热退。又因肢膝不利，以养血舒筋之品而诸症皆平。住院三周，基本纠正了继发贫血及出血症状。

按：本例患儿先后三次住院，虽是同为一病，但每次治疗各不相同。第一次从审病求因中，认为是气不和血，而非一般的膀胱积热的实证溺血，故以补气摄血法，血尿即止。方中重用黄芪，数倍于当归；盖有形之血不能自生，是生于无形之气故也。当归补血汤补气生血，亦益气统血；气行则血行，气壮则血行循经，外充皮肤，内摄脾元，即下血、崩漏诸症亦止。第二次住院之时，见阴虚火热上盛之象，故以清胃散合玉女煎；盖牙龈为阳明络脉循行之处，胃有积热，即熏灼上升，而致衄血。石膏清阳明之热，牛膝折上逆之气，地黄滋营血之阴，配以升散降火、滋阴养血诸品，促使热清火平，衄血自止。第三次因阴虚血耗症状明显，故采取止血为先。此亦抓住标本缓急的主要一环。因出血过多，

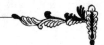

虑其气随血脱也。本案可见辨证论治既不同于对症治疗，更不同于辨病论治。说明了中医学既可异病同治，也可同病异法，活泼机变而绝不呆板拘泥。

（七）真性红细胞增多症

例 阳明火亢　顾某　女　9 岁　门诊号：13817

1981 年 3 月 3 日一诊：患儿发现真性红细胞增多症，已有二年。面颊红紫，性急烦躁，胃纳甚旺，口渴多饮，二便尚可，有时足瘆。现血检：红细胞 526 万，血色素 15.6 克。唇朱舌红，苔薄黄较干，脉数而有力。阳明火盛，气营两燔，治拟清气凉营。处方：

生石膏 20 克（先入）　知母 6 克　生草 3 克　生地 15 克　丹皮 10 克　元参 9 克　赤白芍各 6 克　冬青子 12 克　墨旱莲 12 克　花粉 9 克　黑山栀 10 克　7 剂　后又连 7 剂

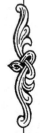

3 月 24 日三诊：血检红细胞 487 万，血色素 14.3 克。面虽尚红，但已不紫，胃纳亦稍减，但性情急躁，口渴时饮，舌红而干。阳明里热，再以白虎加味主之。处方：

生石膏 30 克（先入）　知母 6　生草 3 克　粳米 30 克（包）　生地 15 克　元参 10 克　麦冬 9 克　冬青子 10 克　墨旱莲 10 克　花粉 10 克　7 剂　后连续服用本方

5 月 27 日七诊：续服上方，现血检红细胞 447 万，血色素 13.7 克。舌红苔薄黄，面赤大减，唇色亦较淡，纳食一般，但口渴时烦。原法既效，宜守勿变。处方：

生石膏 20 克（先入）　知母 6 克　粳米 30 克（包）　生草 3 克　生地 12 克　元参 6 克　麦冬 9 克　冬青子 10 克　墨旱莲 12 克　牡蛎 20 克（先入）　丹皮 6 克　7 剂

以后红细胞降至 400 万 ~420 万，血色素 12~13 克。上方加减，增以党参、山药等益气健脾之品，二天一剂，其症渐安。继续服用半年，至11月24日复查，红细胞416万，血色素12.6克，病已基本平复。

按：本病初诊，从辨证所见，为阳明火盛，气营两燔之象。所谓红细胞增多，血色素偏高，按中医推论病机，当与中焦有内在联系。《灵枢·决气》："中焦受气取汁，变化而赤，是为血。"胃为气血化生之源，阳明气亢，则火盛而血热；血既瘀热而阻络，且又灼营而耗液。故其临床表现，如纳旺消谷、渴饮烦躁诸症，无一不与阳明有关。其面颊红紫者，即《伤寒论》云："阳明病，面合色赤"（211条），乃因阳明之脉循于面而气血壅瘀所致。是以主用白虎加味。方中白虎、黑栀大清气热，而以地丹赤芍凉营行血，元参、白芍、花粉、二至养阴生津。此后面色转赤而不紫，是其血分瘀热渐化，仍以白虎合增液、二至，清阳明之热，滋营阴之虚。初方未用粳米，以重在大清诸经气分之火；二诊时仍加粳米，盖因胃火初退，糯米、甘草合护胃气矣。坚守原法，而获显效。

（八）嗜酸细胞增多症

例 元虚血热 魏某 男 9岁 门诊号：11465

病史摘要：患儿于1980年8月起发热不退，伴全身皮疹。此时血检白细胞6800，分类：杆形46%，淋巴22%，嗜酸32%。经骨髓象、胸片等检查，且因嗜酸细胞持续偏高，EOS高达4158，故拟诊为嗜酸细胞增多症。经服用激素后热退，嗜酸细胞略见下降。至1980年12月又发热陡起，皮疹已酿成脓疮，布于全身，腰背有化脓灶，达3cm×3cm，EOS2277，黏蛋白210mg%，经服强的松、苯噻啶、复地霜等而热退。拟诊为先天性免疫缺陷，伴部分免疫亢进——过敏反应。家长遂要求在西医治疗的同时，进服中药。

1981年3月6日一诊：全身发疹，抓痒不安，层出不穷，脓疮污秽，有在腰背有一碗盅口大之化脓灶深凹，不能收口。热度升降不止，现38℃左右。面色㿠白，肤色有华，清晨汗出，二便尚可。舌红苔薄黄，脉数带弦。气虚血热，夹有瘀滞。病已八月，元气大耗。治属棘手，如拟补气养营、解毒凉血治之。处方：

生熟地各15克　生黄芪30克　苦参30克　生草3克　白芍9克　蒲公英10克　元参15克　麦冬10克　炙鳖甲20克　白薇12克　青蒿10克　花粉9克　5剂

3月13日二诊：T37.5℃，低热未清，二便通调，纳食稍减。现白细胞5450，嗜酸26%。久病气虚，阴分亦耗，不易速效。再以补气和血。处方：

炙黄芪15克　生地20克　苦参10克　生草3克　炙鳖甲20克　元参10克　麦冬10克　白薇12克　钗石斛10克　太子参9克　另以海蜇30克、地栗5枚，先煎代水。10剂后又连服一月。其间背部疮口渐浅，脓水亦减。

4月27日六诊：热度初平，皮疹减少，腰背疮口几已收平，纳和喜饮，二便调，面丰润，舌红苔薄，脉转软数。续进益气和营。处方：

炙黄芪20克　生熟地各15克　花粉9克　麦冬9克　炙甘草3克　钗石斛10克　茯苓10克　生扁豆10克　白芍6克　太子参10克　冬青子9克　墨旱莲10克　另以海蜇、地栗煎汤代水　10剂。后又连服。

6月6日九诊：血热时退时起；毒亦不清，皮疹溃疮层出。胃纳较佳，便通尿赤，汗出时多，面色尚润。舌淡

红，苔薄白，脉见细数。现白细胞 4800/mm^3，嗜酸 30%，EOS1475。久病元耗。血分热蓄，病情殊未稳定，仍以调元清血为主。处方：

元参 10 克　麦冬 9 克　生地 15 克　炙黄芪 20 克　冬青子 10 克　白薇 10 克　墨旱莲 10 克　生草 3 克　钗石斛 10 克　玉竹 10 克。因雪羹无货，另以绿豆 30 克　银花 12 克，煎汤代茶，10 剂后又连服一月。

7 月 27 日十一诊：近以激素与中药合用，热退已月余，皮疹未见新出，面色润泽，脉缓而弱。病虽未痊，但初稳定。当再补气兼清血分。处方：

炙黄芪 20 克　党参 10 克　生草 3 克　墨旱莲 12 克　冬青子 12 克　生地 15 克　茯苓 10 克　白鲜皮 10 克　地肤子 10 克　苦参 9 克　绿豆 30 克　10 剂

此后病情有时尚略见起伏，但已基本控制。10 月 23 日血检：白细胞 6000/mm^3，嗜酸 36%，EOS1672。乃以补气凉血法（黄芪、党参、生地、丹皮、百合、麦冬、花粉、白薇、冬青子、墨旱莲等品，并嘱以海蜇、地栗煎汤代水），长期调治之。

按： 本病之治，颇感棘手。来诊时病已七月，以持续低热、全身脓疮为主症，并在腰背有一碗盅口大小的化脓灶，三月不能收口。据其脉症分析，是为血分瘀热，秽浊不清，但元气已虚，无力托邪外出，故表现为数月一发的高热、皮疹，继之以脓疮层出，而疡面不敛。初方即投以生黄芪、熟地大补元气，扶正托邪；苦参、蒲公英、生草清利湿热，解毒凉营；并以鳖甲、白薇、青蒿、花粉除血分之伏火，而随症加减之。二诊时加用海蜇、地栗者，此雪羹之制。海蜇咸平，有清热化痰之功；地栗甘寒，具消风解毒之能。两品合

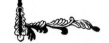

用，涤痰清火，行瘀化积，颇为前贤名家所赏用。如曹仁伯氏善用于中虚痰热而不宜苦寒直折之时；王孟英氏谓其"宣气化瘀，清痰行食而不伤正气"（《归砚录》）。本例中配用雪羹，以其擅入血分、内清伏火、外通络凝也。故有其一定的治疗功用。一个半月后，疹减疮敛。六诊之后，治法的重点在于补气而养营。乃以炙黄芪、太子参益气扶元，扁豆苓草健脾和中，二地、麦冬、白芍、钗斛、二至、花粉滋阴和血。遂使其病情逐步稳定，得以控制。热度渐平，皮疹少见，后以补气凉血之剂长期调治冀其平复。

（九）脑功能轻度失调（儿童多动症）

例 湿火蕴结 魏某 男 11 岁 门诊号：5286

1981 年 8 月 18 日一诊：家长主诉患儿平时注意力不集中，上课时小动作多，性格比较孤僻，语言表达力差。拟诊大脑功能轻度失调（多动症），曾作 24 小时尿检儿茶酚胺测定偏低。服西药利他林等无效，且见副作用而停服。症见大便干结，小溲黄赤，口渴饮多，唇色樱红，胃纳不香，口臭咽痛。脉象滑数，舌尖红，苔白腻。症系湿火内阻，熏蒸扰神。治拟利湿泻火。处方：

川朴 3 克　赤苓 9 克　川柏 6 克　知母 6 克　泽泻 9 克
川连 1.5 克　条芩 9 克　藿佩各 10 克　茅术 9 克　猪苓 6 克
5 剂

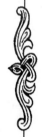

8 月 25 日二诊：渴饮减少，纳食初动，小溲较淡，大便稍通。舌苔滑腻而浮，是内结湿浊渐松。上方进退。处方：

川朴 3 克　赤苓 9 克　川连 1.5 克　藿佩各 10 克　泽泻 9 克　苍术 9 克　川柏 6 克　青蒿 9 克　甘露消毒丹 12克（包）　六一散 10 克（包）　7 剂

9月1日三诊：二便转调，纳食已增，舌苔亦薄，湿浊初化。但新感外邪，咽痛微咳，暂以疏化。处方：

桔梗6克　生草3克　百部10克　陈皮3克　杏仁6克青蒿9克　藿佩各10克　桑叶9克　菊花6克　钩藤6克3剂。嘱于感冒解后仍服前方。

10月6日四诊：上药服后，感冒即解，连服二诊之方7剂，现已停药近月。家长感到患儿多动症有明显好转，注意力能保持较长时间集中，复查24小时尿检儿茶酚胺测定已经正常。但大便时有干结，唇色较红，舌尖赤，苔薄腻，脉数而带滑。湿火未净，再宗前法。处方：

川柏6克　条芩9克　枳壳4.5克　赤苓9克　川朴2克泽泻9克　苡仁10克　甘露消毒丹12克（包）　陈皮3克苍术6克　更衣丸2克（需要时服）　7剂

此后更进步，病情渐平。

按：小儿多动症，近年来国内外较为注意。本例患儿之脉症，乃系湿火熏灼，扰动心神。方用三黄合四苓为主，配以藿朴芳化，共奏利湿泻火、涤秽化浊之效。续服1个月，湿火渐去，获得显效。但小儿多动症的病因不一，中医必须求其致病之由，灵活变化而治。

（十）下肢抽搐

例　少阳痰热　诸某　女　6岁　门诊号：303343

1972年3月10日初诊：患儿自出生后18个月起，即发生两下肢抽搐，日发数次至十余次不等，发作后大汗一身而搐止。虽经多方治疗，迄今未已。来诊时见其面色一般，形神尚活，胃纳欠佳，脉弦数，舌尖红苔白腻。初以为血分瘀热，筋失濡养，治以养血治血。处方：

生地30克　当归6克　桃仁9克　红花4.5克　地龙6克川牛膝9克　赤芍6克　秦艽6克　炙草2.4克　4剂

3月14日二诊：足筋仍搐，日发次频，神志清晰，询之则诉心慌胆怯，脉舌如前，再试以活血息风宁神。

上方去膝、艽，加全蝎1.5克，远志4.5克，龙齿15克（先煎），7剂。

3月21日三诊：抽搐次数虽见略减，但不明显。仍诉胆怯心慌，神志不安，然而静坐即搐，起动不发，脉舌同前。于是更法治之，拟从痰热内扰、心胆不宁着手。温胆汤加味主之。处方：

陈皮4.5克　制半夏9克　茯苓9克　炙草2.4克　竹茹9克　枳实4.5克　菖蒲4.5克　当归6克　龙齿15克（先煎）　7剂

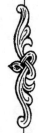

3月28日四诊：药后三天，足搐即止。今晨又掣一次，但较轻松，胃纳已动，脉尚弦，舌苔薄腻，原方加远志4.5克　7剂

以后又续服14剂以资巩固，足搐从此停发。

按：温胆汤主治胆虚痰扰、惊悸不安之症。本例心慌胆怯、胃纳欠佳而下肢抽搐、脉弦数、舌尖红苔白腻，其主因是痰火内扰，故投以温胆汤药症惬当，3剂而效显，7剂而病安，续服之而根除。

但痰热内扰为何下肢抽搐，投以温胆后为何迅即停发，是颇耐寻思的。试分析之。

何以胆病而足搐？似较罕见。考之《内经》，足少阳经筋布于外踝、胫膝外廉，结于伏兔之上及尻部；"其病小趾次趾支转筋，引膝外转筋，膝不可屈伸，腘筋急，前引髀，后引尻"（《灵枢·经筋篇》）。于此推想，胆病累及经筋而致

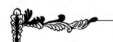

下肢转筋、引急，是可能的；与本例颇相近似。

何以静时搐发？张聿青氏有用温胆汤加减治疗一个"将寐之时，体辄跳动"的病例，其案语指出："胃有湿痰，甲木不降，肝阳暗动……以阳入于阴而胆阳不降，致阳欲入而不能遽入也。"从中可以得到启发，即安静之时，气血内守，胆气当降；叵痰湿阻遏肝胆之气，则阳升风动。本例静时搐作，殆即此理。

何以汗后搐止？盖少阳为全身的半表半里；邪在少阳，则随枢机出入表里阴阳。若邪并于阴则阴实；邪并于阳则阳实；譬之疟邪，发时先寒后热、汗出而和，即是如此（参《素问·疟论》）。本例邪在少阳，气并于阴则胆逆风动而搐作，继之少阳枢机升极而降，则气并于阳而全身大汗后搐止。

由此可见，痰热内扰是病之本，足筋抽搐是病之标；初二诊治标不治本，宜其罔效，三诊时治合病本，效如桴鼓。

关于温胆汤，为《内经》半夏汤的演变之方。经云："泻其有余，调其虚实，以通其道，而去其邪"（《灵枢·邪客篇》）；后人总结为"使上下通则阴阳和"（《医方集解》）温胆汤之诸药，在性能上可说是半夏汤的发展，也能使上下通、阴阳和。试看本例药后痰热清化，胆气降而筋得养，使少阳枢机出入表里而无汗格之虞，即是"上下通、阴阳和"的具体表现。

（十一）头汗

例 胸膈火结 孙某 男 11岁 门诊号：176190

1974年9月26日一诊：齐颈以上，汗出淋漓，已有二年，久治无效。怕热肤痒，咽痛而红，烦躁唇朱，睡时面

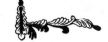

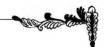

赤，二便如常，舌质较红，脉细而数。当为心膈有热，熏蒸上炎。先予清心泻火以观其情。处方：

凉膈散 12 克（包）　川连 1.8 克　黄柏 4.5 克　条芩 4.5 克　生地 15 克　当归 6 克　白芍 9 克　知母 4.5 克　花粉 6 克　4 剂

10 月 4 日二诊：汗出略减，效不显著，面赤唇朱，烦则汗剧。上焦热壅，当须清解。拟凉膈合白虎主之。处方：

凉膈散 9 克（吞）　生石膏 30 克（先入）　知母 6 克　生草 3 克　川连 1.8 克　淡竹叶 4.5 克　玄参 9 克　7 剂

10 月 21 日三诊：汗出初和，清晨咽痛，形神较软，舌红苔薄。上方已合，宜宗原法。

前方去川连、元参，加粳米 15 克（包）　麦冬 6 克　太子参 6 克　石膏减至 15 克　7 剂

11 月 4 日四诊：汗出大减，胃和便调，但热疮满头，舌红苔薄。郁热外泄，其病可愈。仍步原方：

太子参 9 克　麦冬 9 克　知母 6 克　生石膏 9 克（先入）　生草 3 克　竹叶 4.5 克　粳米 30 克（包）　桑叶 9 克　凉膈散 12 克（包）7 剂

药后汗出止、热疮平，诸症均安。

按：头汗之症，有属血、属饮、湿热、阳浮等别。本例一派胸膈郁热之象。以头为诸阳之会，手足阳经均循胸膈肩背上头，则胸中邪热散漫上头，蒸腾作汗。故先予凉膈合当归六黄加减，其汗略减；然其症虽涉诸条阳经，陆九芝有六经实热总清阳明之说，故二诊改拟凉膈合白虎主之，汗出即和，其热初退，旋见气阴受耗，故增太子参、麦冬以清养之。尤可怪者，其汗大减之时，热疮满头，足见郁热得外达之机。随后因势利导，再加桑叶、竹叶清泄疏化，其症即

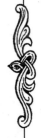

平。《伤寒论》有云:"阳明病下之,其外有热,手足温,不结胸,心中懊憹,饥不能食,但头汗出者,栀子豉汤主之"(228条),此与本例相似,唯轻重主次有所不同耳。

(十二)眉棱骨痛

例 阳胆热郁 施某 男 10岁

1973年12月31日一诊:年前跌后,经常头痛,痛在眉棱骨,痛甚时即呕吐,面色不华,形瘦怕冷,口渴纳少,二便尚调,脉细滑,舌尖红,苔花剥。是阳明胃经之阳气内郁也。拟选奇汤加膏葛以清胃舒阳。处方:

防风4.5克 羌活6克 条芩3克 炙甘草3克 生石膏15克(先入) 葛根6克 丹皮6克 石斛9克 4剂

1974年1月4日二诊:头痛稍减,吐恶已和,面色较润,舌苔薄白。前方既合,仍宗原法。

上方去丹皮,加当归4.5克,白芍4.5克,6剂。

1月11日三诊:头痛初和,仅感隐约似痛,吐恶已止,胃纳亦动,时感怕冷,便下通调,脉细带滑,舌尖稍红,苔薄。仍予原法为主。处方:

防风4.5克 羌活3克 条芩2.4克 炙甘草2.4克 白芍6克 当归6克 石斛6克 葛根6克 生石膏12克(先入) 6剂

药后头痛即除,诸症好转而安。

按:眉棱骨痛,前贤论述之分类不一,多主以选奇汤;实而痛者加膏、葛,虚而痛者加归、芍。盖眉棱骨乃阳明胃经所过之地,即从胃热论治。本例见症脉滑口渴、舌红苔剥,为里有伏热之征;其面色不华而怕冷,则是阳气抑遏之故;痛甚呕吐亦因郁甚欲泄所致。仲景有阳明郁热而恶寒用石膏之说，故宜于选奇汤加以石膏者。以芩、膏、丹皮清胃泄热，羌、防、葛根升阳散发，石斛清润生津，甘草调和安胃。药后痛减呕止，面润苔生，此为清阳得升、郁热初解之象；再加归、芍乃养血和络之意也，终于痛除病痊。

（十三）咽喉麻痹

例 瘀痰阻络 许某 男 11岁

1974年6月29日一诊：十天来不能咽食，仅饮流质，亦时见喷吐，西医诊断为第九、十对脑神经麻痹。面色晦暗，声音嘶哑，喉中如梗，自感舌麻，脉细，舌红而黯，苔薄白。其症为瘀结阻络，故拟活血化瘀。处方：

桃仁9克 土红花4.5克 当归6克 赤芍6克 川芎3克 乳没各4.5克 五灵脂9克 生蒲黄6克 桔梗3克 枳壳4.5克 7剂

7月5日二诊：诸症均减，稍能进食，发音略开，喉梗尚有。上法甚合，仍宗前方。

上法去灵脂、蒲黄，加赭石12克（先入），生草2.4克，6剂。

7月12日三诊：已能食，音声亦出，喉梗欲咳，有痰不爽。此为络结初开，尚需宣瘀泄痰。处方：

桃仁9克 土红花4.5克 乳没各4.5克 当归6克 桔梗3克 生草2.4克 川贝14.5克 杏仁6克 竹茹6克 6剂

7月19日四诊：咽食如常，音声大亮，喉梗已无，吐痰爽利，唯面色萎黄，小溲频数，脉沉而细，舌苔薄润。病情向愈，正气略虚，上病及下。当需滋肾和尿为主。处方：

菟丝子9克 覆盆子9克 花粉9克 川贝4.5克 竹茹

6克　杏仁 6 克　盐水炒桑螵蛸 9 克　生草 3 克　远志 6 克
萸肉 6 克　7 剂

服后诸症皆安。

按：本例之症殊为罕见。前贤曾有"噎枯在上，咽喉壅塞，饮虽可入，食不能下"的记述，并认为与气滞火炎、血阻痰凝等有关（见《证治汇补》）；王清任氏亦提出了"饮水即呛，乃会厌有血滞"的论点，制定了会厌逐瘀汤。本例的病机，以其不能咽食、咽中阻结、面色晦暗、喉梗舌麻，故从瘀滞论治，投以活血通络解结之法，即见好转。是本之于王氏所说，得到启发也。二诊后加入化痰开音之品，功效益彰，终于获得痊愈。

（十四）痹症

例　寒湿着膝　俞某　男　8 岁　门诊号：22985

1981 年 10 月 21 日一诊：夏日尽情游泳，入秋即觉两膝痠痛。西医理化检验：抗 "O" 800。血沉 20。现膝痛酸楚，影响活动，纳食尚可，二便如常，面色黄暗，下肢感冷。脉濡，舌淡白而润，寒湿相搏，形成痹症。治拟温化制痛。处方：

川草乌各 4.5 克　秦艽 9 克　桑寄生 15 克　桂心 3 克
干姜 9 克　独活 9 克　羌活 6 克　五加皮 9 克　川牛膝 9 克
当归 6 克　7 剂。后又连服一周。

11 月 4 日三诊：膝痛稍减，但觉痠楚，活动尚感不利，复查抗 "O" 500。舌淡而润，原法增损。处方：

川草乌各 4.5 克　独活 9 克　羌活 6 克　麻黄 3 克　桑寄生 15 克　鸡血藤 15 克　当归 6 克　牛膝 9 克　姜黄 6 克
7 剂

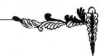

服后但痠不痛，续以前法而愈。

按：本例因夏月连日游泳，寒湿侵袭骨节之间，致两膝痠痛。故以散寒胜湿之法，用大队温通，如二乌、二活、秦艽、五加，入经脉而祛邪止痛；桂姜当归，温经和血；寄生牛膝，强筋利骨。两周后已见显功，仍宗原法，去秦艽、五加、桂、姜，加麻黄、姜黄、鸡血藤者，以通经行络、养血利筋也。其病寻愈。

（十五）风痰抽搐

龚某　男　12岁　外院会诊

初诊（1963年12月15日）：宿哮十年，屡发不止，近日复作，痰浊壅塞。胸肋牵痛，息高肩抬，目红齿燥，便秘数天，昨天突发抽搐，但惊定则神尚清，按脉洪大而滑，舌红苔甚垢腻。病根在痰，蒙蔽清窍，引动风木，病情危重。拟豁痰攻逐，开窍平惊。处方：

炙麻黄3克　淡竹沥30克（姜汁三滴冲）　鲜石菖蒲4.5克　细辛1.5克　炙苏子9克　生炒莱菔子各9克（研）　瓜蒌仁12克　钩藤9克（后入）　橘皮络各4.5克　礞石滚痰丸12克（包）　1剂

二诊：痰浊壅积，蒙阻清窍，引起抽搐，但无热度。昨进豁痰之品，因未能尽剂，痰喘甚重。神志虽苏，时有昏糊，脉象弦滑，舌苔腻浊，病因在痰，仍须豁痰开窍。处方：

橘红3克　橘络4.5克　丝瓜络9克　竹沥30克（姜汁三滴冲）　桔梗3克　鲜菖蒲4.5克　钩藤9克（后入）　象贝9克　杏仁9克　胆星3克　天麻6克　瓜蒌皮仁各9克　黄郁金9克　另控涎丹1.5克化服　2剂

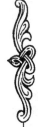

三诊：药后下痰甚多，神志全清，饥而思食，喘咳大减，痰声亦少，唯胸膈仍痛，舌绛而燥，脉象软滑，察势胶痰尚留，津液受耗。兹拟润燥化痰。处方：

花粉9克　川贝母4.5克　杏仁9克　炒莱菔子9克黄郁金9克　橘红络各4.5克　鲜菖蒲4.5克　炙苏子9克桑皮9克　竹茹6克　全瓜蒌12克　3剂

以后病情日减，调理而安。

按：这一病孩的证情发展是十分严重的，其病机分析如下：以其宿哮十年，素体饮浊盘踞，已无疑义；近日复发，痰浊壅塞。咳喘剧烈，肩抬息高；络道痰阻，故胸肋牵痛；随后痰浊蒙蔽清窍，引动肝风抽搐神志昏糊，亦势所必然。因之，可确定主因在痰，幸喜身无热度未成燎原，故亟用大剂攻逐豁痰诸药。二诊后下痰甚多，神清搐定，喘咳大减，且饥而索食，是症情已化险为夷；但痰去而津液损耗，续予润燥化痰，再经调理乃平。

（十六）乙状胬肉

例　胬肉攀睛　泻肺涤痰　患儿周某　男　15岁　门诊号：12727

1993年6月24日初诊咳喘反复发作12年，近感新邪，咳呛阵作，痰阻气促而喘，目睑浮肿，两眼白睛赤脉纵横，上有胬肉高起红赤，已达黑睛边缘，舌红苔薄腻，两脉细滑带数，纳和便调，辨证为肺经有热，风邪外袭，痰火上壅，咳剧损及肺络而致血溢。方用泻白散加味。泻肺经之火，李时珍曰："此泻肺诸方之准绳"。处方：

桑白皮9克　地骨皮15克　清甘草3克　粳米（包）30克　加甜葶苈10克　侧柏叶9克　陈皮3克　姜半夏9克

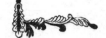

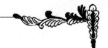

竹茹6克　白茅根60克　7剂

　　患儿消瘦明显，精神萎靡，面㿠贫血，西医认为是"增殖体面容"，曾经手术2次，仍未根治。中医辨证以其病发即气憋吸难不能卧，近似"喉风症"之喉部通气障碍，然喉风症来势迅猛，甚则窒息，危殆立至，故又称"走马风""缠喉风"。本例患儿虽见呼吸不利，气憋吸难反复发作，然时发时止，病程已有2年，显然异于"喉风症"。此实非器质性病变，不可受前医诊断增殖体病名所框囿，单从局部着眼见症治症，难收成效。病系外感发热后气机逆乱，冲气上逆夹痰迫肺，肺窍失宣而胸满气憋，此喘逆迫促所由来也。病理既明，应从整体出发，当效法仲圣治伤寒汗吐下后，心下痞硬，噫气不除，旋覆代赭汤之意。药选赭石，取其质重善以镇冲降逆，沉香味辛体重，能升能降，气雄横行，有通天彻地之功，故《药品正义》谓其："若怪异诸病，以此佐攻痰药，能降气安神。"两味相合为君，益增其降逆平喘之力，再配以桑皮、葶苈、杏贝泻肺化痰。药下痰浊虽化，但喘逆噫气未平，因细思患儿病久，中气必已虚损，冲气乘虚上干，填塞胸膺，排挤胸中大气，使之下陷而吸难，应从"虚"字着眼。忆张锡纯组参赭镇气汤，参赭同用治阴阳两虚之喘逆迫促，能纳气归原，亦治冲气上干，填塞胸臆之满闷，而仲圣旋覆代赭本有人参，也因元气之虚也。故于次诊加入参术芪以补下陷之元气，佐以沉、赭调气升清以降逆，上宣肺窍，下平冲逆，病理药理契合，气机调畅，则喘促气憋终获痊愈。

　　二诊，服药7剂，两目胬肉渐消，咳减喘和，苔化薄白。前法初效，续增清肃肺金之剂。上方去葶苈、侧柏、陈皮、半夏、竹茹，加桑叶6克，枇杷叶（包）9克，冬瓜子

10 克，紫菀 6 克。7 剂。

三诊，胬肉消退，结膜转清，咳瘥，苔净，呼吸如常，两脉细软。病去七八，再拟清润肺气以泄余热。上方去紫菀，加黄芩 5 克，北沙参 9 克。

按语：两目白睛红丝满布，胬肉翳遮，此病名为"胬肉攀睛"，甚者障瞳，影响视力，西医眼科专家建议手术，家长求商于吾。经云："五藏六府之精气，皆上注于目而为之精"，又云："白眼赤脉，法于阳也"，启示目疾与五脏均有联系。后世发展有"五轮"之说，均阐明白睛风轮属于肺，眼白红赤，病发于阳，推知肺经有火。余于临诊逢小儿百日咳剧咳时，常见是症。本例患儿因新邪引动宿疾，痰火上壅迫肺，咳呛剧烈损伤肺络出血而上注于目，故见两目红赤，胬肉攀睛。推理而论，按五脏五轮的病理，白睛称风轮，内合于肺，眼白红赤，病乃肺经火热痰浊上壅为祟，迫血妄行，是属阳证热证。当急泻肺泄火涤痰为要。法宗先哲钱氏泻白散合肃肺涤痰止嗽之品，痰火并泄，标本同治，二诊即获肺宁血止，胬肉退净，咳逆旋平，见效迅捷贵在理明病识，推理论病施治，切合病机，一举中的，不可不知也。

（十七）增殖体肥大

喘逆气憋　镇冲降逆　患儿顾某　男　4 岁　门诊号24816

1993 年 11 月 21 日初诊家长代诉，每于外感发热后，夜眠即感鼻塞气憋，吸气困难，发作时张口吸气，咳逆喘促不能平卧，必须高枕斜倚，反复发病已有 2 年。屡屡急诊，"瑞金医院"察检后诊断为"增殖体肥大"，予以手术切除后，上症停发 4 月余。继因送入托儿所，哭吵引发气憋吸难

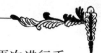

唇紫，急送"市一医院"，诊断同前，在全麻下再次进行手术切除。本月 12 日感冒发热，应用抗生素静滴后，高热虽退，旧疾引发气憋难受，深吸喷气，高枕倚坐不得卧，患儿痛苦不堪，家长抱来苦苦求治。审视患儿面色苍白，形体瘦弱，鼻塞张口，呼吸短促，唇微紫绀，舌苔薄腻，两脉细弦小促，细察之下，谓此乃冲气上逆，气机失调，痰浊阻络，肺窍不利。亟须镇冲降逆，泻肺涤痰论治。药用：

沉香粉（后下）3 克　代赭石（先入）20 克　桑白皮 9克　甜葶苈 10 克　杏仁 6 克　川贝母 3 克　陈皮 5 克　紫菀 6 克　川石斛 9 克　谷芽（炒）9 克　5 剂

二诊（11 月 28 日）：药后气促顿减，夜卧仍觉鼻塞气憋吸难，呃气尚有，寐则寝汗，苔化薄润。思之，病已 2年，中气虚耗，气机升降逆调，略辅补气之品以升清降逆。药用：

沉香（后下）3 克　赭石（先入）20 克　苏梗 6 克　陈皮 5 克　炙黄芪 6 克　太子参 6 克　焦白术 9 克　茯苓 9 克防风 5 克　炒白芍 6 克　炙甘草 3 克　6 剂

三诊（12 月 5 日）：自服补气降逆以来，呼吸明显改善，夜能平卧，入睡尚有轻度鼾声，病虽向愈，但未断根，体质虚耗，再拟调元以善其后。

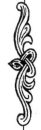

炙黄芪 9 克　太子参 9 克　炙甘草 3 克　焦白术 9 克沉香（后下）3 克　赭石（先入）20 克　炒白芍 6 克　天花粉 9 克

上方调治半月，患儿呼吸恢复正常虽有哭闹，也未引发气憋。今年又因他疾前来就诊，询之，其母云：1 年来曾有数次外感发热，而气逆喘憋未作，全家欣慰。

按语：本病现代医学称谓"增殖体肥大"，为鼻咽部淋

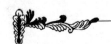

巴组织，又称咽扁桃体，位于鼻咽部的后壁及顶部，病发可大如核桃，妨碍鼻腔空气的流通，鼻阻塞为本病主要症状，即见鼻塞吸难，张口呼吸，动则气促，睡时有鼾声。

附：内科案例

（一）热病

例 1　阳明热痞　王某　男　19 岁　住院号：137689

1977 年 5 月 28 日一诊：高热一周，在 39.2~40.1℃。但热不寒，阵发腹痛，泛泛欲恶，心下作痞，按之濡软，大便闭结，小溲黄赤，脉浮数，舌红苔薄黄。血象：白细胞总数偏低，中性不高，无酸性颗粒细胞。西医诊断：伤寒病，产碱杆菌感染。证属胃热作痞，亟须大黄黄连泻心汤以泻热泄痞。处方：

川连 3 克　条芩 9 克　大黄 9 克　玄明粉 3 克（冲）2 剂

5 月 30 日二诊：大便通下，高热即退，腹痛不作，痞结已和，胃纳不佳，小溲短赤，脉缓舌红苔薄黄。痞结初泄，邪热未解。尚须清疏。处方：

川连 2.4 克　条芩 6 克　赤苓 9 克　枳壳 4.5 克　桑叶 9 克　黑山栀 9 克　菊花 6 克　薄荷 2.4 克（后下）　淡竹叶 6 克　1 剂

5 月 31 日三诊：热度已净，大便软溏，色暗但无隐血，小溲短赤，胃纳未振，脉滑数，舌红苔薄黄。乃余热未清，

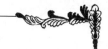

当续予清解。处方：

芦根 30 克　川连 1.8 克　生条芩 6 克　六一散 12 克
（包）　黑山栀 9 克　连翘 9 克　淡竹叶 6 克　石斛 9 克　通
草 3 克　　3 剂

6 月 3 日四诊：近日大便又闭二天，头晕有汗，胃纳仍
差，口略觉渴，脉细带数，舌红苔薄。是热后津伤，治以清
润。处方：

桑叶 9 克　石斛 9 克　炙甘草 3 克　菊花 6 克　枇杷叶
9 克　青蒿 9 克　火麻仁 12 克　知母 6 克　玄参 9 克　麦
冬 9 克　　2 剂

药后纳动便调，续与清润调扶而愈。

按：本例之证是阳明之病，痞热里结。《伤寒论》云：
"心下痞，按之濡，其脉关上浮者，大黄黄连泻心汤主之"
（154 条）。故即投予本方；因见大便闭结，乃加玄明粉以软
结，服后便通痞和。然余热尚在胸膈之间，故续予清心利
尿、凉膈疏解，病情日见好转；后期因阴津受耗而致便燥口
渴，故以清润之法而收全功。

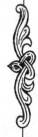

例 2　少阳太阳　朱某　女　18 岁　住院号：125585

1977 年 3 月 1 日：发热五六天，因高热 40℃入院。血
常规、胸透均无异常，西医拟诊"发热待查"。现发热、微
恶寒，寒热往来，汗出不彻，咽干口苦，胸胁满闷，小溲短
赤，便结两天，舌红苔薄白，脉弦数。症属少阳而太阳表证
未罢，拟柴胡桂枝汤主之。处方：

桂枝 3 克　柴胡 4.5 克　白芍 6 克　条芩 9 克　清甘草
3 克　生姜 2 片　红枣 3 枚　　3 剂

3 月 5 日二诊：汗出较多，热度已退，寒热不作，稍有
咳嗽，舌红苔薄黄，脉缓。表邪初解，上焦余热未清。治以

轻宣理肺。处方：

桑叶9克　蜜枇杷叶9克　杏仁9克　连翘9克　薄荷2.4克　象贝9克　条芩4.5克　陈皮3克　生草2.4克　3剂

药后病愈出院。

按：《伤寒论》146条云："伤寒论六七日，反热微恶寒，支节烦疼，微呕，心下支结，外症未去者，柴胡桂枝汤主之。"此为邪入少阳而太阳证尚未罢的证治。本例的病情属这一类型。其寒热往来、口苦咽干、胸胁苦闷、脉象弦数为一系列少阳见症；又有微恶寒、汗出不彻的太阳表证，故宜于柴桂汤。其加减之处，以不呕而去半夏，不渴而去人参，悉遵仲师之法度。由于辨证精确，见效甚速，服后二天热退；余邪不清，恋肺作咳，遂以轻清宣肺，三日而安矣。

例3　少阳发热　徐某　女　18岁　住院号：132958

1976年9月25日一诊：发热月余不退，其症寒热往来，胃纳不佳，便下间隔，形色萎倦，舌苔白薄，脉象细数。邪恋少阳，治以小柴胡加味。处方：

党参4.5克　制半夏9克　柴胡4.5克　条芩9克　生姜2片　红枣3枚　炙甘草3克　枳实4.5克　青蒿9克　佩兰9克　3剂

9月28日二诊：发热升降不退，纳少便涩，脉舌略同。仍宗原法。

上方去枳实，加白芍9克，党参用9克，4剂。

10月5日三诊：发热已和（37℃），胃纳亦动，大便畅下，舌淡苔白，脉象细弱。原方既合，续予和解。处方：

党参9克　半贝丸9克（包）　条芩6克　白芍9克　炙草3克　生姜2片　红枣3枚　柴胡4.5克　陈皮3克

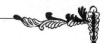

青蒿9克　4剂

药后热平而愈。

按：仲景论少阳病，云："伤寒中风，有柴胡证，但见一证便是，不必悉具"。该患者初诊所见，寒热往来，不欲饮食之少阳病症，故可与小柴胡汤。加枳实以下气利便；加蒿、佩以清其兼夹暑湿之邪，乃因时制宜者也。一周后其热果退。大便随之而通畅，仲师所谓"上焦得通，津液得下，胃气因和"，遂使清升浊降也。

例4　少阳阳明　高某　女　44岁　住院号：138075

1977年6月11日一诊：原有风湿病，近因新感而高热二周不退。先寒后热，每日发作，胸脘不适，咽痛汗多，关节酸楚，大便三天未通，脉滑数，舌红苔黄，先从少阳阳明考虑，拟予大柴胡汤。处方：

柴胡4.5克　大黄9克　枳实4.5克　条芩6克　炙甘草3克　生姜2片　制半夏9克　红枣2枚　青蒿9克
3剂

6月14日二诊：药后便下二次，热度初退，纳和溲长，但骨节疫痛，舌苔薄黄，脉象转缓，新感已解，须治风湿。处方：

桑寄生各9克　黑山栀9克　青蒿9克　条芩6克　木防已9克　赤苓9克　陈皮3克　炙甘草3克　枳壳4.5克
4剂

6月18日三诊：肢楚见瘥，胸脘亦舒，舌润脉和，兹拟调养。处方：

桑枝寄生各9克　赤苓9克　炙甘草3克　陈皮3克川石斛9克　白芍9克　条芩4.5克　炒麦芽9克　7剂

服后诸症均安而出院。

按：大柴胡汤原主少阳郁热，阳明里结。本例见症新感而兼夹旧疾；急则治标，故初诊投以大柴胡汤加减和解通腑。二诊时因便通热降，故兼治旧疾。方以条芩、山栀、青蒿清解里热，桑枝、寄生、防己祛风胜湿，蠲痹镇痛，而以枳苓陈草调气和胃佐之。最后则以调养收功。

例5　风湿相搏　陈某　女　59岁　住院号：136092

1977年3月22日一诊：持续发热已二月余，在38℃~39℃，形寒怕冷，纳少乏力，腰腿骨节疼痛，转侧不利。外院诊断急性扁桃体炎，以抗生素、激素、抗风湿灵等治疗无效，拟诊"发热待查"。脉象濡细，舌淡红苔薄润。此为风寒湿痹，治以温经通阳，桂枝附子汤加减主之。处方：

附片6克　茯苓12克　川草乌各4.5克　桂枝4.5克生白术9克　生姜3片　白芍9克　仙茅9克　威灵仙9克4剂

3月26日二诊：热度已退，骨节疼痛亦和，纳食尚少，便结4天，睡眠欠安，脉细形寒，舌转淡白。骨节寒痹初解，表里阳气未和。拟甘草附子汤加味。处方：

附片4.5克　桂枝4.5克　白芍9克　生白术9克　生姜3片　清甘草3克　茯苓12克　川草乌各3克　5剂

4月2日三诊：体温正常，腰腿不痛，胃纳初动，便下间隔，形体尚寒，头昏汗多，脉微细，舌淡白。仍属表里阳虚，原方出入可也。处方：

炙甘草4.5克　附片4.5克　桂枝3克　焦白术9克茯苓9克　当归6克　白芍9克　川芎4.5克　4剂

4月5日四诊：一般均和，胃纳亦可，关节微痛，两足软弱，脉沉微细，舌淡白。还须温经和阳以治其本，甘草附

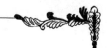

子汤加味。处方：

附片 4.5 克　桂枝 3 克　炙甘草 4.5 克　茯苓 9 克　川草乌各 4.5 克　焦白术 9 克　赤白芍各 6 克　5 剂

即以本方继续调理而安。

按：本例之见症为久热不退，形寒怕冷，骨节疼痛而转侧不利，乃属风湿相搏之证。初方即予桂枝附子汤加减以温肌表、散风湿，去草、枣因胃纳不佳；加术、苓、芍、二乌、仙茅、仙灵脾以通经祛寒、利湿和营。药后热退痛减，纳食尚可，然其证候为表里阳气俱虚，宜予甘草附子汤，大能温经扶阳，加生姜、二乌散寒去湿，白芍、茯苓和里利湿。此后即以本方主之，诸症向愈而安。其中大便间隔之症，为风湿病中的"大便坚"者（见《伤寒论》174 条），不可误认为热而妄行通下；三诊时所见的头昏汗多，在风湿病用白术附子汤类时可能出现，"其人如冒状，勿怪，即是术附并走皮中，通水气"（见论中白术附子汤后文字），不可误以药症不当而易他方。临床实践证明，仲师这些记载是十分真切的，运用之下，果得预期疗效。

例 6　湿热蕴结　陈某　男　22 岁　住院号：135771

1977 年 3 月 8 日初诊：一个月前突起高热，达 40℃，曾出现尿频尿急，外院作上感、尿路感染处理，用大量抗生素等，热度滞留在 38℃左右。血象：白细胞增多，尿检有红、白细胞，而胸透、小便培养均阴性。西医拟诊"发热待查"，"伤寒？"。症见发热起伏，已近一个月，昼凉暮重，可达 38℃以上，汗出不彻，胃纳较差，小溲短数，大便不通，舌红苔白厚腻，脉濡数。是里有湿热蕴结，外有表邪未清。法须辛开苦泄，佐以渗利。处方：

清水豆卷 12 克　佩兰 9 克　生茅术 9 克　川朴 3 克

297

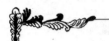

黑山栀 9 克　条芩 4.5 克　活芦根 30 克　赤苓 9 克　猪苓 9 克　泽泻 9 克　鸡苏散 12 克（包）　甘露消毒丹 12 克（包）　4 剂

3 月 12 日二诊：汗出较多，热度初退，小溲通赤，但便闭 7 天，余无其他不适，舌苔薄而黄腻，脉濡细带数。表邪已清，湿热亦松，再以清利兼予通便。处方：

佩兰 9 克　生茅术 9 克　赤苓 9 克　猪苓 9 克　泽泻 9 克　鸡苏散 12 克（包）陈皮 3 克　藿香 9 克　甘露消毒丹 12 克（包）　更衣丸 3 克（吞）　2 剂

3 月 15 日三诊：药后便下二次，先硬后软，热退四天，小溲通长，胃气渐苏，舌苔薄腻，脉濡带数。再以清利余湿。处方：

陈皮 3 克　苡仁 12 克　赤苓 9 克　炒谷芽 9 克　川朴 2.4 克　连翘 9 克　通草 3 克　青蒿 9 克　甘露消毒丹 12 克（包）　4 剂

服后湿化热清，纳动便调，形神安和，舌洁脉静，予调理方药以善其后。

按：本例为"变局湿温"（时非长夏，病似湿温）。症势较剧，发热持续近月不退。但其见症，仍是湿热里结，而表邪未尽。故初诊予轻宣疏解，清热利湿，药后三天即汗出热退；二诊续化湿热，并通大便，以后诸症向愈，建功甚速。其用药之要，即在芳化、苦泄、淡渗的综合运用，尤重在轻清疏泄。盖湿热之邪，性黏而滞，当其逗留气分之时，症情复杂而缠绵，宜与轻淡清灵之品，如豆卷、佩兰、芦根、黑栀、鸡苏散等物；而甘露消毒丹，尤善化浊解毒，用于本例，切合病情。故近月久热，三日即退，续以清理，十日而安。

例7 心火下移 邢某 男 65岁 住院号：137743

1977年5月28日一诊：发热已有三天，现不恶寒，小溲频短而淋痛，纳可便调，舌尖红绛，无苔，脉细涩。其症为心移热于小肠，治以导赤散。处方：

小生地12克 川连1.8克 木通4.5克 甘草梢9克 淡竹叶6克 灯心草2扎 车前草30克 滑石12克 3剂

5月31日二诊：热度已降，小溲通长而无淋痛，舌红而润，脉象细滑。续以清利，以除余热。处方：

小生地12克 甘草梢9克 木通4.5克 知母6克 淡竹叶4.5克 灯心草3扎 川柏4.5克 炒谷芽9克 车前草30克 4剂

服后旋即告痊出院。

按：前人所谓"心移热于小肠"者，即本例之证。故宜予钱氏导赤散加味。以生地、川连、灯心草清心泻火；竹叶、木通、车前利水清热；滑石、草梢通淋利尿。服后热退溲畅，淋痛即除；继宗原法而收全功。

例8 阴虚发热 张某 男 56岁 住院号：138257

1977年6月21日一诊：体质阴亏，发热不解，今已八天。口干、有汗，大便较薄，不思饮食，脉数，舌光红，后部苔薄白。阴虚感邪，症情复杂，先予疏解生津。处方：

花粉9克 生扁豆9克 淡竹叶9克 生甘草3克 连翘9克 桑叶9克 青蒿9克 银花9克 鲜石斛12克 3剂。

后又连服3剂。

6月28日二诊：发热已解，胃纳亦动，大便如常，但感口干，脉细，舌红而润。阴分尚虚，治以滋养。处方：

玉竹9克 钗石斛9克 南沙参9克 玄参9克 麦

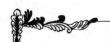

冬 9 克　桑叶 9 克　枇杷叶 9 克　生地 12 克　炙甘草 3 克
7 剂

药后痊愈而安。

按：阴虚之体，感邪之后时难外解。其法应以清宣与甘寒配合而施。二诊时热虽退而阴液未复，乃以养胃合增液两法治之。既图其本，又清余热，则是善后之策也。

例 9　肺肾两虚　李某　男　49 岁　住院号：133936

1976 年 11 月 9 日一诊：原有肺结核史，现已钙化。近二月来，持续低热（37.5℃~38℃），四肢清冷，背时恶寒，夜烦出汗，软弱消瘦，胃纳一般，二便如常，脉细弱，舌淡红，苔薄白。有表虚阳弱之象，姑先桂枝加附子汤。处方：

桂枝 4.5 克　白芍 9 克　生姜 3 片　红枣 3 枚　炙草 4.5
克　淡附片 4.5 克　白薇 9 克　青蒿 9 克　7 剂　后曾连服

11 月 23 日二诊：低热不清，手足清冷，背仍畏寒，消瘦乏力，腰膝酸软，脉弱，舌淡红苔薄白。显系少阴阳虚，兹拟温肾和阳。处方：

附片 4.5 克　仙茅 9 克　仙灵脾 9 克　当归 9 克　熟地
12 克　肉桂 2.4 克　白芍 6 克　黄精 9 克　生姜 2 片　7 剂

12 月 4 日三诊：低热未平，腰酸，仍背冷，胃纳一般，二便尚可，舌淡苔白，脉细尺弱。仍遵上法，温补肾阳。处方：

仙茅 9 克　仙灵脾 9 克　杜仲 12 克　附片 4.5 克　山萸
9 克　川断 9 克　鹿角片 9 克　杞子 9 克　肉桂 2.4 克　黄
精 12 克　7 剂

12 月 11 日四诊：低热已降，今 37.2℃，背冷稍减，手心出汗，舌润苔白，尺脉细弱。方已合辙，原法加减。

上方去仙茅、川断，加熟地 12 克，怀山药 12 克。7 剂。

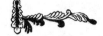

12月18日五诊：低热尚有起伏，腰背冷痛初和，口干，纳少，脉稍有力，舌润苔薄。肾虚而有浮阳，法宜兼顾。处方：

熟地15克　怀山药12克　山萸6克　五味子3克　杜仲9克　乌梅6克　牡蛎24克　附片3克　补骨脂9克麦冬9克　7剂

12月25日六诊：神色较振，纳和便调，低热未尽，背冷已除，口干眠差，脉细有力，舌红而润。联系体质，兹拟肺肾同治。处方：

北沙参9克　天麦冬各9克　熟地15克　怀山药12克山萸6克　五味子3克　杜仲9克　茯苓9克　补骨脂9克白芍9克　7剂

服后二天，低热即平，且较稳定，诸症改善；嗣后仍以肺肾同治兼养胃气痊愈出院。

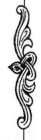

按：本例的证治过程颇费周折，大致可分三层而论。初诊时其症低热肢凉，背冷夜汗，舌淡脉弱，故从卫阳虚弱主治，予桂枝加附子汤，药后似未见功。二诊时细加观察，其背部畏寒、腰膝酸软，断其肾虚火衰，遂与温肾和阳法，直至五诊，时近一个月；药宗右归之意，以熟地、山萸、山药、杞子补肾益精，附子、肉桂、仙茅、灵脾温助命门，鹿角、杜仲、川断、补骨脂温肾强腰，白芍、五味子、牡蛎、乌梅摄纳浮阳，药后神色转佳，脉舌改善。其时低热未尽，口干不止，联系其原有病史，考虑到肺虚有热，故采用养肺益肾之方，其热即退。由此可见，其低热持续不罢者，乃因肾阳式微、肺阴不足之浮火；唯谨守病机，"盛者责之，虚者责之"，始克全效。

（二）肺炎

例 1 风温犯肺 严某 男 51 岁 住院号：129450

1976 年 4 月 6 日一诊：风温犯肺，恶寒发热，呛咳不爽，小溲黄赤，大便尚通，脉数，舌红苔黄。治以清凉宣肺。处方：

连翘 9 克 桔梗 4.5 克 桑叶 9 克 条芩 6 克 杏仁 6 克 薄荷 3 克 牛蒡子 9 克 象贝 6 克 豆豉 9 克 活芦根 30 克 2 剂

4 月 8 日二诊：咳嗽较爽，寒热尚重，脉数苔薄，风温未化。续以原法扩充。

上方去象贝，加银花 9 克，山栀 9 克，蝉衣 3 克，5 剂。

4 月 13 日三诊：热退已三天，咳松痰少，便畅尿黄，胃纳已动，口干唇燥，脉细，舌红。风温初去，阴津耗伤。兹拟清养。处方：

鲜沙参 12 克 桑叶 9 克 枇杷叶 9 克 生甘草 3 克 杏仁 6 克 竹茹 6 克 川贝 4.5 克 花粉 9 克 川石斛 9 克 4 剂

后又连服 7 剂。

4 月 24 日四诊：咳嗽已和，燥渴亦解，胃纳尚可，脉细苔润。病已初痊，可予调养。处方：

党参 6 克 焦白术 9 克 茯苓 9 克 炙甘草 3 克 川石斛 9 克 白芍 6 克 陈皮 3 克 竹茹 9 克 苡仁 12 克 陈粳米 30 克（包） 7 剂后病愈出院。

按： 本例为风温犯肺，病因初起，邪在卫分。故予辛凉轻清；二诊时因寒热未罢，知其温邪较盛，防其入营，故侧重解毒清热。药后热退，然气阴受伤，三、四诊时主以清养

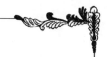

调理而安。

例2 痰浊壅肺 周某 男 49岁 住院号：136843

1977年4月23日初诊：原有宿饮，一个月前因新感发热至今未退（西医诊断为肺炎）。现症发热不清，有时恶寒，咽痛喉痒，咳嗽痰多，咯吐不爽，胃纳尚可，二便如常，舌苔厚腻，脉细数。症属肺气不宣，痰浊壅阻。法须疏宣化痰。处方：

旋覆花9克 陈皮4.5克 杏仁9克 川朴3克 赤苓9克 象贝9克 百部9克 白芥子6克 莱菔子9克 3剂

4月26日二诊：热度初退，余症依然。

上方去朴、芥子、莱菔子，加紫菀9克，桑皮9克，生甘草3克，4剂。

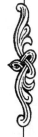

4月30日三诊：热度虽退，咳呛不爽，喉痒痰稠，黏浊难咯，胃纳一般，大便干结，舌苔薄润，脉滑带数。痰浊恋肺，仍须祛痰疏解。处方：

桔梗4.5克 生甘草3克 百部9克 麻黄3克 杏仁6克 紫菀6克 象贝9克 蒌仁12克 莱菔子9克 大力子9克 3剂

5月3日四诊：咳松便下，痰仍较稠，脉舌同前。上方去蒌仁，加白前4.5克，3剂。

5月6日五诊：咳呛已差，咯痰尚黏，胃纳较好，二便通调，舌苔白腻，脉滑带数。痰浊未清，续予化痰理肺。处方：

陈皮3克 半夏9克 茯苓9克 清甘草3克 枳壳4.5克 竹茹6克 百部6克 冬瓜子9克 象贝9克 7剂

服后痰清舌净，诸症告痊。

　　按：本例肺炎，因外感引动宿痰，发热月余而不清。其症痰浊邪热阻于肺络，故初诊即予金沸草散合三子养亲汤加减，宣肺化痰；药后热退。但肺郁痰结，遂以三拗合甘桔加味，肺宣便下；唯痰浊未清，继以温胆汤加味蠲痰和胃，服后诸症乃愈。其治疗之要，在化痰宣郁，一贯之法，即得咳爽痰出，又获热清气和，不仅外感得解，且宿痰亦去。新旧病邪，一扫而安也。

　　例 3　肺热卫虚　祁某　男　46 岁　住院号：136393

　　1977 年 4 月 5 日一诊：发热已 50 余天，迄今未退。西医诊断肺炎，并有肺结核及风湿性关节炎史。现日晡潮热，咳嗽气急，吐痰浓稠，胸胁牵痛，便秘二天，食纳少，脉弦数，舌红苔薄黄。症有郁热，治当清宣。处方：

　　柴胡 4.5 克　白芍 9 克　枳实 9 克　炙甘草 3 克　地骨皮 9 克　桑皮 9 克　青蒿 9 克　白薇 9 克　全瓜蒌 12 克　条芩 6 克　4 剂

　　4 月 9 日二诊：咳嗽已减，咯痰尚多，发热恶寒，二便通下，夜寝有汗，关节疼痛，脉细数，舌色转淡。卫阳素虚，而邪恋太少二阳。治须两顾。处方：

　　柴胡 4.5 克　生条芩 4.5 克　生甘草 3 克　淡附片 4.5 克　青蒿 9 克　白薇 9 克　桂枝 3 克　生姜 3 片　茯苓 9 克　白芍 6 克　3 剂

　　4 月 12 日三诊：热度初退，恶寒已除，汗出亦和，但咳痰未罢，胸闷气急，关节仍疼，脉弦细，舌苔薄润。痰浊盘踞，兹拟顺气化痰治之。处方：

　　陈皮 4.5 克　半夏 9 克　茯苓 9 克　炙甘草 3 克　白芥子 6 克　杏仁 9 克　象贝 9 克　炒莱菔子 9 克　苏子 9 克　紫菀 6 克　4 剂

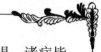

嗣后即以上方加减为主，周后复查肺炎消退，诸症皆瘥，出院。

按：患者肺炎，迁延已久，症情复杂。初诊所见，为热郁于肺，故以四逆散加泻白为主。服后咳松便下，郁热初解；但因体质素弱，卫虚邪恋，发热恶寒、夜汗及骨节疼痛，续以柴芩和解，桂芍扶卫，附姜祛寒除痛，寒热即平。唯痰浊不清，乃以二陈三子加味主治，其病旋安矣。

例 4 肺阴亏虚 戚某 男 67 岁 住院号：634106

1976 年 11 月 6 日初诊：素有肺结核病史，一月前外感后合并肺炎，血检白细胞 20000 以上，已用大量抗生素无效。现高热不退，口渴唇燥，咳嗽不爽，痰少而稠，胃纳不佳，便下干结，形体羸瘦，语气低微，舌红而干，前部糜苔（霉菌感染），脉细数少力。高年阴津亏损，痰热阻肺。病情危急，殊难速效。治以增液生津，润肺增热。处方：

鲜沙参 30 克 鲜生地 30 克 知母 6 克 麦冬 9 克 活芦根 30 克 桑叶 9 克 枇杷叶 9 克 花粉 9 克 玉竹 9 克 百合 9 克 生甘草 3 克 3 剂

11 月 9 日二诊：热势稍和，余症依然。

上方去桑、芦、百合，加鲜石斛 12 克，元参 9 克，川贝 4.5 克，4 剂。

11 月 13 日三诊：热度已低，胃气渐动，舌糜初愈，口干不喜饮，大便二日未下，舌光而润，脉数稍有力。阴津稍复，再以清肺养液。处方：

鲜沙参 18 克 麦冬 9 克 元参 9 克 鲜钗斛 15 克 川贝 6 克 桑叶 9 克 枇杷叶 9 克 竹茹 9 克 麻仁 12 克 生甘草 3 克 3 剂

11 月 16 日四诊：低热尚有，续用原法。

上方去沙参、桑叶、麻仁，加桑麻丸 12 克（包），鲜生地 12 克，杏仁 9 克，7 剂。

11 月 23 日五诊：低热未清，咳少痰松，大便间隔，小溲尚通，胃纳稍动，皮肤脱屑，舌红而润，脉细带数。肺阴尚亏，还须清养。处方：

鲜生地 30 克　元参 12 克　麦冬 9 克　川贝 4.5 克　桑麻丸 12 克（包）　百合 9 克　玉竹 9 克　鲜钗斛 15 克　花粉 9 克　地骨皮 9 克　生草 3 克　7 剂

11 月 30 日六诊：热和纳佳，病情稳定，再以滋养。上方去地骨皮、元参、鲜毛地，加珠儿参 9 克，生地 15 克，7 剂。

以后诸症皆安而愈。

按：该患者为老年肺炎，高热近月，阴液耗竭，症情危重。当此之时，应以救阴扶正为主法，佐以清化痰热；6 剂后热降胃苏，阴津渐复，继以增液滋养；以后低热未清，皮肤脱屑，是阴耗虚热，肺津不充，连予清养之剂，终于见功告痊。整个用药，以增液养阴贯之。古人有言：救得一分阴液，即留得一分正气，此之谓欤。这类热病，老年颇多，小儿亦不乏常见。增液救阴，刻不容缓，使热退邪去；此犹枯木之逢甘露，生机即得也。至于糜苔，亦因正虚阴耗，虽系霉菌，倘投苦寒，不仅败胃，抑且竭阴，必致偾事，此在危重之际不可轻率大意。

（三）胸膜积液

例 1 痰饮悬聚　田某　女　27 岁　住院号：136865

1977 年 4 月 12 日一诊：患者为胸膜积液，胸闷咳嗽，右胁胀满，吸气牵疼，饮食尚可，二便如常，两脉软滑，舌

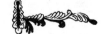

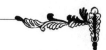

苔厚腻。痰浊阻积，病属悬饮。处方：

陈皮4.5克　半夏9克　白芥子6克　杏仁9克　竹茹9克　茯苓9克　炙甘草3克　全瓜蒌12克　旋覆花9克　桑皮9克　7剂

4月19日二诊：胸闷较舒，胁胀亦减，吸气仍疼，纳和便调，脉滑数，苔薄润。饮浊盘踞，尚须通络化痰。处方：

陈皮3克　橘络4.5克　白芥子9克　丝瓜络9克　冬瓜子9克　杏仁9克　茯苓9克　象贝9克　郁金9克　半夏9克　7剂

4月26日三诊：（西医检查胸膜积液已去其半），胸胁胀痛初和，唯嗳气时痛，两脉弦滑，舌苔薄润。上方见功，仍宗原法。

上方去除陈、郁，加蒌皮9克，竹茹9克，炙甘草3克，7剂。

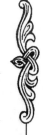

5月3日四诊：诸症大减，咳嗽已除，胃纳一般，脉细而弦。仍步原法治之。处方：

陈皮3克　橘络4.5克　白芥子9克　丝瓜络9克　冬瓜子9克　杏仁9克　茯苓9克　象贝9克　半夏9克　竹茹9克　7剂

药后检查，积液已消，再经调理而安。

按：胸膜积液，病属悬饮；症见胸痛发热、咳嗽气短，中医谓其饮聚胁下、痰热蕴结论治。故初方即以二陈合小陷胸汤加减之法。方中陈、半、芥子化痰行饮，蒌、茹、旋覆利气开结，桑、杏止咳化痰，苓、草渗利和胃。服后即见初效；但久病无速功，续用化痰通络。以上方去桑皮、旋覆，加入橘络、丝瓜络通络化痰，冬瓜子、象贝活痰止咳，郁金疏气解郁。基本上宗此为法，使积液全消而愈。

例2 痰浊阻络 杨某 女 43岁 住院号：137827

1977年6月7日一诊：初为肺炎发热，渐有胸胁掣痛，（西医诊断为胸膜积液）。现发热咳嗽，胸闷胁痛，气促不舒，纳食不佳，大便尚调，小溲混浊，脉象滑数，舌苔根部厚腻。症属风热犯肺，痰浊阻络。治先宣通。处方：

橘皮络各4.5克 丝瓜络9克 郁金9克 桑叶9克 杏仁9克 大力子9克 前胡4.5克 象贝9克 竹茹6克 车前子9克（包） 4剂

6月11日二诊：胸闷胁痛大减，但咳剧时仍痛，小溲较畅，低热未清，纳食尚少，舌苔黄腻。原法既合，略予变通。

上方去前胡，加桔梗3克，枇杷叶9克，3剂。

6月14日三诊：昨因新感致热度又高，咳多胸闷，恶风有汗，脉浮而数，舌苔薄白。宜祛新邪，栀豉汤加味主之。处方：

淡豉9克 栀子9克 连翘9克 荆防各4.5克 生甘草2.4克 桑叶9克 条芩6克 桔梗3克 大力子9克 杏仁6克 3剂

6月18日四诊：热度已退，咳嗽亦松，有时尚有掣痛，大便不畅，纳食尚少，舌苔薄腻。再予化痰理肺。处方：

陈皮3克 杏仁9克 竹茹6克 半夏9克 茯苓9克 枳壳4.5克 炙甘草3克 象贝9克 大力子9克 蒌皮仁各12克 7剂

服后诸症均安，复查肺炎已愈，积液吸收；续进上方加减7剂后痊愈出院。

按：本例重在肺炎发热，而又胸胁掣痛，故辨证为风热犯肺，痰浊阻络。初用桑、牛、贝、杏宣肺止咳，并以橘

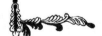

络、丝瓜络、郁金、竹茹疏络化痰。虽见初效，因新感而高热，乃予栀豉汤加荆防桑以疏邪，旋即热退。然痰浊恋肺，故以二陈加枳、茹、蒌、杏、牛、贝化痰开结，止咳利气，其病乃愈。该例之治，间有曲折；但按变论法，终得疗效。

例 3 饮邪内伏 周某 男 17 岁 住院号：132876

1976 年 9 月 25 日一诊：发热已久（38℃上下），现寒热往来，胸胁痞满，咳嗽痰厚，夜眠有汗，便下尚调，脉数而弦，舌尖红苔厚腻。西医诊断结核性胸膜积液。症为痰热结于少阳，法须和解，兼清痰浊。处方：

柴胡 4.5 克　条芩 9 克　杏仁 9 克　丝瓜络 9 克　连翘 9 克　陈皮 3 克　半贝丸 9 克（包）　赤苓 9 克　白芥子 9 克　炒莱菔子 9 克　3 剂

9 月 28 日二诊：咳嗽较轻，便下尚畅，但寒热不止，舌苔厚腻。以病根较深，应重在逐饮。处方：

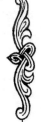

白芥子 9 克　制甘遂 3 克　柴胡 4.5 克　白芍 9 克　生条芩 6 克　青蒿 9 克　陈皮 3 克　川象贝各 6 克　竹沥夏 9 克　5 剂

10 月 5 日三诊：潮热渐和，在 36.5℃ ~37.5℃间，胁胀亦减，舌苔薄腻。续以原方 4 剂。

10 月 9 日四诊：低热时有，胁胀大减，咳痰尚多，舌红苔腻。复查胸水明显减少，仍宗祛饮化痰之法。处方：

制甘遂 4.5 克　白芥子 9 克　象贝 9 克　竹沥夏 12 克　杏仁 6 克　竹茹 6 克　茯苓 9 克　陈皮 3 克　条芩 6 克　地骨皮 9 克　3 剂

10 月 12 日五诊：低热时作，痰浊未消，原方去半、茹，加葶苈子 6 克，大枣 5 枚以泻肺，6 剂

10 月 19 日六诊：诸症均轻，胃纳亦和，唯肺虚有热，

舌尖尚红。兹拟清养。处方：

桑皮9克　地骨皮12克　生甘草3克　陈粳米30克（包）　白薇9克　青蒿9克　川贝6克　花粉9克　陈皮3克　7剂

服后热清咳平，复查胸水吸收，再予调理而安。

按：该例初诊时为痰热津结，少阳为病，故以小柴胡合三子加减治之。三剂后咳瘥；而寒热不止，舌苔厚腻，为饮邪内伏。故以甘遂、芥子攻逐饮邪为主，辅以柴、芩和解少阳，芍、蒿清热和营，半、陈二贝化饮止咳，其症渐平。至六诊时唯余低热，舌尖色红，是肺有余邪，久病营虚，故投以泻白加陈、贝清肺化痰，白薇、青蒿、花粉以退虚热，米、草和胃培中，获效而安。

（四）胃与十二指肠出血

例1　中土虚寒　洪某　男　31岁　住院号：137565

1977年5月21日初诊：十二指肠溃疡二次出血，有胃痛史七年。近日又吐血、下血，去血量多，胃脘痛，喜进热食，面色㿠白，畏寒肢冷，舌淡白无苔，脉软芤数。此中土虚寒，血无制摄。黄土汤温中止血为先。处方：

熟地炭15克　焦白术9克　淡附片4.5克　条芩4.5克　阿胶9克（冲）　焦甘草3克　槐花炭9克　灶心土60克（包，先煎，澄清代水）　3剂

5月31日三诊：便下溏黄，小溲较赤，脘腹隐痛，头昏寐少，舌淡、苔薄腻，脉象弦软。兹须健脾理气以生营血。处方：

砂仁2.4克　赤苓9克　厚朴花4.5克　阿胶9克（冲）陈皮3克　焦白术9克　条芩6克　炒白芍9克　党参6

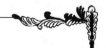

克 4剂

6月4日四诊：症情好转，二便通调，面㿠纳少，夜寐较差，舌淡苔润，脉软弱。脾胃尚虚，仍须调扶中气。处方：

党参6克 焦白术9克 茯苓9克 焦甘草6克 砂仁2.4克 炒白芍9克 苏梗6克 陈皮3克 良姜3克 沉香曲18克 7剂

嗣后即以本方加减调补而安。

按： 经云："结阴者，便血一升"（《素问·阴阳别论》），这是由于"阴气内结而不外行，血无所禀渗入肠间"之故；"小肠有寒者，其人下重便血"。故宜黄土汤。方中灶心土合附子、白术、甘草，温中祛寒；合地黄、阿胶，滋阴止血；又有条芩，一以苦味坚阴而兼有止血之能，一以寒性监制温燥诸味使有所调节。血止之后，脾胃阳虚，气机不和，治以健脾理气，诸症转轻而复。

例2 中土阳虚 初某 女 20岁 住院号：140081

1977年10月18日初诊：素无胃病史，近日突然胃出血，便下色黑，数量甚多，面浮而黄。畏寒肢凉，胃纳较少，小溲通长，舌淡苔白，脉沉细。症属中土阳虚，寒伤阴络之故。予黄土汤温里止血。处方：

熟地12克 焦白术9克 淡附片3克 条芩4.5克 阿胶9克（冲） 焦甘草3克 灶心土60克（包，先煎澄清代水） 5剂

10月25日二诊：便血已止，胃纳初动，脉舌同上，仍宗原法。处方：

姜炭2.4克 当归9克 党参6克 熟地12克 焦白术9克 焦甘草3克 淡附片4.5克 阿胶9克（冲） 7剂

即以本方调理而愈。

按：本例病机与上例相仿，也属中土虚寒，阴结伤络，故亦以黄土汤主之。其兼症均为气血虚乏之证；故佐以健脾益气温中养血之剂，随手而效。

例3 气不统血 叶某 男 60岁 住院号：142133

1977年12月13日初诊：曾多次胃出血，近日又大量后血，大便黏滞，面色不华，胃纳欠佳，舌淡苔薄白带腻，脉虚芤。此中气虚弱，不能统血，亟须补益中气以养营摄血。处方：

黄芪15克 熟地炭12克 阿胶9克（冲） 淡附片4.5克 焦白术9克 当归9克 炙甘草4.5克 炒白芍9克 陈皮3克 7剂

12月20日再诊：后血已止，大便亦调，胃纳初开，面色尚白，舌苔薄腻，脉转沉细。前法初效，守之毋变。上方连进14剂。

1978年1月7日三诊：便血之后，气血亏虚，面色少华，纳食转佳，舌苔薄白，脉细。宜补气养血调扶。处方：

黄芪15克 党参9克 当归9克 炙甘草3克 熟地15克 阿胶9克（冲） 焦白术9克 茯苓9克 炒白芍9克 淡附片4.5克 10剂

按：该例之辨证为血去气耗，气不摄血，故以当归补血汤加味治之。倍用黄芪大补元气，而配以当归和血致新。盖有形之血不能速生，无形之气所当急固，此乃《内经》所谓"阳生阴长"之义也。白术、甘草、陈皮助黄芪益土调气，阿胶、地黄、白芍配当归养营理血；其脉之虚芤，不啻营血亏乏，抑亦阳气衰微，故用附子振阳扶元。药后即效。气为血帅，气旺则血行脉中，自无妄越经之患矣。

312

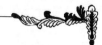

例4 肝郁克土 萧某 男 68岁 住院号：142258

1978年1月24日初诊：久有胃病史。近因情志悲忧，胃痛复发，便下黑血，并有低热，胁胀脘痞，嗳气较舒，舌红，脉弦。症属肝郁克土，血热离经。治宜疏肝解郁，平木止血。处方：

柴胡4.5克　丹皮9克　黑栀子9克　炒白芍9克　炙甘草3克　藕节炭9克　薄荷3克　苏梗9克　枳壳4.5克　地榆炭9克　7剂

1月31日再诊：便血已止，气郁较舒，胃痛不作，低热亦平，但大便转秘，唇口稍干。肝胃郁火还须疏解，高年用药当须轻清。处方：

全瓜蒌12克　柴胡4.5克　炒白芍9克　丹皮9克　黑栀子9克　苏梗9克　炙甘草3克　麻仁12克　川石斛9克　陈皮3克　7剂

服后诸症均安。

按： 本例之出血，起于情志刺激，悲忧肝郁，气郁化火，木横犯土。故治以丹栀逍遥加减。方以柴胡、薄荷疏肝面顺其条达之性，丹皮、山栀清热而平其内郁之火，白芍、甘草缓急止痛，枳壳、苏梗行气除胀，另加藕节、地榆二炭凉血止血。二诊仍步原法，略减疏解之药，而增以润降之品，遂应手获得良效。

例5 寒热互夹 王某 男 30岁 住院号：137521

1977年5月21日一诊：十二指肠溃疡出血已有十余次，合并浅表性胃炎。近日又见黑便，胃脘痞胀，纳食不佳，舌尖红绛，苔薄白，脉细数。症见寒热错杂，气血不足。姑拟清温并用，和胃止血。处方：

川连2.4克　条芩4.5克　姜炭2.4克　焦白术9克　炒

白芍 9 克　焦甘草 3 克　阿胶 9 克（冲）　当归 9 克　十灰丸 12 克（包）　3 剂

5 月 24 日二诊：血止便黄，但仍脘胀，脉舌同前，续进原法。上方去十灰丸，加党参 6 克，4 剂。

5 月 28 日三诊：脘痞已松，胃纳尚差，小溲如常，大便秘涩，舌尖红，苔薄，脉细弦。仍拟调和气血。处方：

党参 9 克　炒白芍 9 克　阿胶 9 克（冲）　当归 9 克炙甘草 3 克　焦白术 9 克　条芩 4.5 克　砂仁 2.4 克　7 剂

后以本方加减调理而安。

按：该患者之症情比较复杂，有寒热兼夹之象。因其胃有伏火、血热妄行，故用连、芩清热泻火，十灰丸凉营止血；又有气血不足，故用党、术、草补中益气，阿、归、芍养血和营；更有炮姜一味，既配归、阿理阴止血，又合连、芩泄痞去胀。本方之组成，乃取泻心汤、温清饮、理阴煎之意而灵活运用，宜其效如桴鼓矣。

例 6　湿阻中焦　董某　女　45 岁　住院号：137753

1977 年 6 月 7 日一诊：十二指肠溃疡第四次出血（已止），脘痛气痞，纳呆口苦，大便不畅，夜寐欠安，舌苔厚腻，脉细濡。此为湿阻中宫，犯及血分。以化湿为先，兼理胃气。处方：

川朴 3 克　赤苓 9 克　陈皮 3 克　砂仁 2.4 克　佩兰 12 克苏梗 6 克　苡仁 12 克　全瓜蒌 12 克　枳壳 4.5 克　左金丸 2.4克（包）　4 剂

6 月 11 日再诊：痛和纳开，大便通下，口苦脘痞，眠仍欠佳，舌苔薄腻，脉濡弱。宗原法主之。上方去苏、枳，加半夏 9 克，藿香 9 克，7 剂。

6 月 18 日三诊：食饮不节，胃胀口苦，大便不爽，夜不安寐，舌苔白腻，脉濡细。湿邪尚滞，兼有新积。治以化湿消运。处方：

川朴3克　六曲9克　陈皮3克　藿香9克　赤苓9克
蔻仁3克　山楂9克　枳壳4.5克　佛手4.5克　半夏9克
7剂

药后诸症均减，再经调理而安。

按： 本例之见症属气滞湿蕴，伤及阴络。故主以化湿理气之法。初方即以川朴、佩兰、砂仁芳香去浊，苏梗、陈皮、枳壳理气化湿，苡仁、赤苓淡渗利湿，瓜蒌降痰开结。二诊后更侧重于芳香化湿，虽一度伤食，亦得调治而安。

（五）慢性胃炎

例　中寒湿阻　朱某　女　40岁　住院号：179617

1977年8月30日一诊：每于食后胃脘隐痛泛泛，西医诊断为慢性胃炎。纳谷不佳，腹中胀气，大便时泄时闭，脉象沉细，舌苔白腻。症属胃虚中寒，气滞湿阻，治宜温中散寒为主。处方：

荜拨6克　高良姜3克　肉桂粉（吞）1.5克　白芍9克
生姜3片　陈皮3克　淡吴萸2.4克　半夏6克　5剂

9月6日二诊：脘痛较和，泛恶已止，腹胀亦减，便下时结，胃纳欠佳，脉沉苔白。温化尚合，兼以调气。

上方去半夏，加沉香曲4.5克，枳壳4.5克，6剂。

服后诸症向愈，原法调治而安。

按： 本例为寒湿阻结，胃虚气滞之证。胃脘隐痛，大便时闭，均为中阳不足、气滞湿阻之故。此不宜补中益气以碍湿，也不宜淡渗利湿以伐下。宜投温中散寒、利气燥湿之剂。

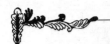

（六）呕逆

例1 肝郁胃逆 陈某 女 30岁 住院号：141906

1978年3月10日一诊：患者因发传肝，于1月7日住院由西医治疗。但自2月13日起发生严重呕吐，不能进食，反复发作不止。西医已用阿托品，胃肠减压，补液等治疗。呕吐依然频繁，极度虚弱，邀中医会诊。现吐恶甚剧，胸痞头眩，大便涩滞，黄疸未清，两脉弦细，舌尖红苔薄白。询之素有胃病；是胃气不降，肝郁横逆也。治当疏肝和胃，苦辛通降。处方：

川连3克 吴茱萸3克 条芩4.5克 全瓜蒌12克 郁金9克 香附9克 半夏9克 代赭石24克（先入） 姜竹茹9克 柴胡4.5克 4剂

3月14日二诊：呕吐大减，稍可进食，便下坚硬，胸脘呃逆，脉弦细，舌尖红苔薄黄润。药有初效，续进疏肝降逆。处方：

水炒川连3克 全瓜蒌12克 代赭石24克（先入） 香附9克 姜竹茹9克 枇杷叶9克（包） 陈皮3克 半夏9克 茯苓9克 柴胡4.5克 麸炒枳壳9克 柿蒂3枚 7剂

3月21日三诊：吐恶已止，呃逆不作，便不坚硬，小溲尚通；但脘腹胀满，胸痞苔润，两目淡黄。是为中焦气饮互阻，升降还未复常。治以化饮开结，行气降逆。处方：

全瓜蒌12克 薤白9克 腹皮12克 苏梗9克 姜竹茹9克 香橼12克 枇杷叶9克（包） 茯苓9克 半夏9克 炒莱菔子9克 麸炒枳壳4.5克 7剂

3月28日四诊：痞胀已舒，纳食亦佳，便下通调，脉舌

均和。诸症皆安，而目黄大减，兹拟调气和胃可也。处方：

全瓜蒌 12 克　竹茹 6 克　香橼 6 克　佛手柑 6 克　炒谷芽 9 克　麸炒枳壳 4.5 克　赤苓 9 克　陈皮 3 克　半夏 9 克　生草 2.4 克　4 剂

药后吐恶再不发作，病情显著好转。

按：本例主症为剧烈呕吐，兼见胸痞头眩，两脉弦细，辨证是肝气郁结，胃气上逆。乃予左金合小陷胸汤。参以小柴胡之意，疏肝清热，理气和胃。初效后增加下气诸品如枇杷叶、柿蒂、陈皮、枳壳，吐恶遂平。但三诊时见脘腹胀满，胸痞苔润，是气饮痰浊阻塞于中，即选用栝蒌薤白半夏汤加减，以腹皮、苏梗、香橼、莱菔子等为佐，共奏豁痰化饮，下气降浊之效。服后痞除胀消，纳佳便调，而其症已安矣。

例 2　冲气上逆（顽吐症）　王某　女　27 岁

初诊：二月来食入恶心呕吐，迄今不愈。西医检查无阳性发现，诸药罔效。胸脘不适，头部昏胀，大便不畅，隔二三天一行，坚硬努责。舌淡苔润，脉象弦细。诊为冲气上逆，胃气不降。治以镇逆平冲。处方：

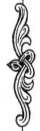

代赭石 24 克　淮牛膝 12 克　生麦芽 30 克　当归 9 克　白芍 9 克　左金丸 3 克（吞）　桃仁 4.5 克　红花 2.4 克　刺蒺藜 9 克　龙骨 9 克　牡蛎 18 克　5 剂

二诊：吐恶初平，已可进食，但胸脘不适，便结不畅，是冲气未平，再以原法加减。

上方去桃红、左金，加熟地 15 克，4 剂。

三诊：能饮可食，精神亦振，便结难下，头昏不适。脉舌略同。再以镇逆为主，佐以润肠。处方：

桂枝 2.4 克　龙骨 9 克　牡蛎 15 克　代赭石 18 克　生

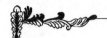

麦芽 15 克　当归 9 克　白芍 9 克　蒌仁 12 克　桑麻丸 12 克（包）5 剂

四诊：冲逆已平，纳佳便畅，舌净脉缓，但头部时感不适。再以调胃扶元，平肝安冲。处方：

党参 9 克　代赭石 15 克　石决明 15 克　生麦芽 12 克 桑叶 9 克　蒌仁 12 克　滁菊 6 克　白芍 9 克　沙苑子 9 克 生熟地各 12 克　5 剂

五诊：诸症俱安，冲逆全平，纳和思食，便下通畅，仅时感头昏。治以调扶安冲。原法出入。上方去桑、菊、石决，加磁石 15 克，当归 9 克，谷芽 9 克，7 剂。

以后从此不再发作，随访诸症皆愈。

按： 张锡纯氏于冲气上逆之证颇多阐述，其谓冲气之病，首在胃气上逆，化生痰涎，阻格饮食；且见腹中膨闷，哕气呃逆，甚则胁肋胀疼，头目眩晕，脉弦硬而长。论其病机，为冲气上逆，胃气不降也。而冲脉隶属阳明，且此证多因肝气恣横，逆气上攻。故治当镇冲降逆为主，以平肝之药佐之。张氏降胃镇冲汤以赭石、龙牡、白芍为重要主药，即此意也。

本例属冲气上逆，故以龙牡镇敛冲气，赭石降逆止呕，白芍柔肝平木，并用左金丸两和肝胃，当归养血和肝，牛膝引导下行，白蒺藜疏肝息风，对胸闷、头昏均可使用；尤重用生麦芽，既有消胀除痞之功，又有条达肝木之力，张氏对本病颇常用之；因气逆日久，恐血分有瘀。故少加桃红，头昏加桑菊、石决、磁石，便结用蒌仁、桑麻丸，肾虚用二地、沙苑子，这是随宜而治也。

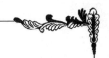

（七）急黄（阳明经腑实热）

病例　杨某　女　19 岁　住院号：7218

病史摘要：1960 年 10 月 26 日发现面目轻度黄染，胸脘痞闷，纳呆呕吐，精神疲乏；至 28 日下午 4 时病情增剧，神志昏迷，语无伦次，于 6 时急诊入院。

体检：体温 38.8℃，呼吸 24 次 / 分，脉搏 96/ 分；痛苦病容，神志昏迷，狂躁不安，体检不合作，营养发育中等，皮肤明显黄疸；巩膜黄染（＋），两侧瞳孔较大，对光反应及角膜反射均消失；有肝臭味；心肺无特殊；腹部稍隆起，叩诊呈鼓音，无移动性浊音，脾未触及；巴宾斯基及克尼格氏征均为阴性。化验检查：麝浊 8，锌浊 6，脑絮（＋），胆红质 4mg，黄疸指数 45，谷草酶＞ 200，谷丙酶＞ 400；尿三胆均阳性，非蛋白氮 28.5mg。诊断为：传染性肝炎、急性肝坏死、肝性昏迷。

治疗经过：由西医用谷氨酸钠加 1% 葡萄糖溶液静脉滴入，及多种维生素、激素和抗生素（金、链、青霉素）等治疗二天，效果不显。病情续有发展，昏迷不醒，瞳孔放大，对光反应及角膜反射均消失。

10 月 30 日邀中医会诊。

初诊：湿热炽盛，发为黄疸，变化迅速，病甫三天，化火传里，热结阳明；胃脉通心，灵窍被堵，神志昏迷；肤目均黄，目中不了了，睛不和，狂躁肢搐，腹满，便闭 5 天，频转矢气；体温虽不甚高而脉象数实，舌苔黄腻，舌质深红，小溲赤，汗出不彻。症属急黄；拟大承气急下存阴，紫雪丹辟瘟解毒。处方：

川朴 6 克　生枳实 9 克　锦大黄 12 克　元明粉 9 克

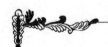

（冲）

另紫雪丹3克，药汁化服（鼻饲）　1剂

10月31日二诊：昨进承气合紫雪，腑气仍未下行，发热持续，舌苔已化，舌质红绛，汗出颇多，神志依然昏迷，小溲反少。热毒逗留阳明经腑，势已化躁。改进白虎汤，仍合紫雪以透邪毒、利隧道。处方：

生石膏60克　知母9克　生甘草4.5克　鲜生地30克　陈粳米30克（包）　天花粉9克　鲜竹叶50片　另紫雪丹3克　药汁化服（鼻饲）　1剂

11月1日三诊：药后下宿屎半盂，其色深黯，热势即松，神志顿清，目睛明了，饥而索食，舌苔滋润，脉象尚数，肤目仍黄，小溲赤；毒火尚重，余邪未清。再进白虎汤。处方：

生石膏30克　知母6克　生甘草3克　鲜生地15克　陈粳米18克（包）　黄芩9克　滑石15克（包）　1剂

11月2日四诊：神志全清，胃和思食，身黄渐淡，脉象转静，大便连通三次，小溲通畅，其色淡黄。病已出险境；经谓："大毒治病，十去其六"。治拟清其余邪，调其胃气。处方：

茵陈蒿9克　连翘9克　佩兰叶9克　生甘草2.4克　淡黄芩6克　滑石12克（包）　橘白3克　生谷芽9克　2剂

嗣后续进上法加减及西药（多种维生素、肝精、葡萄糖等）同时治疗。12月2日肝功能能复查：黄疸指数10，胆红质0.5mg，麝浊3，锌浊7，脑絮（±），谷草酶38.5，谷丙酶41；尿三胆阴性；巩膜黄疸（－）。一般正常，于12月4日痊愈出院。

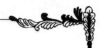

附：内科案例

　　按：本例西医诊断为传染性肝炎、急性肝坏死、肝性昏迷，根据中医学文献论述，当属"急黄"之范畴。患者初病时，仅有轻度黄疸，纳呆呕吐，胸闷神疲；二日后迅速剧变，来势凶急。六淫之外，定兼戾气，蕴久暴发，夹热传里，形成阳明腑实，导致神昏躁狂；幸小便尚利，其阴未竭，故用大承气急下，配以紫雪，使权重力专。但服之竟然不下，汗多溲少，神昏舌绛；势呈化躁，此非承气无功，乃吴鞠通所谓"无水舟停"也。故改用白虎、紫雪辛凉透邪，生地、花粉生津增液。药后宿粪畅通，实火下降；源流一清，神志顿苏，饥而索食。但余烬未熄，原法再进二剂，大便续通数次，表里均和，诸症悉去。此吴又可治热疫"先里后表"之法也。

（八）急性肾炎（风水浮肿）

　　例　王某　男　32岁　住院号：135058

　　1976年12月18日一诊：风热阻于体表，身半以上浮肿，小溲短少，咽痛咳嗽，恶风无汗，脉浮数，舌红苔薄。血压偏高，西医诊断急性肾炎。治以越婢加味。处方：

　　水炙麻黄4.5克　生石膏24克（先入）　生甘草3克生姜2片　红枣5枚　桔梗4.5克　连翘9克　汉防己9克茯苓皮12克　猪苓9克　泽泻9克　3剂

　　12月21日二诊：小溲较通。血压已降，浮肿渐退，恶风已止，舌红脉数，水热里结，兹须清利。处方：

　　带皮苓12克　白茅根30克　猪苓9克　泽泻9克　条芩6克　桑叶皮各9克　连翘9克　桔梗4.5克　生甘草3克4剂

　　12月24日三诊：小溲通长，浮肿初平，但舌尖较红，

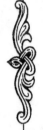

321

苔薄黄腻。湿邪未清,仍以渗利泄热。处方:

赤苓 12 克　白茅根 30 克　条芩 6 克　连翘 9 克　饭赤豆 12 克　滑石 15 克(包)　车前草 30 克　芦根 30 克　泽泻 9 克　佩兰叶 12 克　7 剂

1977 年 1 月 4 日四诊:小溲通长,化验正常。但诉腰部酸痛,脉滑数,舌尖红苔薄黄。当为余火未尽,再须清火利尿。处方:

桑叶皮各 9 克　白茅根 30 克　川柏 4.5 克　知母 6 克　茯苓皮 12 克　条芩 6 克　滑石 15 克(包)　生甘草 3 克　泽泻 9 克　车前草 30 克　7 剂

药后病愈出院。

按: 本例初诊所见,为较典型之风水浮肿,症见恶风脉浮,咽痛尿少,即用越婢汤加利水渗湿诸品。二诊时表邪已去,里结之水热尚存,重在清肺利水。其后之三、四两诊,一以苔腻而主以化湿渗利,一以腰痛而主以清火利尿。随宜而施,终克全功。

(九)顽痰眩晕(美尼尔氏症)

卓某　女　40 岁

初诊:久有眩晕,年来加重,西医诊断为美尼尔氏症(内耳眩晕症)。中医曾用补气养血、平肝息风诸法,而迄无效验。现症头额闷胀,动辄晕仆,四肢瘫软,心悸不宁,胃纳尚可,大便干秘,舌苔黄厚腻浊,脉沉而实。此为顽痰动风,上攻作眩。须从攻逐实痰着手。处方:

大黄(九蒸九晒)10 克,研末,分早晚二次开水调服,3 剂。

二诊:药后泻下腻浊黏液甚多,是痰涎下行也。眩晕稍

322

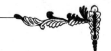

轻。四肢能动。攻逐初效，仍宗原意。处方：

礞石滚痰丸 9 克，分二次吞服，5 剂。

三诊：药后虽泻，但腻浊之物不多。诸症较松，仍感头晕心悸，胸脘痞闷，舌苔白厚而腻，脉滑。此膈上之痰恋络未解，尚须化痰和里。处方：

竹沥 30 克　姜汁三滴温服　二陈丸 18 克　分二次吞服 7 剂

药后多次吐出痰涎，晕悸好转，遂再连用 7 天。

四诊：诸症渐安，神情轻快，偶有微晕，稍感肢软，舌苔已化，根部薄腻，脉缓带滑。还须调治，蠲痰通络。处方：

指迷茯苓丸 12 克　分二次吞服　连服半月

以后续以调理而上班工作矣。

按：眩晕之病，有虚有实，一般从虚从风论治者为多。然实际情况并不简单，有夹火、夹痰、中虚、下虚、治胆、治肝、治胃之分。《伤寒论》《金匮要略》中论头眩，即有苓桂术甘汤、泽泻汤等治痰饮者。后世诸家对痰的认识更为深入，如张从正氏善于以攻下、引吐之剂治痰，而朱丹溪氏将气、血、痰、郁列为杂病四纲。至眩晕之因于痰者，方书有半夏白术天麻汤、白金丸之类，并谓"无痰不作眩"。都是值得我们重视的。

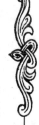

本例患者，其症状和脉舌均揭示了为顽痰内结。故初诊即用大黄末，后以礞石滚痰丸攻逐痰涎；继之以二陈引吐，最终用茯苓丸搜络开结，以图根治。基本上都是蠲除实痰，而眩晕渐平。则前医之用气血两补诸法，乃犯实实之误，致使顽痰更为胶固难消；故医者辨证、识病、求因论治，不能不深入研讨也。

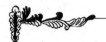

（十）痰核（何杰金氏病）

例 痰郁络结 蔡某 男 48 岁 住院号：136265

1977 年 3 月 29 日初诊：素有痰饮，近又发热两旬，现热度不高，右侧颈部淋巴结肿大，质硬不能移动，局部红肿；咳嗽气促，痰多黏厚，便下尚通，舌红苔黄腻，脉细而滑。是为痰热凝结，阻滞络脉。法须化痰软坚，开结清热。处方：

象贝 9 克　白芥子 9 克　杏仁 9 克　海藻 9 克　昆布 9 克　冬瓜子 9 克　陈皮 3 克　夏枯草 30 克　桑皮 9 克　山慈菇 9 克　4 剂

4 月 5 日二诊：诸症减轻，热度已退，颈核渐小，咳喘较平，汗出似多，痰浊结滞，只宜缓图。舌苔白腻，原法出入可也。

上方去瓜子、杏仁、桑皮，加半夏 9 克，茯苓 9 克，5 剂。

4 月 12 日三诊：颈核缩小，咳嗽亦瘥，胃纳尚可，二便通调，脉细而缓。病情渐趋好转，再以化痰消结。处方：

山慈菇 9 克　海藻 9 克　昆布 9 克　夏枯草 15 克　炙草 3 克　茯苓 9 克　象贝 9 克　陈皮 3 克　半夏 9 克　竹茹 9 克　7 剂。继后即以本方加减长服之。

按：本例西医诊断何杰金氏病（淋巴网状细胞瘤）。初诊时所呈诸症亦颇严重。我们辨其病情属痰热郁滞，阻于络脉，而成结核。故以软坚散结、消痰清热之法；药后痰核渐小，咳喘亦平，见效颇速。三诊时诸症好转而出院时，嘱其续以原法长服一个时期。

考何杰金氏病为恶性肿瘤之一。中医治疗积累不少经

验，临床类型多种。其急性发病的前期，有热实之痰火结核型；本例与此相近。故以痰核论治，遂见初效。方中诸药，有的证实具有抗肿瘤之功；如山慈菇，确有抑制白细胞升高作用。它如海藻、昆布、夏枯草等，都有软坚消瘰之能。至于抑癌之说，惜未作进一步之追踪观察，仅录之以备考云耳。

（十一）怔忡

例 元虚心弱 吴某 女 50岁 住院号：25–766

1981年10月6日一诊：十年前曾患重症过敏性肺炎时，发生心悸脉结，心电图示室性早搏，经治而安。近月来突又心悸怔忡，频发不已，心电图示室性早搏。自诉心慌动悸，头晕难支，肢乏体软，面㿠神萎，纳食尚可，二便均通。诊其脉乍有乍无，结代时见，舌净无苔。元气衰惫，心失其养，亟须扶元益气，复脉宁心。处方：

皮尾参15克（另炖） 白芍9克 黄芪10克 当归9克 炙甘草10克 淮小麦20克 红枣10枚 白术10克 7剂

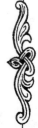

10月13日二诊：心悸较和，二脉结代不见，面色转润，纳食仍可。方已应手，即予连服。

原方7剂。

10月20日三诊：形神爽慧，心宁情安，纳食知味，头晕已平，唇舌色活，二脉调匀而有力。但元气尚虚，殊未全复。续以益气生脉，以求巩固。处方：

生晒参12克（另炖） 黄芪20克 炙甘草6克 白芍9克 茯神10克 淮小麦30克 红枣10枚 当归9克 麦冬9克 五味子3克 7剂

按：本例症见脉结代，心动悸，为宗气大虚之象。故亟

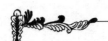

以扶元养心之剂。方用复脉汤加减，合甘麦大枣汤。乃以芪术益气，归芍养血，小麦大枣宁心安神；重用炙甘草者，盖以甘草"炙之补三焦元气"（李杲），并能"利百脉"《日华本草》。故有止心悸、宁心神之功。尤必主以人参，赖其大补元气，振衰扶惫之力。故一周而奏功，三诊而稳定矣。

326

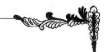

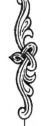

《难病诊治剖析》自序

治病难，治难病更难。古云：药不瞑眩，厥疾弗瘳。始悟有非常之病，必须用非常之药，此其中殊有烈性或毒性之品，使病人服后有觉昏冒而获得疗疾的功效，甚至有起死回生者。传说扁鹊能"生死人、肉白骨"。此非有明理识病之深造，辨证用药之工巧，曷克臻此耶。

我印象最深的是童年时代，亲眼目睹父亲水樵公治一虫蛊垂危的妇人，期其必死，家属以死中求生之希望求救于父亲。先父思考良久，细心研究，明其病因，大胆运用毒药砒霜两钱、巴霜一钱，二药和匀，用大碗温开水，在清晨虫口向上时令病妇随大碗温水将药粉全部灌吞，服后片刻，患者腹痛欲绝，不久尽下蛊虫一大盆，虽安而愈。因病根已驱，经治养近年，获得更生，致谢不已。杀人毒药，竟能救人，

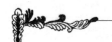

此《素问》所谓"有故无殒，亦无殒也"。但句中"亦"字，令我深思。此古人示我们对病用药要有孙思邈所教，胆大、心细、智圆、行方八字之慎重也！希学者共省之。

滑寿（伯仁），古之学识精邃者，读其书，窃叹其思路之敏捷，相机之灵变，辄救不治之症，令人钦服。其治虽多妇人，但中医之道，若能学深理明，融会贯通，虽涉其他，亦多如愿也。试举几例以证其实。

如尝治一妇人，怀麟九月，病滞下，日五、七、十次，后重下迫。伯仁以消滞导下药下之，病愈而孕未动。此就是有故无殒之谓也。又一妇人病小便涩，中满喘渴，脉三部皆弦而涩，医投以瞿麦、栀、苓滑利诸药而秘益甚。伯仁诊而告之曰：水出高源，膻中之气不化，则水液不行，病因于气，徒行水何益哉！法当治上焦。乃与朱雀汤倍桔梗，长流水煎服，一饮而溲通，再饮气平而愈。另一妇人年六十余，亦病小便秘若淋，少腹胀，口吻渴，脉沉而涩。伯仁曰：此病在下焦血分，阴火盛而水不足，法当治血，血与水同，血有形而气无形，有形之疾，当以有形之法治之。乃与滋肾丸，不数服而愈。此君之治妇人小便秘，迄未尝一主渗利也。

其又治伤寒也，尤多独识。一人，七月内病发热，或令其服小柴胡汤必二十剂乃安，未尽二剂，已升发太过，而多汗亡阳矣！遂致恶寒甚而热，肉瞤筋惕，乃请伯仁诊视。候其脉细欲绝，曰：此升发太过，多汗亡阳也；恶寒甚者，表虚极也；肉瞤筋惕者，里虚极也。以真武汤进七八服而愈。其他病例尚多，恕不尽载。但他又窃叹曰：世之业医者多焉，毫厘之差，动辄误人。吾亦谓，时至今日，斯道日晦，粗工浅学，所在皆有。更因教者以经解经，而无实例可喻；

听者昏昏，知其然而不知其所以然。出门行道，如入大海。见热病而却步，而感冒咳嗽，不知宣肺，徒效洋法，闭气涩咳。病不愈，不自检，反诬无用。夙夜不寐，怒焉忧之，安得如伯仁先生者，起而一一正之也。

自思行医70余载，回想往昔，由不知到初识，由初识到渐明，历经艰苦的行程，风风雨雨，走过几许的弯路，崎崎岖岖，但矢志不渝，朝夕琢磨，随处求知，从不心怠，深入细研，获得悟性，而明哲理，尚难尽如人意，不无遗憾？

我之所以举例如上者，说明中医治病的特色也，既有愈疾的科学性，又有哲理的内涵学问。以人之与物，究不能等同看待，人为万物之灵，一阴一阳，缊缊化成，其结构不同，造化各异，无可比拟。所以对人的治病也，可以用一病一药对号式的治疗办法。若在病情不同，长幼各殊，强弱之异，病邪浅深，兼症互差，变迁无常，彼此牵及之下，就不可能如机械地按图索骥、刻舟求剑了。所以有些病，尽管现代医学科学的昌明，仪器的精密，只能查究其有形，而不能获得其对无形的功能性在脏腑间相互关联的病变，如此不能，有准确的诊断，就无可施的药物了。中医则不然，从推理论病，推理论治，探究病因，审其因而施用其药，确能见功（在难病剖析中病例很多）。以我浅知薄识，有限学问，年近期颐，还以处处留神皆学问的精神，追求知识，传教后学，为了振兴中医，鞠躬尽瘁，终身乃已。

现在群说中医后继乏人？事实上以上海言，连后学已有7000余人，当1995年11月中医工作大会上遴选出只有57名上海名中医，严格来说，个别尚有水分，因此后继乏术上正须十分重视。

眼前最可忧虑的，倒是中药的成药问题！古人历经考验

的有效成药，市上已无可觅。如玉枢丹是小儿骤然喷吐严重的特效药，当然尚有其他作用；大黄䗪虫丸治妇人干血劳有充分的功效；小儿万应保赤散治小儿顽痰癫痫，下痰以后能根除痫癫；控涎丹治胸膜积液及腹中积水均有可靠作用。普通通大便的更衣丸，以及轻泻的桑麻丸，温通大便的半硫丸都不做了。抢救热病的紫雪丹久已无货。黑锡丹治肾不纳气喘急，也早就断绝。润肺止嗽的琼玉膏。尚有大小活络丹等等不见了。尚有举不胜举的成药，都是古人流传至今，也是我们老一辈所经常需用之药，都无处可得。老师不用了，接班人失传了，而新产成药到处可见，可是经不起考验，如昙花一现，无人过问，这现象究竟是前进呢，还是后退？令人大惑不解。

为了自强，为了后学，在《百例难病经治剖析》一书未成之前，暴露我思想意识和企求的愿望，让中医工作更加顺利，及时振兴，面向全国，远向世界。我的水平自知有限，因此提请高明教正，此为序。

董廷瑶于幼幼庐书斋　时年九十又四
1996 年 5 月 5 日

中医要现代化　不要西医化

中医现代化同中医西医化，是两个不同的概念。但是有些同志却认为中医西医化，就是中医现代化。如果这样来理解，那么中医就会变成不伦不类的西医（社会上已出现这种现象）。这样不但对中医现代化造成阻力，而且还导致中医

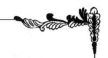

自身的消亡。这，确是令人担忧的。

中医学是伟大的宝库，已为人们所公认。其特点和优点，对后学的启示，其功非少。我们在学习古人的临床经验时，如能运用巧思，则常会获得意想不到的疗效。兹举两个病例。

一名男孩四岁，患肺脓疡，经西医用大量抗生素及体位引流术后，热度已退，脓疡基本控制。但两个月来数次胸透，患者右上肺脓疡空洞始终不能吸收；且因体弱，不宜外科手术，于是改请中医治疗。经过仔细观察，见其毛发焦枯，拔之即起，苔腻口臭，腹满便泄，胃口不开。追问知其早有诸症。故诊断其疳积在前，肺痈在后，推理而论，脾胃早虚，其肺空洞之不吸收，乃脾胃土虚不能生肺金也。于是使用消疳扶脾之法，同时几次针刺四缝穴，放出大量黏液。两周以后，再胸透，空洞完全愈合，患者形体丰润，痊愈出院。这叫培土生金法。

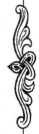

另一个病例，是塑料厂女工，32 岁。患干咳月余，日夜不辍。用西药抗生素，止咳剂，甚至可待因等，以及中药宣肺法，而咳始终不止，困顿万状，求治于余。细察病情，舌脉无变，形体无损，胸透正常，只是干咳。但自诉性情躁急，这一提示，悟及尤在泾所言"干咳无痰，久久不愈，非肺本病，乃肝木撞肺也"。其方用乌梅、牡蛎、当归、白芍、川连、茯苓、甘草，药止七味，且无止咳之品。师其法而仅服三剂，月余干咳就此得安；再服三剂，其咳霍失，这是制木安金法。想想古人诚不我欺也。由上二例，可以一隅三反。至于其他疑难疾病，前贤触类旁通的不计其数，足证祖国医学的特点和优点。

也有人说，中医只能治慢性杂病，不能治急性热病。这

是片面的。中医治热病，方法很多，但重在给病邪以出路。伤寒病邪在表以发汗，实热在腑用下法，湿热内滞则渗利，实邪逗留膈上用吐法，它如麻疹齐透而毒泄，痘疮结痂而毒尽，等等。这些都是对热病给出路，中医叫做开门逐盗，邪祛而安，这样遗患很少。

当然，时代在进步，科学在发展，我们不能墨守成规，囿于一隅；而必须吸收新知识。我认为中医要现代化，首先中医本身要加强；要坚定不移地站稳中医的立场。我们应对中西医学不同的理论体系保持清晰的头脑，使之逐步地结合，进而殊途同归。如果离开历经千锤百炼的古典论述，而欲完成中医现代化，犹似无源之水，无本之木。

中医治病，重在理法方药；其方其药，都需由医生根据理法来指挥。但长久以来，医药界却存在着由药物来指挥医生的流弊。把一病一方罗列案前，按图索骥；也有简单化地把某药某方制成"成药"，固定地来治某症或某病，而抛弃了中医辨证论治的原则。这种不要中医传统的做法，是另一种将中医西医化的表现，即使一时取效，也是偶合。对此，亦须引起重视。

总之，疾病的发生和发展，有其初期、中期和末期的过程。特别是急性热病在这三期中变化更多而迅速；其每期的转化，决不会全然一样，有因人因时因地之差异。医生在处理上，难道可以以不变应万变吗？前哲对各种疾病在不同阶段中，就有不同的方法和措施，我们不能刻舟求剑，胶柱鼓瑟。

中医确是我国的国宝。我们不能把她当作古董，更不应在研究中说什么守旧、复古。只要我们坚持不断地推陈出新，祖国医学这颗学术明珠，一定会重放光芒，永葆青春。

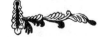

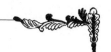

小儿用药六字诀

育儿诚难，医之治小儿病为尤难。以呱呱襁褓，啼哭无端，疾病疴恙，不能自白。且藏府柔弱，易虚易实，易寒易热，用药一或不当，最易变起仓卒。昔阎孝忠有"五难"之叹，张景岳则曰：宁治十男妇，莫治一小儿。于此可见业儿科医者之不易也。然而天下之为父母者，孰不爱其子女，偶罹疾患，必求诸医。则医者之责，不亦重且巨乎。余操斯业也，已五十五年矣。自思尚能以幼吾幼之心，推而及之于幼人之幼。兢兢业业，不敢自怠。因之施方用药勤求古训，博采众法。尤以芽嫩之质，藏气清灵，随拨随转；峻烈之剂，未敢轻投，况一有药误，祸患无穷也。有鉴于斯，历经琢砺，爰拟用药六字诀，为后学者备之以作参考。

一曰"轻"。轻有两端，一为处方应轻，如外感风寒，表实麻黄汤，表虚桂枝汤，一以散寒，一以和营，则邪祛表和，其热自解。如是感受风温风热，则桑叶、薄荷、荆防、连翘之类清凉解肌，疏化即可退热。此均轻可去实之轻也。常见寒闭热盛而惊厥者，此因高热不能胜任也。不可遽投镇惊之品，反能引邪入里；因其病在太阳，必须解表，方为正治。当然，乙脑、脑膜炎则须另法治之。一为用量应轻。小儿肠胃娇嫩，金石重镇，慎需考虑。即药量过重，亦犯胃气。小儿之生长发育全赖脾胃生化之源，况百病以胃气为本。如胃气一耗，能使胃不受药；病既不利，抑且伤正。然必根据其病情，以不能影响其胃气为必要。

二曰"巧"。巧者，巧妙之谓也。古人治病每多巧思，

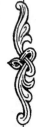

往往于众人所用方中加药一味即可获效。如《冷庐医话》记述，宋徽宗食冰太过，患脾疾（腹泻），杨吉老进大理中丸；上曰，服之屡矣。杨曰，疾因食冰，请以冰煎，此治受病之源也。果愈。实质上此即仲师白通汤加胆汁人尿方之变法也。又，徐灵胎治一人患呕吐，医曾用二妙丸不效；徐加茶子四两煮汤服之遂愈。因其病茶积，故用此为引经药也。近人程门雪氏，为一代名家，早年治一慢性泄泻病人，用调理脾肾法医治，久而无效。后病者带程之方，到沪上名医王仲奇处诊治，王氏索阅程方，凝思片刻，在原方上提笔批曰：此方可服，再加蛇含石四钱。挥之使去，病者未便多问，照方服用。不料这张屡服不效的药方，仅增一味后，只服数剂，多年宿疾，竟告痊愈（摘自《上海中医药杂志》中"裘老论医篇"）。说明匠心巧裁，令人叹服。余于临床，尝治顽固之婴儿泄泻，中西药无效；遂从母乳方面考虑，对乳母作了蹲踞、踝膝反射试验，测知有隐性脚气病存在，致使患儿缺乏维生素 B_1 而久泄不愈。停服母乳，调治即愈。此亦法外之法也。这类病儿临床很多，寻索巧思，明其病因，见效如神。

　　三曰"简"。简者。精简之谓也。医之治病，用药切忌芜杂。芜杂则药力分散，反会影响疗效。尝见，以为病之不痊也，药量不足也而倍之，药味不敷也而增之；此舍本逐末，宋人揠苗助长之蠢举也。医能明其理，熟其法，则处方也简，选药也精。前辈名哲，每多三、五、七味，对症发药；虽危重之候，获效迅速。余之实验，确是如此。

　　四曰"活"。中医治病，首重灵活。同一病也，既有一般，又有特殊。如果见病治病，不分主次，不知变化，笼统胶着，甚或按图索骥，对号入座，慢性病或可过去，急性病必误时机。尤以幼儿弱质，病症变化更多，朝虽轻而暮可重，或粗看尚轻而危机已伏；反之，貌似重而已得生机，比比皆是。凡此种种，医者当见微知著，病变药变，则可减少事故，而操必胜之券也。

五曰"廉"。余平生用药，从不滥施昂贵之品；虽在旧社会时，亦不以珍珠、犀羚、人参、鹿茸来取宠于官僚贵阀，或有钱富室。新社会则为劳动人民着想，更因制度之优越，药价下降，所以处方之廉，病家初多疑之，终则奇之。事实上人之患病，以草本之偏性来补救人身之偏胜，但求疗疾，毋论贵贱。而价廉效高，反能取信于广大病家也。

六曰"效"。病人对医生的要求，主要是望其病之速愈。医生对病人之治疾，最重要的是要有高度的责任感。要处处有推己及人的想法，所谓急病人之所急，痛病人之所痛。轻病人则驾轻就熟，较易见效；重病人则因其变化多端而需思索周到，尽情关切，以期治愈。这是我生平之旨趣也。然"效"之一字，不是唾手可得，必须谙之于医理，娴之于实践，更须有仁者之心，灵变之术，方可无负于人民赋于你的崇高职责。

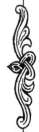

再赋俚句如下：

"轻"可去实有古训，"巧"夺天工效更宏。

"简"化用药须求精，"活"泼泼地建奇勋。

"廉"价处方大众化，"效"高何须药贵重

自古贤哲多求实，昭示后人莫蹉跎。

中医神似、形似

中医之道，欲"形似"易，求"神似"难。"形似"者

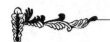

照抄照转，机械搬用。"神似"则须认真领会病因实质，分析研究，灵活变化，合理施治。

病种的分类和不同的病型，以及先后不同的变化，一般来说，粗看尚能知晓，但邪有浅深，病有久暂，体有强弱，年有长幼，时有四季，都需临症制宜，探微索赜，妙悟通神。如果按图索骥、一病一方、呆板套用，则只是"形似"而不能"神似"，往往事与愿违，难获功效。这些虽然不是什么新问题，可是我们时时处处都会碰到。

医生治病，重在疗效，要把诊病建立在疗效基础之上，就需抱着实事求是的科学态度，对每个病人，每个病情，时时刻刻，深入分辨，正确处理，作出成绩。否则不切实际，于病无济，也只能有其"形似"，而不能达到"神似"。

人类在大自然的斗争中，就当然会形成相异甚远的自然观。比如：气一元化与原子论二者的差异是十分明显的，首先，两者的含义不同，即表现为整体性与个体性，连续性与间断性，功能性与结构性，无形与有形的对立。其次，形成事物的方法和途径的不同，简言之即"生化"与组合的不同。再次，对事物运动原因的认识不同。一般说来，前者注重内因，而后者注重外因。

中医传统的气化论，古人屡多停留于对自然界笼统模糊的认识，又因缺乏实验科学的根据，所以在精确性上黯然失色，并有些神秘色彩，同时难免有牵强附会的成分，而导致在近代科学中落后的一面。气化论为中医理论基础，所以对人体生命活动和疾病本质，疾病的发生、发展、转归，对药性、药理作用等等的认识，都贯穿着系统的矛盾统一的整体观中。

西医是利用原子论的间断性、结构性、层次性观点，偏重于解剖，从不同的层次来研究人的生理活动和疾病的具体

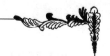

细节，对疾病的诊断，较为细致。

但是我们注意到目前国际医学界，许多有识人士，把中医看作西医的重要补充和学习。对人体疾病开始认识到既分析又综合，既见局部又考虑整体，使许多西医无法解决的问题，获得令人满意的效果。从这方面来推测，很大程度上，中国古代朴素辩证思维的存在，不妨说，中国古代哲学中已具备了系统论思想。中医学，历来就是有这样的辩证思想逐渐通过实践检验而发展的。所以说，中医是一门带有哲学性的科学，既有理论，又有实践，作出成果。实际证明，几千年来，总结了秦汉以前的医疗经验，并且把医疗和保健的原则，提高到古代唯物主义哲学的高度，从而把中国医学奠定在较为坚实可靠的理论基础上。后世医家许多著作，都是在这样基础上逐渐丰富、发挥，以臻于完善的。

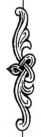

由于中西医之间，理论体系的不同，很难融会贯通，因中医任何疾病的施治，绝不机械，其主要精神，又是推理及病，因病施治，从纷繁复杂的现象中看到它的本质，从而再结合我们的具体实践得到较好的效果。所以理论是指导实践的过程，也就是实践检验理论的过程，我们是不断接受实践的检验，更不断地开辟认识真理的道路，达到"神似"的目的。

实际事物从来不是千篇一律的。试观棋类对奕，变化之大，更有体会，以其在不同进程中，虽有谱可循，也只能随机应变，方能克敌制胜，而且每盘不是一模一样，中医之道，类多如斯。

现在有很多的报道，有一些在西方受过训练的医生和科学家，已经开始研究和使用中国传统医学，他们希望它能治重症和难治之症。因为它认识到现代医学无法满足人们的需要，所以世界卫生组织也支持和发展，作为替代性医疗办法。

但在这些研究中，只看到中医中药的疗效，往往仅从某药可治某病，或某病可用某方来治疗等，殊不知这样机械的研究，并不能渗透中医治病的特色，也就不能肯定性地达到预期的效果。我们可以举例来说：有一位四十岁女教师，患咽痛音嘶，两耳如塞，形寒怕冷，身无热度，病经月余。西医诊断为喉炎，用青、链霉素等消炎药物；也用过中药清咽泻火之品，外吹锡类散，均无效果，迨仔细详察：①望其面色不泽，舌淡苔白，咽虽痛而不红；②问之，自诉怕冷，喉痛如梗，口和不渴，两耳如塞，便通溲清；③闻其语声，嘶哑不亮；④切脉，沉而微细。从四诊分析，再结合上述治疗经过，此乃阴性喉痛，不同于阳热实火。所以消炎清火，未能奏效。临床上实热喉痛，其咽必红，且有热度，舌质红，口必燥，脉数面赤，便结溲黄，以此对比，自有寒热虚实之不同了。

有人要问，既是阴寒何以会咽痛，我们回答是"源于肾虚。"根据上列证候，俱是阴证，因肾属少阴，少阴经脉入肺中，循喉咙，夹舌本，以其新寒夹阴火而上泛，发为咽痛，根据这一理论而施治，初用麻黄附子细辛汤，既发表，又温经，病得以瘥，再以甘草桔梗汤加西藏青果、凤凰衣，甘辛苦泄而缓解，因其体虚，续用附桂八味以善后，这样前后不同的处理过程，说明其整体考虑，以及辨证论治的特色而获得疗效的。

再举一例，一小孩五岁，患肺脓疡，数月不愈，病房医生除予体位引流术外，每天注射青霉素300万单位，还用其他药物，两月来热度虽退，肺脓疡基本控制，但数次胸透，右上肺空洞不见愈合，因体弱不宜手术。请中医会诊，开始仍是见病治病，用治肺痈药物治疗，服药两周，透视依然如故。再经仔细诊察探求，见到患儿面色萎黄，毛发稀落，拔之即起，口馋嗜食零物，舌腻口臭，便泄不化，腹部膨满，追问之下，方知病前有此现象，因此诊断其疳积在先，肺痈在后，始悟脾运不健，土虚不能生金也。其次，肺痈本属阳症，而疳积则是阴症，阴阳莫辨，治必无效，则脾更虚，肺更弱矣，毋怪肺部空洞久不吸收也。以后着重于消疳健脾，并针四缝穴，使脾健胃和，水谷精微，上输于肺，肺得其养，两周以后，胸透完全愈合，体渐丰腴。

再有一病例，则是在说明中西医各有所长的问题，一工人三十四岁，患肠伤寒（中医湿温症），西医用氯霉素，未一周热度退净，见效迅速。但患者热退以后，胃仍不开，舌苔厚腻，肢体疲怠，大便时溏时结，小溲短赤，认为机体衰乏，恐其反复，氯霉素仍未停服，而食欲更呆。中医认为这是湿滞不化，逗留中焦，邪无出路，热虽退而病根未祛也，用化湿渗利，清理肠胃诸品，使湿化胃和，病情就此缓解，得到康复。事实上氯霉素将伤寒杆菌杀灭以后，而菌体毒素仍留肠道，未能排出，产生了后遗症，用中药清利之，获得解决。但本病调摄不当，最易复发，西医每曰机体关系。中医则谓有三种因素可以复发。①病后饥荒，饱食太过，导致"食复"；②病后保养不善，如过分劳累或房室不慎，名曰"劳复"；③过早的食补或药补，不能胜任，产生浮肿，名曰"气复"。这三种复发，当然有不同的处理方法。也说明中医对不同的病情，不同的变化，随时随地，不因执法而拘泥，灵活地进行治理，只有做到"神似"，方能丝丝入扣，于病有利。

大家公认，现代医学是先进科学，而且日新月异，随着时代发展而发展。但因未能臻至登峰造极，所以对治疗上和药物研究中出现了许多不可克服的困难，也认识到西方传统的原子论，在近代发生了危机，进行了深刻的自我反省，纷

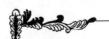
纷向东方寻找理论智慧。这也能从中医对生理、病理、药理都从整体出发来考虑，得到的启发。人体脏与脏之间、腑与腑之间、脏与腑之间，决不是单独生存，而是相互关联，相互依赖，因此在病理上、治疗上和药理上就必需从上下、左右、前后、进退以周密考察，甚至与气候的影响联系起来，以及深入到阴阳五行学说的探求。这些哲学原理，对人体的自然观确有不可思议的科学依据。目前正在中西医结合中逐渐为了沟通思想，相互学习，取长补短，在同一目标的前提下，会有新的突破，形成世界上完美的医学科学，也就是有志之士，朝夕企求的愿望。

近年来医学领域中，为了创新，运用电子计算机，把每一病种的病理药理结合四诊，很详细地把可以储存的尽量储存起来，进行临床诊疗处方。这是新生事物，看起来殊有可取的一面，但由于纷纭繁重的内容，要做到全面，确实不是容易的工作。简单来说，①慢性病变化较少，可以储存；急性病则变化仓卒，而病情又多复杂，这不是电子计算机所能掌握应付的。②尽管有多少储存资料，但只能辨病，而不能辨出不同的病因和病机。譬如二人患同一病而彼此年龄病程兼症各不相同则其处理上就不可能是一成不变了，计算机是否能够做得到？③计算机对一二种的慢性病，要储存详细材料，需花大量人力物力，而且尚难做到完备，如果把所有慢性病者作储存，则如许人才，何处找觅，同时这项工作，一定要理论基础扎扎实实，临床有经验丰富者，方能胜任，否则，也只能是"形似"的浮浅不实而已。

诚然，世界上的事物随时代而发展进步的，我们不能墨守陈规。可以预料，随着中西方文化、科学和哲学的进一步交流，中西哲学的合流，并形成统一的世界哲学的步伐将会

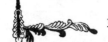

比以往更快，而在这当中中西自然观的合流，将尤其会走在前面，这是因为在实现四化建设的过程中，中西方在科学上的交流，无论在广度上和深度上都大大超过其他领域，因而中西自然观定会更多地互相取长处，弥补不足，使传统自然观焕发出新的生命力。

小儿形色辨察体会

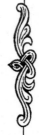

小儿之病，虽发于内，必显形于外，可从外而察知其内之著也。

小儿不能自诉，即语也不确。因此，特别须在望诊上狠下功夫。即认真地望形色，察苗窍，从而掌握直观素材，然后结合问、闻、切，以达到对病情及病源比较全面的了解，作出正确诊断，求得治疗效果。

"望以目察"。经验丰富的儿科医者，既能看体相，又能看病相。简言之，临床上先要根据平时体质强弱，再结合发病时病情的浅深，作出区别对待。一般说，体实者处理较易，体弱者顾虑就多。

（1）从体相来说，婴儿头角丰隆，髓海足也。脊背平满，藏府实也。腹皮宽厚，脾胃强也。耳目口鼻，七窍平正，形象全也。而脾足则肉实，肝足则筋强，肾足则骨坚，哭声清亮为肺气壮，笑音正常为心气足。他如发泽而黑，气实血足；肌肉温润，营卫调和；肾囊坚小，根株固也；溲清便滋，里气和也。上述形相，多为无病易养。

反之，颅破项软，阳衰于上；腨小脚蹬，阴衰于下；面

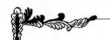

色㿠白，青筋散露，发稀色枯，鼻孔干燥，两目细小，唇缩流涎，哭声短涩，种种不足，必多病而难养。以上为辨其寿夭之体相也。

（2）再谈病相。病相为发病时所表现的不同形症和病态。每一种病变，当其发病的过程中都有其不同的形态显露于外，医者就能从其所表现如何来分析判断其病情的进退，随机处理，以达到治疗目的。

譬如麻疹，其发病初期，目泪汪汪，发热咳嗽，喷嚏鼻涕，虽然颇似伤风感冒，但另有特点。即牙龈上必见红赤，间有白色乳头点，则确为麻疹已无疑义。此法比观察咽峡的科氏斑尤为便捷。其次是布点的部位如何，可知其顺逆。如果头部疹见而两颧苍白，必非顺症，就须慎重考虑了，不可因形态暂且尚安而忽略。

又如发热惊厥，为小儿所常见者。但同为惊厥，而病变不同，就须根据外部形症分析判断。如厥时项强囟凸，应考虑脑膜炎、乙脑等分别辨治。如厥后如常，此为幼儿不耐高热，引起中枢神经的反应所致；中医认为素有风痰，受邪激发，此为发热性惊厥症。虽无大碍，但应治疗，免其再作。至于无热而厥，痰声辘辘，时发时止，发无定期，此为痰痫，治应豁痰制痫，失治则将时发不已。

再如小儿疳积，色必枯萎，体必羸瘦，食欲不振，或口馋喜嗜另食，或喜食异物，或腹满便泄，或面现虫斑，或发如枯穗，拔之即起；重则两目遮翳，或走马牙疳，那就比较难治了。

又如初生儿目黄肤黄，小溲亦黄，名曰胎黄。有三种情况，一种是生理性黄疸，不药可愈。另有二种病理性的，其一属阻塞性黄疸，除目黄肤黄尿黄外，尚有大便色白如陶土，而无肝脾肿大；其二属溶血性黄疸，见目肤尿黄，并有

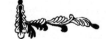

贫血，可有急性发作现象，发则见智力鲁钝。这种胎黄在治疗上较为困难，病例另文详述。

小儿泄泻，最为常见。急性泻下多兼呕吐，每易伤津（脱水），可见眼眶凹陷，囟门低陷，哭而无泪，烦渴不安；此时病情严重，急须救治为要。另有乳儿，生后泄泻，持续三五月不愈，但无失水现象；只见神情软慢，或眼皮下垂，他无严重变化。此往往与母乳有关，为乳母患有隐性脚气病之故。即应断奶，人工喂养，其泻可愈。

以上略举数类病相，聊作参考，举一反三，以资借镜可也。至于详论小儿面色，请参陈飞霞氏《幼幼集成》辨色分注一节，其言颇精，学者可细读领会之。

羚羊粉治疗婴儿奶癣

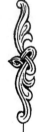

奶癣即湿疹。婴儿生了奶癣，大都面颊和头额部红炎连片，重者可延及颈项，奇痒，有时出水，烦躁不安。

中医学认为，奶癣的形成主要是胎内受毒之故。《幼科金鉴》云："小儿奶癣，发于百日之内，出现头面两颊，形如癣状，有边圆广，大小不一，因孕母素食辛热炙煿之物，以致热毒浸润胎中，生下孩儿，成此疾患"。古人的记载和今人的观察，都证明奶癣的部位以面部两颊为最多。中医认为，右颊属肺，左颊属肝，由此可知奶癣与肺肝之火大有关系。我们根据脏腑的分部与发病的机理，以一味羚羊粉治疗奶癣，效果良好。

方法：羚羊粉1克，加水少许调匀，隔水炖服。一剂每日可炖二汁服用。

羚羊粉味咸、性寒，色白入肺，归经于肝，为清肺肝火热的要药。

由于羚羊（角）质坚，粉剂时药性不易立刻煎出。一剂可炖服两天，轻者二剂即愈，重者可连服三五剂。

根据临床统计，大约有 50% 的哮喘病人，在婴儿期间都患过奶癣，而又没有及时治愈。我们的随访证明，用羚羊粉治愈奶癣的婴儿，到了童年都没有发生哮喘。由此可见，婴儿奶癣与哮喘病的发生有其相关性，故治疗奶癣也就有助于预防小儿哮喘病的出现。

桂枝汤及其类方的运用

1. 桂枝汤的一般应用

桂枝汤的主要作用，为解肌发汗、调和营卫的第一方。所以中风、伤寒，脉浮弱、汗自出，表不解者，皆得而主之。应当理解桂枝汤的配伍意义；名曰桂枝汤者，乃以桂枝为君也。桂枝辛温，辛能发散，温通卫阳。芍药酸寒，酸能收敛，寒走阴营。桂枝配芍药是于发汗中寓敛汗之旨，芍药伍桂枝是于和营中有调卫之功。生姜之辛，佐桂枝以解表；大枣之甘，佐芍药以和中。甘草甘平，有安内攘外之能。用以调和中气，即以调和表里，且以调和诸药。以桂芍之相须，姜枣之相得，藉甘草之调和，阳表阴里，气卫血营，并行而不悖，是刚柔相济以相和也。

桂枝汤在小儿外感时，有其重要功用。前贤陈复正指出："小儿易于外感，唯伤寒为独多"；且因小儿藩疏腠薄，更易见中风表虚之证，而"世俗见其汗不止……妄用参芪术附，闭塞腠理，热邪不得外越"，反致误事。"所以凡治小儿之热，切须审其本元虚实，察其外邪重轻"；陈氏强调了当以仲景桂枝汤为首选之方，郑重推荐，誉之为"调和营卫，药到病起"。同时，柯韵伯也论及："如所言头痛发热、恶风恶寒、鼻鸣干呕等病，但见一症即是，不必悉具，唯以脉弱自汗为主耳"。我们体会前哲的阐发，在临床实践中，不但以之治中风，亦可治伤寒，且对有热无热的营卫不和者，用之辄见功效。然其治中风之要点，在于服药后必须啜稀粥以助药力，使谷气内充；不但易为酿汗，更使已入之邪不能少留，再来之邪不得覆入。又妙在温覆令一时许，则漐漐微似有汗，是教人以微汗之法，不可令如水流漓而过汗也。

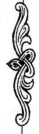

伤寒麻黄证，脉必浮紧，固不可用桂枝汤；然麻葛青龙，发汗诸剂，咸有桂枝。伤寒初起无汗，用麻黄发汗。汗解后复烦，脉浮数者；与下后脉仍浮，气上冲者；及下后利止，而身痛不休者，皆用桂枝以解外。盖此时表虽未解，而腠理已疏，邪不在皮毛而在肌肉，且经汗下，津液已伤，故脉证虽同麻黄，而立法当属桂枝也。当然，其已汗下而脉弱多汗表未解者更不待言矣。

例1 刘某 女 8个月 住院号：112191

患儿在感邪后发热而咳，经过治疗，已历数日，余热不清，腠松汗多，面㿠咳痰，四肢不温，便下溏薄，舌苔淡白。其为卫虚邪恋，可用桂枝汤加味和表化痰。方以桂枝、清草各2.4克，白芍、半夏各9克，葛根、象贝各6克，前胡4.5克，陈皮3克，生姜2片，红枣3枚。2剂后热和汗少，咳痰均减，四肢稍温，大便亦调，苔转薄润，续以原法3剂而安。

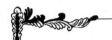

　　至于营卫不和的发热，用桂枝汤时，其服法就不同于中风了。中风的在服后须啜粥，并令温覆，所谓如法服之是也。而此则不必如法了。这类患儿的特点是体质较薄，面色㿠白，平时多汗，而其发热不高，时起时伏，反复不止，一般无明显的外感证候。可从调和营卫着手，则往往数剂见功。

　　例2　朱某　女　9月

　　患儿素体羸弱，面色嫩白，发热已有月余，在37.5~38.5℃，夜烦汗淋，纳差便泄，血象检查，胸透拍摄，殊无确诊。抗生素、退热药及中药如柴胡、白薇、鳖甲等方药均未见效，遂来我院门诊。我们结合其体质情况，认为营卫不和所致，即予桂枝汤；以其夜烦不安，加龙齿、牡蛎。不数剂，其热渐和，胃动汗止，续进调扶而愈。

　　2. 桂枝汤用于小儿营虚卫弱

　　若云桂枝汤专治中风，不治伤寒，致使疑而不用；或谓专走肌表，不治他病，实亦粗工之语。如有不少小儿，禀弱汗多，虽不发热，就是不肯粥饭，娇嫩消瘦，时易感邪，父母忧之，求治时但希开胃止汗。这类病孩其舌苔多薄润。从表面上看，并无其他症状，似为调理而来，但究其内情，实为营虚卫弱。若不适当调摄，则动辄感冒发热，最易导致咳嗽、肺炎。我们每用桂枝汤调和其营卫；再根据不同情况，加味而施，或加入敛汗，或参以和胃，或配以扶正等，在这样的治本疗法中，胃开汗敛，渐能康复。

　　譬如，因营卫不和、自汗寝汗，可用桂枝汤。若汗多淋漓者，可加麻黄根、浮小麦、糯稻根之类；若卫虚阳弱，舌淡漏汗者，应加附子；若营卫两虚，肢体酸痛，脉见沉迟者，可增重芍、姜加人参的新加汤，若腠疏气虚，动即汗出，可以桂枝汤、玉屏风散复合用之。

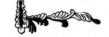

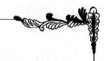

例3 张某　男　7岁　住院号：16297

家长因患儿汗出淋多，胃纳较差而求治，然其形体消瘦，面色萎黄，舌苔薄润，脉细带数。以其气弱表虚，营卫失调，故用桂枝、清甘草、陈皮各3克，白芍、太子参、谷芽各9克，玉屏风散（包煎）12克，当归6克，生姜2片，红枣3枚。5剂后即汗出减少，胃口亦动，继以原法调理而渐安。

不少家长常诉患儿不食，或不香，伴有表虚易汗，不时感冒，或有低热。实为胃虚气弱伴营卫失常之证。可投以桂枝汤，加用消运养胃诸品。如纳食不香，脘腹气多，加陈皮、佛手、枳壳；苔心较厚，尚有里滞，加神曲、山楂、内金；若风寒袭胃，进食格拒，喷吐甚剧，桂枝汤加玉枢丹0.3克冲入即安，乃屡效之方。另有苔薄花剥，纳食不佳者，为胃阴不足，应与石斛、花粉、生谷芽、生扁豆等同用；兼气虚而运化少力者，则可与四君子汤或异功散复方施治。

例4 何某　男　2岁　住院号：14645

患儿纳少厌食，大便不实，面色㿠白，易汗腠弱，形瘦质薄，腹部尚软，舌苔薄润，两脉虚弱。乃以桂枝2克，白芍6克，清甘草3克，太子参、焦白术、茯苓、生扁豆、炒谷芽各9克，生姜2片，红枣3枚，益气健脾，和卫实表。7剂后纳开汗少，大便已实。原法去扁豆、茯苓，加黄芪6克，陈皮3克，此后形体渐丰，纳食日进矣。

3. 桂枝汤类方运用举隅

在桂枝汤的类方里，不少是临床常用的。如桂枝加龙骨牡蛎汤，功能调和阴阳，潜阳入阴；既有镇心安神之功，又有和营止汗之用。前贤指出，可用于自汗盗汗，心悸遗尿诸症。我们在临床上，对汗出较多而心营虚耗，症见烦扰惊悸的小儿，予桂枝加龙牡汤，酌加龙齿、钩藤、远志、朱茯神

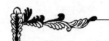

等品；如是先天性心脏病而见唇舌青紫者，则加桃仁、丹参之属。而本方尤可兼治尿频遗溺之症，疗效亦佳。

例5　陆某　男　4岁　住院号：15631

家长因患儿尿短频数就诊，渴喜饮水，纳食不佳，舌苔薄润，且时有低热；见其体禀单薄，询知汗出较多，宜于桂枝加龙牡汤。故用桂枝、清甘草各3克，白芍、石斛各6克，龙骨12克，牡蛎15克，缩泉丸（包煎）10克，生姜2片，红枣3枚，7剂后尿频见和。续以原法加减，调理后诸恙均平。

桂枝加杏朴汤，主治小儿感邪，大便下泄，咳而微喘者。此为表邪不解，因便利而邪陷，邪不得宣。用桂枝汤解肌出表，厚朴宽中，杏仁降气，使表解则喘平矣。但用本方需知以邪未内夺，重在肌表，故使从皮毛出而解也。如不认清，往往会延致屡发而成咳喘症矣。特别是小儿恣啖冰饮，损及肺脾者易成咳喘。病家面前，我们是谆谆告诫。至于本方的加减运用，不仅适于新感时中风表虚、咳嗽有痰之症，同时对小儿反复迁延的咳嗽痰喘、腠疏多汗，亦可使用。据症可加前胡、紫菀、百部、象贝之类。在舌苔白腻，痰多喉鸣者，可与二陈、三子复合而治。还需提出一点，在舌苔厚腻、痰黏食少时，则减去红枣。

例6　胡某　男　11岁　住院号：12060

患儿咳已二周，曾服三拗等，咳痰较爽，但迁延未止。汗出较多，舌苔薄腻，胃纳尚可，脉弱而滑。此为表虚不和而痰浊未清，方以桂枝加杏朴汤主之。药用桂枝2克，白芍、半夏、茯苓、百部各9克，杏仁、紫菀各6克，陈皮、清甘草各3克，生姜2片，红枣3枚。5剂后则咳已和。

又如桂枝加桂（肉桂）汤，我们根据方义，运用于小儿寒疝，另加小茴、橘核、荔枝核、胡芦巴，用以温肾气所乘

之外寒。小茴入肝，燥肾温胃，体轻能入经络，协助肉桂入肝肾、逐阴邪以疗疝气。橘核治疝痛偏坠，荔核主癫疝卵肿。胡芦巴疗疝瘕冷气、小肠偏坠。有桂枝汤以通阳，合肉桂以温下。如法施用，疗效颇佳。同时，对妇人冲气上逆，气从小腹上冲心胸之状，食后吐恶，神情不安，我们以本方加重代赭石、生麦芽量等，不数剂而气平胃安。

例7　杨某　男　2岁

因寒湿久滞而右疝肿大如鹅卵，时坚时软，脐腹胀痛，曲腰啼哭，纳谷不香，大便溏薄，舌苔薄腻。是肝肾虚寒而脾胃湿滞也。治拟温通化湿。药以桂枝、桂心、川朴、木香各2.4克，白芍、香橼、槟榔各6克，陈皮3克，橘核、山楂炭各9克，煨姜2片，红枣3枚。4剂即见痛和胀减，苔薄纳增。改以健脾温肾之法调治渐愈。

柴胡桂枝汤，论曰："伤寒六七日，发热微恶寒，肢节疼痛，微呕，心下支结，外证未去者，柴胡桂枝汤主之。"临床用于成年人患者，发热四五天，口燥咽干，胸胁苦满，头昏目眩，寒热时升时降，少阳见证悉具，但仍见恶寒，则太阳表证未罢，运用本方二三剂，即能全身微汗出而热退告痊。本方又用于心腹卒中痛而见效者。此类胸腹作痛，为风邪乘入脾胃，用其他止痛药效不显。从理论上说，风气通于肝；本方提肝木之气，驱邪外出，并有疏调气机，宣通营卫之能，故其痛即和也。

与桂枝汤相为表里的小建中汤，为桂枝汤倍芍药加饴糖，用于里虚心悸、腹中急痛；再加黄芪名黄芪建中汤，用治虚损虚热、自汗盗汗。两方在临床上合宜而施，每能效如桴鼓。

例8　许某　男　7岁　住院号：14965

患儿脘腹疼痛时作，饮冷更剧，便下间隔，舌淡无苔，

不思纳食，其脉沉弱，显系中土虚寒，宜小建中。以桂心 2
克，炙甘草 3 克，白芍 12 克，生姜 2 片，红枣 3 枚，饴糖
（冲）30 克，淡附片 6 克，6 剂后腹痛全瘥，大便通下，纳
食已动，舌苔薄润。原方去附子，加木香 3 克，调治而平。
然至夏日，又因恣啖冰饮，腹痛复发，大便溏薄，舌淡苔
薄。仍以小建中加吴茱萸 6 克，焦白术 9 克，木香 3 克，旋
即安和。

综上所见，临床上运用桂枝类方的机会很多。尤以小儿
肌肤柔弱，肺脾不足，易见营卫失调、气血不足，宜于桂枝
汤及其类方的使用。吴鞠通有云："儿科用苦寒，最伐生生之
气也。小儿春令也，东方也，木德也，其味酸甘。……故调
小儿之味，宜甘多酸少。"桂枝汤正是如此；方内桂枝生姜，
祛除风寒、扶卫暖中，寓有少火生气之意，草枣白芍，酸甘
生津、养营安内，而有资助化源之义。且汤内四药，每作调
味之用，为脾胃之气所天然适应，而小儿服时不感其苦，亦
一长处也。故本方及其类方能切合小儿阴阳俱稚而又生机蓬
勃的体态，此亦是个人长期观察以来而有所点滴体会者。

培土生金法的应用

培土生金法是祖国医学在临床上运用的一种治则，常用
于疾病后期见有脾虚肺弱、大便溏泄、胃纳不振、中州不能
散精上布的，可根据土能生金的五行学说，用本法治疗。临
床上遇到这类病案不少，如小儿肺炎后期，炎症不能吸收，
啰音始终存在；及肺痈空洞，久久不能愈合者，在辨证之

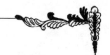

下，应用培土生金法，效果很好。今举二案：

例1　陈某　男　15个月　住院号：22245

病史摘录：患儿发热咳嗽气急二天，腹泻一天（共四次，为不消化物），于1962年12月20日入院。体检：身热38.5℃，毛发稀疏，但无枕秃，营养较差，有明显方头。形体消瘦，肝触及，咽充血。X线示右下支气管肺炎。白细胞15100/mm³，中性40%，红细胞375万，血色素10.5克。诊断为支气管肺炎，佝偻病。经用多种抗生素后热退，但肺中湿啰音仍不消散，X线示右下肺炎尚有。乃停用抗生素，改服中药。

1963年1月11日初诊：疳久脾虚，消化不良，形色枯萎，毛发稀疏，感邪以后发热咳嗽，痰多不化，舌苔厚腻，病根在脾。针四缝穴有多量黏液。法当治本，消疳健脾。处方：

党参4.5克　炒青皮4.5克　佛手4.5克　炒于术6克清甘草2.4克　陈皮3克　姜半夏9克　醋炒五谷虫9克寒食曲9克　3剂

1月14日二诊：形色转润，舌苔已薄，咳少有痰，胃和脾调，疳化腹软，再以原法。针四缝穴，黏液带血。

上方去青皮、佛手，加怀山药9克　炒扁豆9克　3剂

1月17日三诊：中土渐复，大便已调，面色丰润，唯舌心尚腻，脾运未健，再以培补脾胃。处方：

党参6克　炒于术6克　炒青皮6克　炮姜1.5克　陈皮3克　煨木香3克　焦甘草3克　煨肉果9克　怀山药9克神曲9克　4剂

服后形丰色润，毛发亦泽，胸透肺炎已消失，于1月22日痊愈出院。

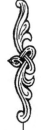

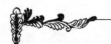

例2 沈某 男 4岁 住院号：8821

病史摘录：患儿发热咳嗽气急二天住院。体检：身热39℃，面色苍黄，外貌贫血，形体消瘦，咽略红。X线示右上肺内侧浸润及液平（1~2前肋间隙，直径约2cm圆形透明区）。血检：红细胞240万，血色素5克；白细胞6500/mm^3，中性50%，淋巴48%，诊断：肺脓疡，继发性贫血。经抗生素治疗后，热度已退；续用抗生素及体位引流等，效果不佳。右上肺空洞依然存在，因考虑患儿体弱，不宜外科手术，故由中医治疗。

1962年1月22日初诊：面色苍黄，舌苔浮腻，口气臭浊，脉象滑数，胃纳颇好，精神不佳。拟千金苇茎汤合甘桔汤加减。处方：

干芦根24克 冬瓜子12克 生米仁15克 桃仁6克 桔梗9克 杏仁9克 浙贝9克 鱼腥草9克 陈皮3克 生甘草3克 7剂

1月29日二诊：诸恙依然，舌苔厚腻，口气臭浊，腹部膨满，毛发焦枯，拔之易起，针缝穴有黏液，脉软滑。揆诸证候，是素有疳积，脾虚已久。拟肺脾同治。处方：

陈皮3克 寒食曲9克 醋炒五谷虫9克 姜半夏9克 冬瓜子9克 杏仁6克 生米仁24克 鱼腥草12克 炒青皮4.5克 川象贝各4.5克 4剂

2月2日三诊：腹满渐软，面色较润，舌苔已化，口臭亦减，针四缝穴黏液量多，再以扶土，脾胃和，肺气亦复。处方：

太子参4.5克 焦白术9克 茯苓9克 醋炒五谷虫9克 寒食曲9克 姜半夏9克 怀山药9克 清甘草3克 陈皮3克 鱼腥草12克 5剂

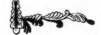

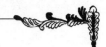

2月7日四诊：脾胃已健，形色转润，毛发亦泽，腹软便调，舌洁脉和，针四缝穴黏液已少。再以补土生金法。

上方白术易于术，去五谷虫、寒食曲、鱼腥草，加炒谷芽9克，炒米仁12克，5剂。

2月12日五诊：口臭除，肺脓疡情况已好转，诸恙均和，唯大便先干后溏。此系脾土久虚，未能即复也。再以原法主之。处方：

党参6克　炒于术9克　茯苓9克　清甘草3克　陈皮3克　怀山药9克　炒扁豆9克　百合9克　煨肉果9克　寒食曲9克　4剂

服后胸透示肺脓疡空洞消失，周围无明显炎症可见，面色红润，形神活泼，再连上方数剂后痊愈出院。

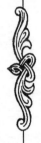

以上二例，虽病症不同，而其病因则一，用同样方法，达到同样效果，体现了祖国医学"异病同治"在临床实践上的指导意义。

例1 初起是风邪犯肺引起发热咳嗽，经西药治疗后身热虽和，但尚未净，咳嗽痰多，听诊啰音二十余天未曾消失。据形瘦腹胀，便泄不化，毛发稀疏，痰多不消，又针四缝穴黏液甚多。此乃肺脾两虚，标本俱病。病已后期，治疗应着重治本。《内经》所谓："饮入于胃，游溢精气，上输于脾，脾气散精，上归于肺"。标症已去，肺气未复，以脾虚不能散精上布。故从补土消疳着手，使疳消脾健，土能生金，而肺气一足，其痰自消。故十剂之后，咳嗽自愈。此补脾即所以杜其生痰之源，是亦前人"见痰休治痰"，治病求本之谓也。

例2 肺痈，其初起为"风伤皮毛，热伤血脉"，致蓄结痈脓。虽迭经西医治疗，然其空洞依然不消。中医会诊时见其形瘦面黄、毛发稀枯，以为肺痈病程久长所致，故按

常法处理，效果不佳。特别是针四缝穴只有黏液，显系疳积明征，且其病根深。推知当是疳积在前，肺痈在后，疳积为本，肺痈为标。补脾消疳，培土生金，得到了预期疗效。

谈中医治热病

中医治热病，有独特的见解和独特的经验。大凡热病的发生，都是由外邪侵袭而来，亦即现代医学所谓的细菌和病毒的感染。治法上西医是杀菌，中医则是"开门逐盗"的措施，用不同的方法，驱邪外出，达到治疗的目的。譬如，伤风感冒，须分清其风寒还是风热，然后，风寒用辛温解表，风热用辛凉解表。所谓解表，就是说把受寒或热的外邪，用不同的药物，使之发散而外出，则邪去热退，这是最明白的道理。他如腹泻或是菌痢，多也发热，则是辨其不同的病因，作出不同的驱肠胃秽浊的方法。泄泻初起，每多伤食或感邪，伤食须消导积滞，其泻即止；感邪则疏化邪热，其泻自和。有的因小便短少，其泻反剧，则通利小便以分利之方法，其泻就瘥了。至于菌痢，古训有"痢无止法"之说，更需以通逐为主，使菌素排出体外，其痢渐清。更有严重的传染病，中医就是用驱毒外出的方法，来解决问题的。比如天花虽已绝迹，在治疗上必须使痘毒外泄，痘粒浆满结痂而毒尽则安。麻疹必使全身齐透，方能毒泄热退，不会发生其他合并病了。乙型脑炎来势急骤，变化迅速，一般的清热解毒药物见效不显，必须加入攻泻之品，帮助给毒邪以出路，冀其化险为夷，并可无后遗症。这些都是经验总结。尚有其他热病，都以同样的原则，进行处理，恕不一一赘述了。

但其中尚有关键性的问题，不能不有所说明。因为同一热病，其发展过程中，不可能每人都是一样。所以在治疗上必须认真辨证，灵活机变。要掌握其体质的强弱，新病和久病，病寒或病热，老年或小孩，冬春与夏秋，天南与地北。不同的具体情况，作出不同的对待措施。如体弱者补虚以逐邪，久病者扶正以安疾。寒热不同的处理，老小异宜的区别，四时寒暑的适应，南北湿燥的各异，等等都当考虑。

更有"正治""反治"，不能不知。所谓"正治"，就是以冷药治热病，热药治寒病，这些相对疗法，当然比较容易。"反治"则就难了。由于此类患者每见阳虚正耗，而发热久久不退，用寒凉药不但无效，反会贻误病机。此时只能以甘温药物，才能退热。因为是反其道而行之，所以叫作"反治"。

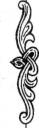

总的说来，中医治病，首先讲求理、法、方、药。病变法变，灵活运用，参透其中道理，则不会见症治症，而是辨证求因，审因论治。所以机械呆板，刻舟求剑，这是中医所不取的。

热病中"开门逐盗""关门杀贼"辨

急性热病，必自外感始。在病邪发展的过程中，应掌握早期治疗这一原则，使病邪找到出路，这就截断了疾病纵深发展的途径，防止了疾病的传变，所以当病邪尚在浅表时，《内经》有"因其轻而扬之"之法。如"其高者因而越之"（涌吐法）；"其有形者渍形以为汗"（蒸熏法）；"其在皮者汗而发之"（表散法）等。这些都是发热初起时的"开门逐

盗"之意也。盖邪一祛，其热自退耳。

如果治不及时，邪热传里。"伤寒"传至阳明经腑，"温病"传至营血，热入中下两焦病势已重。《内经》则有"因其重而减之"之法。如"其下者引而竭之"（涤荡法）；"中满者泻之于内"（消导法）；"血实者宜决之"（活血散瘀法）等，这些泻实、消导、活血诸法，都是根据不同病情所作出的不同措施，给邪找出路，而使邪去正安也。

中医所谓"开鬼门"，发汗也；"洁净府"，泄浊也；伤寒蓄血证用抵当汤、桃核承气汤；蓄水证用五苓散；麻疹的透发；痘毒的引种；暑秽发痧，在上取嚏法，在下刺委中放血法，无非为邪毒给出路之有效措施。

至于小儿口腔溃疡，饮食为难，日夜不安，用导赤散以泻心与小肠之火从小便出，其大便坚实者则加大黄兼从后门出。此则上病下治又一格局之驱逐法也。其法尚多，不胜枚举，略述数条，以资研讨。

近人在注疏钱仲阳《直诀》时指出：病邪不可令其深入。如盗至人家，近大门则驱从大门出，近后门则驱从后门出，正不使其深入而窥寝室耳。若盗未至后门，必欲直驱之使入；及已至后门，再欲驱从大门出，皆非自完之道也。所以，伤寒之邪入内，有传腑传脏之不同，而传腑复有浅深之不同。胃之腑，外主肌肉而近大门，故可施解肌之法；内通大小便而近后门，故间有可下之法。至胆之腑则深藏肝叶，乃寝室之内，离前后门俱远，故汗下两不宜，但从和解而已。若传至三阴，则已舍大门而逼近寝室，设无他证牵制，唯有大开后门，下之使从大便出，此即三阴可下证也。

清代夏禹铸亦曰：治病不可关门杀贼，藏府之病，必有贼邪，或自外至，或自内成。祛贼不寻去路，以致内伏，是

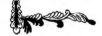

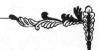

为关门杀贼。如伤寒贼由外入，法宜表散；心火贼自内成，清利为先。譬之禄山，乃李唐外至之邪；三思、武则天，内成之贼，俱不开门逐出，几移唐祚。贼之为害，岂浅鲜哉。是知降心火而不利小便，除肺热而不行大肠，治风热而不以清解，夹食而不消导，痢初起而不通利，疟始发而遽用截方，凡此皆关门之弊；不第不能杀贼，而五脏六腑，无地不受其蹂躏，其为害可胜道哉。有心幼科者，又不可不知也。

仲师早就教益后人，论曰："伤寒病在阳，应以汗解之。反以冷水潠之，其热被劫，不得出，弥更益烦，肉上粟起。"此即言汗腺被闭，邪不外泄，病必传里也。

再从粗浅的来作比喻，如贼既入门，关门而与其斗，即使贼败，能不损及器具乎？设或不胜，则成两败俱伤，甚或反被贼害。此理不亦明耶。

尝见，制菌退热者，菌固杀焉，热亦退焉，然菌之遗体，及其毒素仍散存身内也。于是而出现霉菌焉，或皮肤发疹焉，或舌苔垢腻，胃纳呆钝，或大便不调，病似愈而形神困顿，未能恢复健康。当此之时，既不能再事制菌，又不能接受营养；唯一之法，用中药清利余邪，排除湿热（可能即是驱逐菌体遗毒），方可见功。此等情况，屡见不鲜。有鉴于斯，因作"开门逐盗"与"关门杀贼"辨，以启后学。

小儿夏季热辨治

小儿夏季热为盛夏时期特有的疾病。患儿症情每与气温高低和体质强弱密切相关，病程缠延，久热不退。

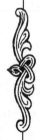

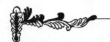

小孩一罹本病，其毛孔致密，汗少或无汗，大渴引饮，小溲频多而清长。按照时令虽属暑热范畴，然非清暑解热所能奏效，更非开腠疏邪、发汗解表而能泄热。治疗上颇感棘手，患儿往往二三月高热起伏不退，使家长们忧虑不安。

几年来临床实践大体上摸得了它的发病规律和治疗规律，兹就个人粗浅体会，简述如下。

1. 发病规律

夏月气候炎热，元气亏虚的稚孩不能耐受醋暑的侵袭，易致本病。其病情之轻重，每因儿体的强弱，对耐暑程度的如何可作辨析。同时亦因气候愈热，则发热愈高，有时往往随气温的高下可测知其体温的升降。这是本病的特征，因此可以有轻重不同地持续整个夏季。迨秋凉后一过白露体温就随季节而逐渐下降。如无其他并病，经过调治，容易恢复健康。这是普遍的一般规律。如果患儿体质仍差，次夏可能再作。

2. 治疗规律

小儿夏季热属夏令暑热。但就后世医家，特别在明清两代，所提出暑病的原因，创列许多名称。如中暑、伤暑、暑湿、暑风、暑厥等。按照夏季热的特点，应属伤暑范畴。其发病机理上根据病情应有区别，不能笼统施治。其中有暑热夹湿、暑伤阳明、暑气伤津、暑耗少阴四类。兹介绍临床实践病例，以供参考。

（1）暑热夹湿

暑即暍也；以夏令之病热，因夏至以后土润溽暑，故有热而兼湿也。暑病夹湿，临床屡见，治必清暑化湿。

例1　刘某　男　5岁

1963年8月12日一诊：发热两周，咳嗽痰阻，便闭溲少，巩膜浑浊，胃纳不佳，舌苔黄腻，脉象滑数。暑湿内

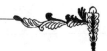

阻，治以清化。处方：

清水豆卷 12 克　赤苓 9 克　连翘 9 克　川朴 3 克
六一散 12 克（荷叶包）鲜藿佩各 9 克　象贝 9 克　杏仁 6 克
银花 9 克　黑山栀 9 克　活芦根 30 克　1 剂

8 月 14 日二诊：服药以后，热度已和，舌淡红苔松腻，
胃纳一般，便通一次，汗出形振，腹尚部软。再以清化暑
湿。处方：

川朴 2.4 克　赤苓 9 克　佩兰叶 9 克　六一散 12 克（荷
叶包）陈皮 3 克　连翘 9 克　炒枳壳 4.5 克　炒谷芽 9 克
泽泻 9 克　苡仁 12 克　3 剂

8 月 16 日三诊：暑湿渐化，热度平静，一般均和，再
以原法。处方：

赤苓 9 克　六一散 12 克（荷叶包）连翘 9 克　苡仁 12
克　枳壳 4.5 克　陈皮 3 克　焦六曲 9 克　佩兰叶 9 克　泽
泻 9 克　通草 3 克　3 剂后病愈而安

按：此乃暑湿之邪，袭于肺卫之表，虽热已两周，但暑
邪较轻，故治以豆卷、藿佩、六一散、赤苓、象贝、银翘等
芳香渗利，使肺气上宣湿邪下泄，暑热自解。在三诊后暑湿
化，热平而安矣。

（2）暑伤阳明

小儿夏季热初期，邪盛而正尚不虚，邪正交争，热势较
重，体温可达 40℃左右，口渴引饮，面赤肤燥，肢温脉数，
舌红苔黄，此为阳明经热，正当邪热炽盛，治宜重剂白虎，
清泄郁热，使津津汗出而收清解之效。

例 2　叶某　男　15 个月

1963 年 7 月 21 日一诊：暑热已 12 天，高热 39.8℃，持
续不退，皮肤灼热，肤燥无汗唇红口燥，舌苔黄腻，腹软溲

少。是暑入阳明，亟须清暑泄热。白虎汤加味主之。处方：

　　生石膏 45 克　知母 6 克　六一散 12 克（荷叶包）　淡竹叶 15 克　西瓜翠衣 12 克　鲜佩兰 12 克　西香薷 3 克　连翘 9 克　银花 9 克　2 剂

　　7 月 23 日二诊：热势已和，37.8℃，汗出溱溱，舌淡红，口滋润，渴喜饮，胃不和，大便溏薄，小溲通调，形瘦委顿。暑未清，而元气转虚。药拟清暑益元法主之。处方：

　　太子参 6 克　生扁豆 9 克　焦白术 9 克　怀山药 9 克　炒苡仁 12 克　六一散 12 克（荷叶包）　川石斛 9 克　炒谷芽 9 克　西瓜翠衣 12 克　青蒿 9 克　3 剂

　　7 月 26 日三诊：热度退净，胃气稍动，唯大便泄利，昨天四次，小溲通长，舌苔薄腻，气体未复，兹拟调元扶脾。处方：

　　米炒党参 6 克　炒于术 6 克　生扁豆 9 克　怀山药 9 克　炒谷芽 9 克　焦甘草 2.4 克　川石斛 9 克　炒苡仁 12 克　干荷叶 9 克　3 剂而愈

　　按：此例因暑邪已入阳明，故以加味白虎为主，直清气分之热。热势一和，继予调元扶脾之剂而善后。

　　（3）暑气伤津

　　暑热熏蒸，热邪羁留，津液耗伤，夜间热重，辰旦稍降。五心烦热，时时饮水，汗闭溲多，肢体消瘦，唇朱舌红，或苔花剥。此时不宜苦寒泄热，只宜酸甘敛阴为治。

　　例 3　倪某　男　14 个月

　　1964 年 8 月 4 日一诊：发热旬余，体质薄弱，热重不退，39℃，烦渴喜饮，有汗无泪，便下泄利，小溲频数，舌红苔薄。病情朝轻暮重，暑热久恋，元气与津液两受耗伤。兹拟王氏清暑益气汤合酸甘救阴法。处方：

西洋参3克　鲜石斛10克　麦冬9克　花粉9克　生甘草3克　乌梅6克　淡竹叶9克　鲜荷叶一角　西瓜翠衣12克　扁豆衣9克　陈粳米15克（包）　3剂

8月7日二诊：服上药三剂，热和渴止，泻利已瘥，胃气亦动，神安喜睡，舌苔黄腻，舌质尚红。气阴未复，再以清养益气。处方：

人参须3克　西洋参3克（二味另炖冲）　钗石斛9克花粉9克　扁豆衣9克　六一散12克（荷叶包）　生谷芽9克西瓜翠衣12克　香连丸2.4克（包）　粳米15克（包）2剂

按： 暑热久恋，邪已耗津，既不能疏化解热，又不可苦寒直折。只宜甘寒生津，益气涤暑，故用王氏清暑益气合酸甘化阴之法。迨津回热和，再以清理善后

（4）暑耗少阴

少阴者心与肾也。小儿先天不足，形体素弱，因暑热留恋，心阴肾阳均受耗伤。症见发热，早晚为高，日中尚平，面㿠汗闭，精神萎靡，嗜睡，或烦躁不安，饮一溲二，纳呆便溏，四肢欠温，掌心独热，舌淡苔少，脉象细数无力等，造成上盛下虚。因之既要温阳，又需要育阴，方克有济。

例4　王某　女　12个月

1963年8月1日一诊：禀赋薄弱，感暑以后，身热不清，已有半个月。形体消瘦，口渴喜饮，小溲频多而清长，大便溏下，纳呆汗少，舌尖红，苔淡白。此上盛下虚，暑热消渴症也。处方：

黄厚附片9克　川连1.5克　西瓜翠衣12克　乌梅4.5克菟丝子9克　缩泉丸9克（包）　青蒿9克　珠儿参4.5克生扁豆9克　花粉9克　3剂

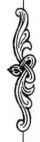

每天另用蚕茧 5 枚，红枣 10 枚，烧汤代茶。

8 月 4 日二诊：前进清上温下之剂，消渴较差，大便亦调，肌肤得汗。但热尚未平，胃纳尚呆，舌质转红，气阴亦耗。再拟温肾阳，救胃阴，以清暑益气。处方：

珠儿参 4.5 克　黄厚附片 4.5 克　麦冬 9 克　花粉 9 克　西瓜翠衣 12 克　鲜钗斛 12 克　淡竹叶 6 克　鲜荷叶 30 克　青蒿 9 克　生谷芽 9 克　3 剂

后以上方为主，去附片，加入调养脾胃之品，连服 5 剂而热渐平，趋于康复。

按：本例乃先天不足，脾肾本虚，因命门火衰，致小溲清长。同时火不养土，使脾运不健，化机衰退，大便鹜溏。复感暑热，久而伤阴，使心火偏旺，而口渴引饮，形成上盛下虚的暑热消渴症。故用黄厚附片、缩泉丸、菟丝子等暖命门，壮肾阳以温下，川连、珠儿参、花粉、乌梅、青蒿、扁豆、西瓜翠衣等涤暑热、养胃阴以清上。3 剂后症状减轻，续以清暑益气、滋养胃阴而愈。

谈谈竹沥对小儿化痰的问题

近年来对小儿咳嗽痰多者，动辄服用竹沥，而且很普遍，那么，竹沥究竟是否对所有咳嗽痰多的小儿都可使用？这一问题，我们应当分析研究。对于保婴育儿，确是很有必要。

1. 痰的来源和成因

痰是体内不正常的液体形成物。痰之之所以产生，前贤认为有各种来源。有因热生痰，有因寒生痰，有因湿生痰，

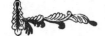

有因惊生痰，有伤食而生痰，有恣啖生冷而生痰，有因脾虚而生痰，等等。虽有各种名称，然总不外乎寒、热、虚、实四大范畴。治疗上必须辨其致痰之因，施以不同的治法。对小儿来说，实痰、热痰固然很多，而虚痰、寒痰确也不少。所以决不可能以一味竹沥而通治之。何况小儿体质脆弱，脾肺不足，最易生痰，则尤须治本而不宜只顾治标。

2. 竹沥的性能和作用

竹沥是鲜竹中煎熬出来的液汁。历代医家，确认其气大寒，其性纯阴，滑利走窍，通络逐痰，故为成年人中风风痰的要药。若由阴火内烁，炼液成痰，阻塞气道，不得升降，服此流利经络，搜剔壅结，使痰热去，气道通，而外症自愈。主治小儿天吊惊痫，痰在经络四肢、皮里膜外者，服之立能见效。故属火、燥、热者宜之，"然须姜汁鼓动其势，方得应手"。特别是，前贤反复告诫，"寒痰湿痰，及饮食之痰不宜用"，又以"寒胃滑肠，有寒湿者勿服"。这就说明竹沥的适用范围，是热痰实痰；若气道壅塞，或痰居深处，病情严重的，用之可救其急。但也不是可以常服久服，更不是一般感冒咳嗽痰多所可轻易尝试的。

3. 随便服用竹沥的弊害

常常听到有些患者反映，他们是不知道什么辨证不辨证的，但是服了竹沥以后，痰就减少了。这有什么不好呢？我们说，问题就在这里。从表面上看，暂时痰少了，但从实质上说，则是旋去旋生。以其根本上的生痰之源，未曾解决。如再反复使用，则儿体势必受其暗损。

夫"脾为生痰之源，肺为贮痰之器"。目今小儿，由于家长的溺爱，喂养失当，恣啖冰饮，脾肺必已虚寒，故易受邪侵而咳嗽痰多。临床接触，大多如此。这类患儿，如不治

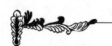

本以杜痰，是很难解决问题的。

医生一般用药习惯，只要服药之后，无不良反应，且有眼前疗效，即会大胆使用；病家更是如此，甚至要求医生处方给以常服。这就更助长了竹沥的滥用。

前人有云："热药误用，变化迅速；寒药错投，阴损不露。"因之每有喜寒而远热，这是普遍常情。由于竹沥是寒性之品，即使药不对症，亦不会立显反应，故多未作深究。其实古贤指出，"误投每致呃逆不食，脱泻不止"，以其"阴柔之性，不发则已，发则必暴"，可不慎欤。为了下一代的健康，如何适当地运用竹沥，请大家共同商榷探讨。

钱乙方的运用

钱乙，字仲阳，北宋著名儿科学家。由他的学生阎季忠，搜集其生前论述、方剂，编纂而成的《小儿药证直诀》，是我国现存最早的一部儿科专著。钱氏对小儿体质，提出了"脏腑柔弱"，"五脏六腑，成而未全……全而未壮"，因此表现在病理上是"易虚易实，易寒易热"，这些观点为后世医家所重视。又以五脏为纲，分证论治，并创立了五脏补泻方，对提高诊断和治疗的正确性十分有益，一直为历代儿科医家所沿用，对儿科学的发展以及整个中医理论体系都有重要影响。

由于小儿脏腑柔弱，一旦得病，容易产生虚实寒热的变化，所以钱氏在诊治小儿疾患时，十分注意详加审证辨别。力戒峻攻痛击，也不主张一味蛮补。处方用药处处照顾到

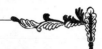

小儿特点。由他创制的方剂，例如泻白散、泻黄散等虽曰泻剂，但因配伍得法，泻而不伐生生之气；白术散、异功散、六味地黄丸等，虽然都是补剂，因是通补并投，补中有泻，故补而不滞。凡此，均对小儿尤为贴切。故钱氏之方为历代医家所重视，直到如今还广泛应用于儿科临床。

1. 导赤散

本方治疗心经实热。《直诀》云："治小儿心热，视其睡，口中气温，或合面睡，及上窜咬牙，皆心热也。"方由生地、木通、竹叶、甘草组成。方中生地凉心血、竹叶清心气、木通降心火、甘草清热泻火，以共导丙丁之火，由水道而出。故能清心火、利小便，上治口疮口糜，下疗小便短赤刺痛。用本方治疗新生儿、婴儿胎火所致之板牙、马牙、鹅口、蒂丁、重舌、木舌及在高热之后，继发之口腔黏膜及舌边舌面糜烂、齿龈红肿等症。若心火较盛，可加黄连、山栀；小便急数刺痛，可加茅根、车前、滑石、葵子之类；若烦躁夜吵者，可加钩藤、朱茯神、朱灯心、龙齿；若苔腻而属湿火者，每去生地。

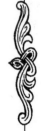

例 1 韩某　女　10 月　门诊号：14872　1983 年 1 月 19 日一诊。

心胃火浮，舌红而绛，齿龈红肿糜烂，叫扰不安，腹满胀气，胃纳不佳，大便坚硬，小便短赤。感冒发热初起，尚有流涕咳嗽。治以泻火为急，拟导赤散加味治之。处方：

川连 1.5 克　制军 4.5 克　淡竹叶 6 克　大生地 6 克甘草梢 3 克　桑叶 6 克　薄荷 3 克（后下）　杏仁 6 克　竹茹 6 克　木通 3 克　5 剂

1983 年 1 月 26 日二诊：心胃火降，舌红龈肿糜烂已瘥，夜吵渐安，大便转调，小溲通长，胃纳稍动，咳嗽有痰仍

见，治宜清化。处方：

桑叶 6 克　象贝 6 克　杏仁 6 克　陈皮 3 克　竹茹 6 克
黄连 1.5 克　钩藤 6 克（后下）淡竹叶 6 克　灯心草 3 扎
6 剂

按：本症属心胃里热，实火上炎。舌为心苗，龈为胃络，心胃火热上攻，则舌绛龈烂，用导赤散清心泻火，加黄连以泻心火，加制军以泻下泄热。二便既通，火热即降，口腔疾患迅即平复。至于兼见风热咳嗽，而用桑叶、薄荷疏散风热；杏仁、竹茹化痰止咳，乃随症加味，灵活配伍耳。

2. 泻白散

本方主泻肺热。《直诀》谓"治小儿肺盛，气急喘嗽"。方由桑白皮、地骨皮、甘草、粳米组成。桑白皮行水降火，泻肺气之有余，除痰止嗽，能利二便而疗热渴；地骨皮寒泻肺中伏火，淡泄肝肾之虚热，凉血退蒸；甘草泻火而益脾；粳米清肺而补胃。本方能治肺火皮肤蒸热，洒淅寒热，日晡尤甚，喘嗽气急。肺热重者加条芩、知母；咳多加百部、紫菀；痰多加二陈、三子、象贝之类，随症而施。

例 2　顾某　男　5 岁　门诊号：49641　1982 年 5 月
11 日诊：

有哮喘史一年多，近日不喘，但咳嗽阵作，夜间为剧，痰黏阻结，咯吐不爽，二便尚可，舌红苔少。肺热气逆，治以泻白散加减。处方：

桑白皮 9 克　地骨皮 9 克　生甘草 3 克　粳米 30 克（包）
川贝 6 克　陈皮 3 克　杏仁 6 克　款冬花 9 克　冬瓜子 9 克
7 剂　药后其咳即愈。

按：本例为肺气实热而致咳嗽，尤因火伏营分，则夜咳为甚。用泻白散泻肺降逆，清泄伏火；加川贝、款冬润肺止

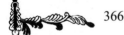

咳；陈皮、杏仁、冬瓜子化痰止咳，辅佐了本方的降逆化痰之功，故药后即愈。

3. 补肺阿胶散

本方补肺降火。《直诀》以治"小儿肺虚，气粗喘促。"由阿胶、马兜铃、大力子、杏仁、甘草、糯米组成。主治肺虚有火，嗽无津液而气哽者。此因火盛则阴亏，液少则气哽。方中马兜铃清肺降火，李时珍谓非取其补肺，乃取其清热降气，并能涌吐痰浊。大力子利膈滑痰，杏仁润燥散风，阿胶滋阴养肺，土为金母，加入甘草、糯米，补益脾胃，肺金自安，气顺则不哽，液充则火退而嗽宁矣。本方适用于久咳不愈，痰咯不畅，舌红少苔，脉象细数之症。常可加沙参、二冬、百合、石斛、紫菀、款冬、桑皮、川贝之属。若面白形软，肺虚易汗，为肺气已虚，卫阳不固，可加太子参、黄芪等品。

例3 史某 男 10 岁 门诊号：52852 1982 年 2 月 2 日一诊。

咳嗽痰多已二三个月，痰稠黄绿，咯吐不畅，稍动即易出汗，咽干喜饮，纳食尚佳，二便正常，舌红苔薄而燥。此为痰热久郁，肺阴已伤。治以补肺阿胶法。处方：

南沙参 10 克 桑叶皮各 9 克 枇杷叶 9 克（包） 川贝 4.5 克 百合 9 克 马兜铃 9 克 阿胶 9 克（烊冲） 甘草 3 克 杏仁 6 克 蛤粉 9 克 6 剂

2 月 9 日二诊：药后呕出痰涎颇多，早晨咯出白痰，咳嗽已瘥，胃纳较佳，尚觉口渴，动则汗出，舌红苔少，再继前法。

麦冬 9 克 五味子 3 克 北沙参 9 克 甘草 3 克 蛤粉 9 克 杏仁 6 克 7 剂其症即愈。

按：本例为肺阴不足，痰火结滞，故用补肺阿胶汤养阴清热，润燥止咳。加沙参、百合补肺养阴；杏仁、蛤粉、枇杷叶、川贝清润止咳；桑叶、桑皮泄热降逆。药后呕痰，乃马兜铃之宣肺涌痰之效。而每使痰火一吐而平。二诊时肺火渐清，肺之气阴仍虚，故以补肺阿胶合生脉散而收全功。

4. 益黄散

本方主以补脾。钱乙谓："治脾胃虚弱及治脾疳腹大身瘦。"方由青皮、陈皮、丁香（一方用木香）、煨诃子、甘草组成。主治小儿脾胃虚弱，寒湿不化之呕吐、泄泻。方中青皮、陈皮理气燥湿，丁香温中止呕，诃子涩肠止泻，甘草益气和中，共奏理气温中，平呕止泻之效。对小儿因脾胃虚寒夹湿所致的呕吐泄泻及"蒂丁吐乳"（参看前文火丁按压法篇）以益黄散为主，化裁治疗，用之辄效。若虚寒较显者，合理中汤；夜间吵烦者加钩藤、龙齿；气滞腹满者加枳壳、木香；兼夹热象者，加川连、制军等。

例4 虞某 男 9月 门诊号：8648 1982年9月15日一诊。

半年来，咳嗽痰多，夜间咳甚，大便泄泻，日下四五次，状似水样，纳食呆滞，面色萎黄，低热不清（37.5℃），小溲尚长，舌苔白薄腻。脾虚胃弱，中焦寒湿。病情复杂，先拟钱氏益黄散加味。处方：

陈皮3克 紫丁香1.5克（后下）煨诃子6克 青皮6克 煨木香3克 焦白术9克 生甘草3克 炮姜1.5克
5剂

9月22日二诊：低热退净，便泄已和，咳嗽痰多，胃口不开，脾气初复，痰湿未尽，治以化痰止咳。二陈汤加百部、紫菀等5剂而愈。

368

按：该例病孩，为脾肺两虚之证。盖土为金母，脾土不健，肺虚难复，近又泄泻水样，故先以益黄散温化寒湿，理气止泻，加白术、炮姜加强温中健脾之力，药后脾土得健，泄泻得止，再治痰咳，则肺气易复，此亦补土生金之意也。病情虽复杂，但用药得法，亦应手得效。

例5 巩某 女 4个月 门诊号：11110 1982年10月27日一诊。

吐恶频多，并见咳嗽，腹满胀气，大便不畅，夜眠不安，啼哭易醒，舌苔厚腻。胃有积滞，先用蒂丁压法，再拟和中调气，益黄散加减主之。处方：

钩藤6克（后下） 姜炒川连1.5克 制军3克 紫丁香1.5克（后下） 广木香3克 青皮6克 陈皮3克 炒枳壳6克 川朴3克 5剂

11月3日二诊：呕吐已止，尚有回乳，大便已调，仍有咳嗽，舌苔已薄，口气臭浊，胃气未和，再以调中，予二陈汤加竹茹、杏仁、姜川连、钩藤5剂而痊。

按：本例因里有积滞，中下不和，寒热夹杂，胃气上逆所致，以益黄散为主辛香温运，降逆止呕（蒂丁高起，据家传经验，常为吐呕不愈之原因，故以手法压之）。本例因大便不畅，故去诃子之涩，而用制军之通，且除留饮宿食，因呕吐故不用甘草之甘，加枳壳、川朴理气宽中，姜炒川连和胃止呕，钩藤平肝定惊，全方合用，积滞渐消，中下得和而病除矣。此为益黄散之变法。

5. 七味白术散

主以健脾。《直诀》"治脾胃久虚，呕吐泄泻，频作不止，精液苦竭，烦渴躁，但欲饮水，乳食不进，羸瘦困劣，因而失治，变成惊厥，不论阴阳虚实并宜服。"方由党参、白术、

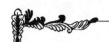

茯苓、藿香叶、木香、葛根、甘草组成。党参补中益气，扶脾养胃；白术苦温，燥脾补气；茯苓甘淡，渗湿泻热；甘草甘平，和中益土；葛根解热生津，升提止泻；藿香叶芳香化湿；木香调气畅中。适用于脾虚身热泄泻，和泄泻烦渴之症，亦常用于体虚小儿，感邪便泄之症。

例6　葛某　男　18个月　门诊号：4740　1982年11月3日一诊：

脾胃素虚，常见便泄，近日泄泻又作，便下溏薄，腹部稍胀，胃口不开，昨有新感，鼻塞流涕，稍有咳嗽，舌苔薄润。虚体受邪，治以调扶疏解，七味白术散加减。

葛根6克　防风6克　广木香3克　焦白术9克　炒党参9克　白茯苓9克　清甘草3克　苏叶梗9克　桔梗4.5克　炒枳壳6克　6剂　药后便泄、感冒均愈。

按：本例病孩脾虚泄泻，并有新感，选用七味白术散加减，舌苔薄润，则内无湿浊，故不用藿香，方中四君扶中健脾；木香、枳壳理气消胀；葛根、防风、苏叶梗、桔梗疏解祛邪，表里兼顾，其病即愈。

6.六味地黄丸

为滋阴补肾之方。《直诀》："治肾怯失音，囟开不合，神不足，目中白睛多，面色㿠白等症。"本方由熟地黄、山萸肉、山药、泽泻、牡丹皮、白茯苓组成。治肝肾不足，真阴亏损，精血枯竭，憔悴羸弱，腰痛足酸，自汗盗汗，水泛为痰，发热咳嗽，头晕目眩，耳鸣耳聋，遗精便血，消渴淋沥，失血失音，舌燥喉痛，虚火牙痛，足跟作痛，下部疮疡等症。方中熟地滋阴补肾、生血生精；山萸温肝逐风、涩精秘气；丹皮泻君相之伏火，凉血退蒸；山药清虚热于肺脾，补脾固肾；茯苓渗脾中湿热，而通肾交心；泽泻泻膀胱水邪而耳聪目明，六经备治而功专肝肾。凡由肾亏引起的各种病症，都可在本方的基础上加减。对小儿肾亏之遗尿、肾病综合征、慢性肾炎及恢复期，血尿和小儿先天不足引起的五软、五迟症，多以六味地黄丸为基本方。在辨证时兼有脾虚的，与四君子汤同用；有肾阳虚的加肉桂、藕节、地榆等止血药；遗尿的加菟丝子、覆盆子、五味子、桑螵蛸等止涩药都能收到满意的疗效。

例7 郑某　男　6岁　门诊号：9850　1982年10月6日初诊。

长期血尿，时轻时重，发热以后，血尿更多，寝汗淋多，面色㿠白，胃口一般，口唇干燥，遗尿频作，大便通调，肾虚不固，治以滋肾。处方：

大生地9克　萸肉6克　怀山药9克　白茯苓9克　粉丹皮9克　泽泻9克　白茅根30克　覆盆子9克　菟丝子9克　桑螵蛸9克　10剂

10月20日二诊：尿检红细胞2~3，白细胞0~1，血尿稳定，汗出减少，面色较润，舌苔薄润，纳食尚可，口唇干燥。前法宜守，再以滋肾。

熟地9克　萸肉6克　白茯苓9克　怀山药9克　粉丹皮9克　泽泻9克　桑螵蛸9克　覆盆子9克　车前草10克　7剂

三诊后尿检一直正常，遗尿减少，但未痊愈，仍在六味地黄方的基础上加菟丝子、覆盆子、金樱子、龙骨、牡蛎、芡实之属，遗尿亦痊。患儿于11月17日虽因痄腮肿大而发热，但尿检仍然正常，其病已痊。

按：患儿长期血尿，肾阴虚耗，膀胱不约，则兼见遗尿，用六味地黄汤滋阴补肾，加茅根凉血止血；菟丝子、覆

盆子、桑螵蛸补益肝肾，涩精止遗。药后肾阴渐复，肾气一足则血尿和夜遗均瘳。

例8 谭某　女　7岁　门诊号：12783　1983年2月23日初诊。

四岁时患肾病综合征，1982年11月又发作，至今一直未愈，最近尿检蛋白（+++），红白血球各0~1/HP，颗粒（0~1），肢体乏力，大便时烂，小溲量少，舌苔薄润，胃纳尚佳，脉象软滑。肾阴久耗，难以速效，姑以滋肾益气。

大生地9克　怀山药9克　山萸肉6克　茯苓9克　丹皮9克　泽泻9克　太子参9克　生白术9克　六月雪9克　黄芪15克　14剂

3月9日二诊：药后病情好转，尿检蛋白（+），红细胞3~6/HP，白细胞1~2/HP，前方尚合，再以原方14剂。

到3月30日尿检蛋白微量，红白细胞均已消失，形神、二便亦均如常。

按：肾病综合征，往往为肾病日久所致，本例即现本元虚弱，脾肾两亏之象，故以六味地黄汤滋阴补肾，加太子参、白术、黄芪补气健脾，使阳生阴长，精气相资，又如六月雪祛风和络，于是脾健肾固，功能渐复，其病即获安和。

临床应用气机理论的验案剖析

有关人体气机的斡旋、运化、升降、开合等内容，是中医学学术思想中的精华部分之一，对于临床上的辨证立法与制方用药均有一定的意义。早在《内经》中有云："升降出入，无器不有"，故"无不出入，无不升降"；认为"非出入，则无以生长壮老已"（《素问·六微旨大论》），充分说明了气机的动静在生命过程中的重大作用。金元时期的补土学派，特别重视脾胃为气机升降的枢纽，分析了升降失常的病机及治法，使气机学说得到很大的发展。其后不少前贤陆续有所发挥，对于我们今天不无启发。下面，通过几个病例的辨证施治来谈应用气机学说的体会。

1. 疏达枢机

例1 李某 男 7岁 门诊号：10718 1974年8月22日初诊。

患儿因脘腹疼痛，久治无效。后服小建中汤，其痛始解。然近日低热阵发，脘腹又见作痛，出汗较多，纳少作恶，脉细带弦，舌苔薄白。原属土虚里寒，今又势结少阳，故拟小建中小柴胡合方以温建中土，外达枢机。处方：

桂枝、清甘草各2.4克 白芍9克 生姜2片 红枣3枚 饴糖30克（冲） 党参、柴胡、条芩各4.5克 半贝丸9克（包） 4剂

8月26日再诊，低热已平，腹痛大减，原法既效，仍予前方，7剂。药后诸症均愈，随访未见复发。

按：气机之条达通畅是人体维持正常的条件之一，若有外邪侵犯，在产生种种病变的同时，亦必阻滞气机；因此，疏解达邪在治疗不少外感病中是一个基本治则。尤在伏邪潜藏的情况下，只有逐步地疏松透达，转动气机，才能使邪外解。吴又可达原饮之类用槟、朴以疏达气机，即是此理。仲景柴胡诸方及后世温胆、清胆之属，亦为疏通气机而和解泄邪。本例则是另一情况。因患儿久久腹痛里急，曾投小建中而得粗安；其后腹痛又作，伴有低热阵发，作恶而脉带弦

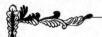

象；从气机之动静分析，是太阴寒邪势欲外解，而少阳枢机阻结不利，故遵仲景之经旨："伤寒阳脉涩，阴脉弦，法当腹中痛，先与小建中汤；不差者，小柴胡汤主之"（《伤寒论》102条）即予小建中小柴胡合方，一以温里散寒，一以和解少阳，使寒邪得随气机之条达而疏泄外解，其症向愈。

2. 开合得宜

例2 袁某 男 7岁 门诊号：22747 1981年10月14日初诊。

久哮有根，历年必发，现咳多而喘，喉痒呛嗽，夜间尤甚，面色不华，畏寒纳少，便下涩滞、脉滞带滑，舌苔薄而腻。为寒饮在肺，气上冲逆。治宜化饮止嗽，处方：

五味子、细辛各2克 干姜、陈皮、甘草各3克 半夏、紫菀、冬花、苏子、百部各9克 7剂

10月21日二诊：喘哮已平，夜半尚有咳嗽，胃纳已增，大便通调，舌苔薄润。二陈汤加杏仁、百部、紫菀、款冬花等续服而安。

按：肺气之功，在于宣肃。外邪内饮，必发咳嗽喘逆，痰阻不爽诸症，其治当在宣肃。古方中有疏宣肺气为主者，如麻黄汤、三拗汤、麻杏石甘汤之类，有以清肃降逆为主者。如定喘汤、苏子降气汤诸剂，临床根据症情，掌握肺气之宣肃开合给予适当的处治，是取得疗效的一大关键。本例之病，宿哮已久，里有伏饮；而其证候表现重在呛嗽夜甚，咳多而喘，故应以化饮降逆，温肺散寒为治。主方取二陈汤，止嗽散之意，以苏子、百部、紫菀、款冬肃肺止咳，陈皮、半夏化痰降气；比较特殊的是配入干姜、细辛、五味子三药，以干姜、细辛升散而祛寒，五味子敛肺而平喘，是仲景用于痰饮喘咳之要品。本方诸药，升降兼顾，开合得宜，故其喘哮旋平。

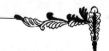

3. 升清降浊

例3 张某 男 1岁 住院号：250202（外院会诊）1981年3月9日初诊。

患儿发热腹泻已近一个月，现症泄泻不止，发热未清（38℃左右），舌红少苔，唇朱口燥，食纳尚可，腹满胀气，肠鸣转矢，小溲不多，四肢清冷，通过补液，啼哭有泪，经西医按消化不良症治疗后，病情有所减轻，但仍内热下泄，细察之下，此为虚中夹实，升降失职，病势尚处反复。法当升清降浊、泄热和泻，略扶其正。处方：煨葛根、米炒党参各6克，条芩、炒枳壳各4.5克，广木香3克（后下），怀山10克，扁豆衣、银花、花粉各9克，干荷叶30克，3剂。

3月12日二诊：热度已净，形神活泼，舌润口滋，四肢温和，腹满较软，矢气减少，大便成形，小溲通长，但胃纳不振，偶有吐恶，病情好转，再以清养和中，处方：皮尾参4.5克（另炖），怀山药10克，银花、煨葛根各6克，干荷叶30克，生扁豆、川石斛、炒谷芽各9克，清甘草、广木香各3克，3剂。随后病愈出院。

按： 脾胃气机的升降失常颇为常见，东垣所创制补气升阳诸方，侧重于气虚而清阳下陷之症；叶天士则补充了胃气润降之法。除杂病外，临床上在治疗湿热之邪逗留气分之时，往往合用芳化、通降、淡渗之法，亦是从气机之疏松透泄而立方。本例比较特殊，其症泄泻近月，迁延未愈，而腹满转气，发热溲少，四肢不温，唇朱口燥。据经云："清气在下，则生飧泄；浊气在上，则生䐜胀"（《素问·阴阳应象大论》），故从阳气内郁、清浊混淆论治，以荷叶、葛根、银花、扁豆衣轻灵升清为主，配以木香、枳壳宽中，条芩、花粉清热，党参、山药健脾，即获初安。其泄和、肢温、舌

润，为清阳已升之象；腹松、胀减、溲长，为浊阴下泄之征。二诊时承前意而重在清养，其病即告痊。

综上可见，领会古贤关于气机升降、动静的学术思想，对于临床辨识病机，抑或指导选方遣药，都有裨益，其中之理论精义，尚需深入探讨。

"集成金粟丹"治小儿发热性惊厥的疗效

"集成金粟丹"载于乾隆年间，陈复正飞霞氏所著的《幼幼集成》中，专能疏风化痰，清火降气，并治咳嗽上气，喘急不定，嗽声不转，眼翻手搐等症，他并且说，凡诸家截风定搐之方，皆不及此方之圣，根据他的记载，结合到本人历年的临床治疗经验，对于小儿发热惊厥，是有相当疗效的，因此不揣谫陋，作出简单介绍，供同道们来参考和研讨。

1. 发热性惊厥的定名

这是本人根据症状来臆撰，是否准确，须待同道们来指正，这种病症小儿科医师在临床上是常常遇到的。

小儿惊厥的原因，当然是很多，但是"发热性惊厥"是不同于其他各种病症中的惊厥，例如化脓性脑膜炎、结核性脑膜炎、流行性乙型脑炎、破伤风等。它是无论感冒也好，伤食也好，只要一有热度，即使中等热度或低热度就要发厥，少则一年一发，多则一月二发或一月一发，成为一种习惯的惊厥，但是发过以后，并无其他恶化症状，而且可以恢复原状，无后贻害，因此就称它发热性惊厥，也可以说是习惯性的发热惊厥。

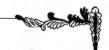

2. 惊厥的中医学说

根据中医学理,《巢氏病源》:"小儿惊者,由血气不和,热实在内,心神不定,所以发厥。"喻嘉言也有这样一段的说法:小儿初生,阴气未足,性禀纯阳,身内易致生热,热盛则生风生痰,痰再生热,热再生风,风则生惊。由于小儿腠理不密,易于感冒,所以《内经》有曰:寒邪中人,先入太阳经,太阳之脉,起于目内眦,上额交巅,其支者从巅至耳上角,其直者从巅入络脑,还出别下项,夹脊抵腰中,是以病则筋脉牵强,遂有抽掣搐搦。由于小儿体脆神怯,不耐外感壮热,也就是因为小儿大脑皮层,神经细胞发育不全,抗力薄弱,因为一时的高热波动,引起保护性抑制作用,形成惊厥的原因。

3. 与痫症的鉴别

特别指出,此病与痫症是不同的,因为痫症的发作之时,是无热度的,万密斋对痫症有这样一段说法,痫者卒然而倒,四肢强直,目闭或眼珠翻上不转,口噤或有咬其舌者,口中涎出,或无涎者,面色或青或白,或作六畜声,其状不一,乃小儿之恶证也,昏晕一时,即醒如常矣,或以旬日计,或以月计,或以岁计。

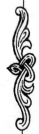

《巢氏病源》:痫者小儿病也,十岁以上为癫,十岁以下为痫,其发之状,或口眼相引,而目睛上摇,或手足掣纵,或背脊强直。又曰:夫小儿未发痫,欲发之候,或温壮连滞,或摇头弄舌,或睡里惊掣龀齿。

钱仲阳对痫症的说法稍有不同,他说:小儿发痫,因气血未充,神气未实,或为风怪所伤,或为惊怪所触,亦有因妊娠时七情惊怖所致,若强直目牵、口噤流涎、肚膨发搐、项背反张、腰脊强劲、形如死状、终日不醒。

就以上的鉴别诊断来说："集成金粟丹"对上述的脑膜炎性疾病和痫症等的惊厥，试验结果是无效用的，对于发热性惊厥，以个人经验来讲，是有相当的控制力。最早我是将此丹只用于小儿惊厥时对症治疗，虽然有一部分疗效，但是不能保证使其以后不再发生，因此我就联想到将"集成金粟丹"作为预防试用，也就是将连续发过惊厥的小孩，在未发之前，每日连续与服，轻者为期一月，重则连服二月，试验结果，总的来说，在卅余年来已有几百个病例，其中约75%虽有高热，不再发厥，15%虽有惊厥，但亦减轻，10%因属其他病因未见效果（如癫痫性的惊搐）。

4. 发热性惊厥和年龄的关系

此种发热性惊厥，就年龄来讲一岁至四岁（虚年龄）最多，七岁以上已减少，年龄愈小发病愈高，这一点与现在医院的统计，是相符合的，因此很明确的，是由上述小儿体质脆弱，不胜高热，造成惊厥，是无可否认的。

5. 集成金粟丹的处方与药性

本丹既有较好的疗效，其组成药物必有其特点。现将本丹之处方，摘录于后。

制胆星二两，明天麻（姜汁沙）二两，乳香（去油）二两，代赭石（煅、水飞）一两，全蝎（去尾足，以汤泡去盐，泥晒干，炒研用）一两，麝香二分，白附子（土炒）一两，冰片三分，白僵蚕（炒）一两，金箔五十张为衣。

上药共研细末，水泛为丸。其丸如皂角子大，每天早晨白开水化服一丸。

对本丹之药物，参考诸家本草，拟作如下之分析：

（1）豁痰定惊药

胆南星：主治中风痰厥，小儿惊风；性燥烈而逐风痰。

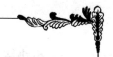

"得牛胆则燥减，炮制后则性缓"（李士材）。

僵蚕：善治中风失音，小儿惊痫、客忤。化风痰，止痉挛，其性开壅结而通经络。

白附子：功能消痰祛湿，通络开窍，李时珍谓其"能引药势上行"而主暑风、痰厥、昏迷、搐搦诸症。

（2）平肝息风药

天麻：常用于风虚眩晕，诸风麻痹等症，为肝经气分药。对小儿风痫、惊气、强痉、动风甚为有功。

全蝎：李士材言其"善逐风痰，深透筋骨，为风家要药"。尤常用于小儿惊风惊痫、风痉天钓诸症。

代赭石："为肝与包络之血分药"（李时珍）。以小儿神怯气浮，本品能息风镇惊，兼可清热降逆。故主惊痫搐搦、吊眼惊风。

（3）通壅开窍药

乳香：李时珍谓"为入心活血之品"，性香走窜，通络舒筋。对小儿急慢惊风、口目相引之症有一定功用。

麝香：开经络之壅遏，通诸窍之不利。祛风痰，止惊痫，辟邪气，其功甚伟。

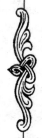

冰片：开通诸窍，消风化湿，"入心为诸药之使"（李时珍），"能引火热之气自外而出"（李士材）。其治为火郁发之，使壅塞通利，经络条达，而惊热自平。

（4）重镇安神药

金箔：方书谓其辛平无毒，入心肝而除热烦，能安神定志，止惊悸风痫。

综上可见，诸药之合用，有息风豁痰，镇惊通窍之功，适合于小儿发热时邪热客居、引动风痰之惊搐昏厥，故有其独到之效。

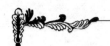

6. 小结

个人关于本品的体会，多数是祛痰治惊的药物，尤其是麝香、冰片有通关透窍作用，白附子、全蝎有祛风作用，因此对治疗惊厥，是没有疑问的了，但是对于预防方面来说，是否为保证机体对特异性刺激发生抵抗力这一方面，具有决定性作用有关，尚有待今后的研究证实了。

川椒治痿

数年来，在临床上运用川椒为主的复方，治疗五软及痿证，取得一定效果。本文尝试作一介绍。

川椒之用于瘫痪、五软，近代名医恽铁樵曾屡有论及。《药盦医案》记载了川椒温通强筋的儿科病例。其录案完整而疗效佳良："一史姓孩，头倾不支，目光无神，眉眼口鼻皆见瞤动，项间有核，头部有疮。此为天柱倒，神经弛缓故也。"属大险大虚之候。勉拟大建中汤，小制其剂冷服。药用附块、半夏各3克，茯苓9克，白芍4.5克，炙甘草1.8克，川椒0.9克等。继以原方为主，先后加入吴茱萸、桂枝、木瓜、乳没等品，颈项逐步有力。至第十日脉案云："病除十之八九，今日神色甚佳，已出险矣。"

恽氏《见智录续编》手稿，其注曰："大筋缛短，小筋弛长"为"普遍性萎软之病，在成年人曰缓风。"据其经验，"于朕兆初见时，即用川椒一二分入寻常药中，病可立愈。并认为，已成缓风者，虎骨、乳没、川椒为特效药，愈之极难，大约需时二三月。同时，在恽氏的《函授讲义选录》手

稿中，再次指出川椒救济神经弛缓之功效，匪夷所思；并强调曰："凡瘫痪性者，非椒不治也。"

考川椒辛温有毒，入脾肺肾经。历代本草对其辛热通络、振痿强筋之功，屡有记述。如《别录》谓其功能通血脉，调关节；《药性论》以其主治腰脚不遂等。《本草经疏》谓"精血耗竭而非命门火衰虚实所致者"不宜应用。故《本草纲目》即云其"入右肾补火，治阳衰溲数足弱"等，所以本品确有补命火、通经络、振痿弱、利筋骨之效。小儿五软、痿躄诸症，于证属阳虚筋弱者，即以川椒为主，配以附子、牛膝、当归、鸡血藤、伸筋草、千年健、细辛等药，作为一基本方，包含着通利血脉、温阳养筋的作用，并随症加减。气虚者加党、芪，血虚者用地、芍；肝肾不足加杜仲、狗脊、菟丝子、桑寄生、首乌、杞子之属。若夹有痰湿，选用陈皮、半夏、胆南星、天竺黄诸药，亦每掺入菖蒲、独活、地龙、木瓜等通络舒筋之品。现列举数案于后。

例1 阳虚筋弱 林某 8个月 门诊号：7682 1982年3月17日初诊。

今年一月底患小儿麻痹症后，出现两腿软弱无力，不能动作，至今未见改善。乳哺少纳，便通溲短，寝汗汗多，舌淡苔润。阳虚筋弱，治宜通阳温筋为主。处方：

川椒3克 细辛2克 鸡血藤12克 伸筋草9克 淮牛膝9克 千年健10克 生姜3片 陈皮3克 茯苓9克 车前子9克（包） 5剂 后又连服一月。

4月21日四诊：原来两腿全不能动，今则足趾屈伸时见。便通溲长，汗出尚多，舌淡苔薄。前法已合，犹需温筋，略佐和营。处方：

川椒3克 细辛2克 鸡血藤12克 伸筋草9克 淮牛

膝9克　当归6克　桂枝3克　赤白芍各6克　清甘草3克　忍冬藤9克　本方服用20余剂。

5月19日七诊：十月婴儿，两腿痿弱，现左足运动已如常态，但右足尚软，活动欠佳。胃纳一般，二便通调，舌淡苔润，续以原法。

川椒3克　细辛2克　鸡血藤12克　伸筋草9克　淮牛膝9克　千年健10克　当归6克　桂枝3克　桑寄生15克　独活3克

携药回乡，随访询知，服上方月余后，右足亦动如常而症愈。

按：经云："阳气者，柔则养筋。"本例为阳虚足弱，筋失其养。初方即以川椒、生姜辛温通阳；淮牛膝、千年健强筋利足；鸡血藤、伸筋草濡养通脉；配入茯苓、车前淡渗利尿；陈皮和胃。四诊时之用药变化，在加入桂草二芍，既调和营卫而止汗，又宣通经脉而养筋；且以当归、忍冬藤加强濡筋行脉之力，其效日显。最后以温筋强骨，通阳和血之剂而收全功。

例2　阳虚痰阻　徐某　女　3岁　门诊号：32780　1984年2月22日就诊。

患儿足不能立，手无握力，智能正常。纳可便通，夜眠易惊，时有咳嗽，喉间痰鸣，舌淡苔薄腻。阳虚足痿，寒痰阻络，治需温通化痰。处方：

川椒1.5克　淮牛膝9克　当归6克　鸡血藤10克　伸筋草9克　竹节白附子4.5克　胆南星3克　钩藤6克（后下）天浆壳5枚　清气化痰丸10克（包）5剂　其后连服一周。

3月7日三诊：已能站立，但不持久，手握较紧，咳松

痰活，纳佳眠安，但小溲短数，舌苔薄腻。原法为主，兼以固肾。

川椒1.5克　淮牛膝9克　伸筋草9克　竹节白附子4.5克　胆星3克　陈皮3克　姜半夏9克　菟丝子9克　覆盆子9克　怀山药9克　7剂　本方加减，服用月余。

5月2日八诊：已能久立，尚能跨步，自诉足痛，手握有力，纳佳舌润，小溲时频。肝肾气虚，兹拟益气强筋。

川椒1.5克　淮牛膝9克　鸡血藤10克　伸筋草9克　杜仲9克　狗脊9克　党参9克　黄芪9克　白术9克　缩泉丸10克（包）　7剂　药后略可小步，原法续服。

按：本例在就诊之前，已屡服补养滋肾及活血化瘀诸药无效。辨证所见，为痰湿阻结，阳虚筋弱，乃以辛温振痿合化痰通络为治，迅即初效。其后痰湿渐蠲，改投固肾益气之剂，以求巩固。

例3　本元怯弱　宋某　男　8岁　门诊号：32403　1984年1月8日初诊。

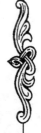

自幼腰背软弱，步行易跌，下蹲后不能站立，无法登楼，且见握手不紧。检查大腿细瘦，小腿腓肠肌假性肥大，曾多处求治，被诊为进行性肌营养不良症。纳和眠安，二便尚调，两脉沉弱，舌淡苔薄。症属元虚，治从扶元强筋。处方：

川椒1.5克　淡附片4.5克　淮牛膝9克　当归6克　鸡血藤12克　伸筋草9克　党参9克　黄芪9克　炒白术9克　木瓜9克　7剂　其后续服3周。

2月15日三诊：手足稍觉有力，跨步渐稳、腰脊能直，舌苔薄润。治守前义，增以益肾。上方去木瓜，加杜仲9克，狗脊9克。如此连服2个月。

4月18八诊：走步稳健，亦可上楼，手握有力，腰脊屈伸轻利，蹲下之后，起立尚难。脉舌同前，原法不变。

党参9克　黄芪9克　杜仲9克　狗脊9克　川椒1.5克　淡附片4.5克　淮牛膝9克　当归6克　鸡血藤12克　伸筋草9克　嘱以本方长服。

按： 本例为严重痿证，且病史已久，殊难治疗，今以临床辨察言，注重肾元虚怯，故投温通养筋与扶元益肾并举之剂，3个月后弋获初效。由此不难领会，川椒之辛温强筋，是堪嘱目。

干姜、细辛、五味子的运用

以干姜、细辛、五味子三药配合，用治寒饮射肺之咳喘气逆，屡见于《伤寒论》与《金匮要略》。真武汤的加减法中有"若咳者，加五味子、细辛、干姜"之文。成无己云："气逆咳者，五味子之酸，以收逆气；水寒相搏则咳，细辛、干姜之辛，以散水寒"（《注解伤寒论》）。后世对这一经验较重视，如《仁斋直指方》认为，真武汤加姜、辛、五味子，专主"少阴水饮与里寒合而作嗽……凡年高气弱久嗽通用。"《鸡峰普济方》之五味细辛汤，为干姜、细辛、五味子、茯苓、甘草组成，"治肺经感寒，咳嗽不已"。吾继承前人经验，以此三味与诸方合用，灵活机变而效益彰。若水湿中阻，痰浊上壅，喉鸣不止而舌苔腻者，常与二陈、三子养亲同用，并加厚朴、射干诸品，燥湿豁痰，平喘化饮。咳嗽较剧，咳逆气促而致喘者，取止嗽散之意，配以百部、白前、紫菀、

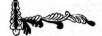

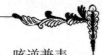

橘红、款冬花、杏仁之属，宁嗽定喘，肃肺化痰。咳逆兼表虚汗多，低热时作，脉象浮弱者，合桂枝汤（一般不用枣），再配苏子、杏仁等品，调和营卫，宣肺化饮。阳虚饮聚，胸脘作胀，每与苓桂术甘汤复合，增入旋覆花、鹅管石之类，温肺降逆，行水化饮。选用此三药，必须是咳喘久嗽之水寒相搏者，当精审其舌，必舌色较淡而苔滑湿润者始宜。附举治例二则如下。

例1 周某　女　5岁　宿有哮喘，近日又发。入夜咳喘，痰鸣喉中，胃纳不佳，口中气浊，大便难下，脉滑，舌苔白腻，是寒饮射肺，痰壅于上。治以温化平喘，处方：

细辛、五味子、桂枝、炙甘草、陈皮各3克，干姜、白芥子各6克，苏子、莱菔子、半夏各9克。5剂。复诊时咳嗽大减，续用原法加减而安。

例2 俞某　女　9岁　夙哮7年，时发时止。近日又作，夜间为重，形体畏寒，寝中汗出，胃纳较少，大便艰结，有时肛裂。其脉软弱而滑，舌苔薄白而润。证属营卫虚弱，寒饮气逆，处方：

桂枝、五味子、甘草各3克，干姜、细辛各2克，白芍、当归、苏子、白芥子各6克，半夏9克。7剂气喘减，仍有咳嗽，大便较顺。上方去归、芍，加杏仁、紫菀，其症渐平。

运用三棱、莪术的经验

三棱、莪术二药，味苦平无毒，入肝脾二经。功用为行气、消积、破血、止痛。适用于治疗癥瘕积聚，气血凝滞，

心腹疼痛，胁下胀痛，闭经等症。吾幼承庭训，博览医书，撷取各家之长，为己所用。选方用药机变灵活，将三棱、莪术二味药物用治新生儿黄疸的肝脾肿大、小儿疳积、食积、血小板减少等证颇为灵验。

1. 实证多积以消为主

治新生儿黄疸的肝脾肿大，当分虚实。实证可见面目黄染，腹满胀气，按之满实，大便干结，小溲短赤，舌质偏红，啼声响亮等症。凡属实证者，每用三棱、莪术为主，配以清热利湿的茵陈、连翘、赤小豆等；对食滞、疳积等症，口秽苔腻，形现腹满胀痛者，以三棱、莪术配合消疳导滞的胡黄连、五谷虫、广木香、青陈皮、谷麦芽等，切中病机，合理施治，每获良效。

例1 张某 男 3个月 门诊号：72037 1986年2月5日初诊。

初生3个月，黄疸不退，目黄肤黄，大便陶土色，每天4~5次，小溲短赤，腹部胀满，矢气频多，舌苔白腻，吐恶严重，证属湿热阻滞，气机失调，治以清热化湿，调畅气机。处方：

茵陈20克 连翘9克 青皮6克 陈皮4.5克 煨三棱4.5克 煨莪术4.5克 煨木香3克 川楝子9克 大腹皮9克 鸡内金6克 7帖

按：本例患儿系阻塞性黄疸，中医辨证属湿热交阻，气滞血瘀，肝脾不和。故在利湿清热退黄剂中加入破气活血散结之三棱、莪术二味药，取其能通肝经瘀血，破血中之气滞。服药一周后，黄疸即见明显消退，腹部转软，矢气减少。综观全方，三棱、莪术二药与理气破结的川楝子、鸡内金、大腹皮、青陈皮、与清热利湿的连翘、茵陈等相互协

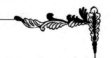

调，治疗新生儿黄疸的肝脾肿大疗效是可靠的。

例2 李某　男　3岁　门诊号：7747　1986年3月17日初诊。

形体瘦弱，面色萎赢，胃口不开，平时口馋喜啮衣被，腹痛常作，大便间隔，舌苔薄腻，脉象细数，针四缝穴液少。证属疳积，治以消疳杀虫为主。处方：

胡连2克　醋炒五谷虫6克　使君子9克　青皮6克　煨三棱4.5克　煨莪术4.5克　炒谷芽9克　佛手6克　广木香3克　炒神曲9克　6帖

按： 本例患儿，以四诊合诊，加之针刺四缝穴见液，实属疳积虫扰。临诊时凡遇此类病孩，常在消疳理脾药中参与三棱、莪术二味。《本草经疏》谓："三棱，从血药则治血，从气药则治气，老癖癥瘕积聚结块，未有不由血瘀、气结、食滞所致。苦能泄而辛能散，甘能和而入脾，血属阴而有形，此所以能治一切凝结停滞有形之坚积也。"我们体会，对重度疳积患儿见到腹满，按之而硬者，用以上验方，选用三棱、莪术施治，收效甚佳。

2.虚证夹瘀以脾养为主

小儿为稚阴稚阳之体，肝常有余，脾常不足。尤其是体弱易感儿童，一旦得病，每因邪盛正伤，往往出现虚实寒热夹杂之症。若不及时治疗，病情迁延，以致正虚邪恋。

人以胃气为本，在祛邪的同时勿忘扶助正气，处处顾及胃气，使化源不绝。对久治不愈之疳积，血小板减少伴有肝脾肿大等患者，在消疳化瘀的同时，加用益气健脾养胃和血之品，亦能收到良效。

例3 徐某　男　15个月　门诊号：51494　1985年5月4日初诊。

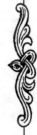

时有皮下出血点，胃纳尚可，舌苔薄润，肝脾肿大，腹部胀满，二便尚调，曾在外院验血，血小板仅5.6万。证属肝脾失调，气血不和。治以活血和血为主，佐以消瘀散结。处方：

当归尾6克　赤芍6克　桃仁6克　红花4.5克　墨旱莲9克　冬青子9克　大生地9克　煨三棱6克　煨莪术6克　生甘草3克　7帖

例4　马某　女　5岁　门诊号：6407　1986年8月4日初诊：

疳积已久，形体瘦弱，毛发枯黄，胃口不开，平时喜嗜零食，腹满较软，舌苔薄润，大便通调。针四缝穴液少。脾胃素薄，疳久本虚。治拟消疳扶脾法，以开其胃。处方：

陈皮3克　醋炒五谷虫6克　煨三棱5克　煨莪术5克　生甘草3克　炒党参5克　焦白术6克　茯苓9克　佛手6克　焦楂曲（各）9克　7帖

按： 上二例患儿均为久病体弱儿，病程长，病情较为复杂，故难取速效。例3患儿系血小板减少伴有肝脾肿大，血虚夹瘀之象明显。在养血活血的同时，兼用破瘀消积之三棱、莪术，活血以行瘀，益气以摄血，使气血冲和。经数次调治，患儿腹满，肝脾肿大之症明显消退。例4患儿用益气健脾，消积开胃，佐以活血化瘀法，其目的在"疏其气血令其调达"。使疳症得以渐消。总之，运用三棱、莪术二药果断及时，而以辨证精细，审证明确为前提。

3. 体会

古代医家张洁古认为："三棱能泻真气，真气虚者勿用。"又谓："故凡以消导必资人参、芍药、地黄之力，而后可以无弊，观东垣五积方皆有人参，意可知矣。""盖积聚

癥痕，必由元气不足，不能运化流行致之，欲其消也，必借脾胃气旺，能渐渐消磨开散，以收平复之功。如只一味专用克消，则脾胃之气愈弱，后天之气益亏，将见故者不去，新者复至矣，戒之哉。"临床上选用三棱、莪术二味时，须掌握一定的尺度。气滞、食积、血瘀者用之，中病即止，待积散瘀化，即去两药，调扶而安。李时珍的《本草纲目》中亦有记载："三棱能破气散结，故能治诸病，其功可近于香附而力峻，故难久服。"清代名医张锡纯在破血药中亦独喜用三棱、莪术。以其既善破血，尤善调气，论述更为精辟谓："补药剂中以为佐使，将有瘀者瘀可徐消；既无瘀者，亦可借其流通之力，以行补药之滞，而补药之力愈大也。三棱、莪术与参、术、芪诸药并用，大能开胃进食。"仅此数言，简明概括，对我们的临床用药很有现实指导意义。三棱、莪术二药，经适当配伍运用儿科消化道常见病之食积、气滞、疳积、瘀阻等症，每与四君、四物相伍，气滞者佐以理气，食积者参以消导，每能药中病所，辄取良效。

医德

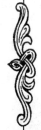

医之良者，其心必仁，而其术必精，此所有有"仁心仁术"以歌颂者。所谓"仁"，即全心全意为人民服务之精神，不计私利，不图虚名，不竞争逐荣势，不企踵权豪，孜孜汲汲，唯学问是务。精益求精，必使工其术，而后可济世拯厄，为病人造福也。

然为良医，岂易易哉。既需扎扎实实的理论基础，又须

有成千上万的临床实践，始能以病合理，以理合法，对症发药，效如桴鼓也。此所以前哲谆谆教导后人："凡为医之道，必先正己，然后正物。正己者，谓能明理以尽术也"（《小儿卫生总微论方》）。

医而无术，则不足以生人。故孙思邈云："学者必须博极医源，精勤不倦，不得道听途说，而言医道已了，深自误哉。"目今个别医者，不勤求古训，而竞尚时风，按脉则尺不及寸，处方则杂乱无序。一病一方，按图索骥，手册一本，对号入座；见其不愈也，则药愈多而量愈重，即偶尔获痊，亦仅知其然而不知其所以然。若或讲求《内经》，则曰复古；勤读《伤寒》，叱为守旧。数典而忘祖，舍本而逐末。宜乎见热病而畏怯，逢疑难而束手。浑浑噩噩，敷衍塞责，不希有功，但求无过。上所以中医道衰，而昧者日众也。

伟大领袖毛主席，遗训犹在耳。医学宝库，必须发掘，西医同志，竞相学习。然而人来学你也，须有使人可学之处，则学者有味，兴趣倍增。设或自身聩聩，徒暴其丑，令人失望，退而却步。此亦中西结合之一大障碍也。

更有不自检点，动辄唬人，轻病说重，重病说危。药而愈，归功于我；病而死，可不任咎。

也有随口便说，此儿为缺钙，此儿为软骨；也有因高热持续不退的，则曰败血症。信口诊断，危言耸听。要知病家最信医生，经此一说，忧急之余，不是妄投药物，就是奔走觅医。既妨碍家长的生产，又影响病儿之安危。有德之医，岂肯若斯乎？

孙真人谓，为医之道，"见彼若恼，若己有之，深心凄怆"；临床诊治，"勿避险巇，昼夜寒暑，饥渴疲劳，一心赴救，无作功夫形迹之心，如此可为苍生大医"。陈修园亦指

出："若一涉利心，则贫富歧视，同道相攻，伪药欺售，置人命于脑后矣。"凡此均应认真记取。

吾故曰，医之宅心仁者，必德高而术精，而术之精，自非一朝一夕轻易可得，必也勤学苦练，深入造诣，则根深而叶茂，源远而流长。此为理之常也。任何科学，其发展和发达，必自基础始，从而逐渐开拓而至新领域，产生出新东西。中医是一门带有哲理的科学，着重于辩证唯物，古人早已有丰富的实践经验，汇成典籍，反复垂训。历代医家，无不从原有基础上来研究汲取而创新立异，但亦不能泥古不化。当然不似有些人所说，旧而"无用论"，可以"取消论"。我们说，如果不从基础学起，加以利用，加以研究，而欲其有所突破，不亦难乎。所谓浮空架屋，不能筑成大厦也。换言也，犹无源之水，无本之木，学不深湛，临阵狐疑，生死安危，重任系之，岂医者之所宜草率从事哉？

从现代科学言，核物理的原子弹，镭元素的放射线等，推动医学和其他科学的发展。这些事实证明，他莫非在基础科学的研究上加强而取得成果耶。所以要发展祖国医学，也就必先深入钻研基础理论，既不守旧，又要突破，然后才能有所发现，有所发明，有所创造，有所前进。做一个既有道德的、又有精通业务技术的良医。诚如吴鞠通氏所言："天下万事，莫不成于才，莫不统于德；无才固不足以成德，无德以统才，则才为跋扈之才，实足以败，断无可成。"此所以余之日以自助，并持此以教后学也。愿世之有心之士，其亦共起而赞许者乎。

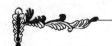

"诤医"小论

医林中有人焉，处方多至二十余药，用量动辄以一两（30克）计，煎者需大锅，服者若牛饮。即使胃能任受，而药已过病所。设或胃不胜药，无异戕伤胃气，促其衰竭。且也，温清补泻，无所不包，升降浮沉，淆惑莫辨，自诩面面俱到，侈谈"统筹兼顾"。究其疗效，实多浮夸。

要知四时百病，首以胃气为本，何况久病弱质，哪堪药杂剂重，隐患非浅，贻害无穷。非敢妄议，乃怜苍生也。若强撰理论，以此诲人，使听者聩聩，学者茫茫。唯因方出上层，群信不疑；致中西后学，依样葫芦，竞相效尤，泛滥成风。值此药源紧张，屡见供不应求，倘更无谓浪费，需者反致匮乏。有鉴于斯，惴惴不安。此殆徐灵胎所谓"医者误人无罪论"欤？

客有问曰，发明创造，应时而生，子何迂腐乃尔？余应之曰，医之有理法，犹匠之有绳墨也。匠之巧，不能逾越其规矩；医之技，岂无一定之范畴。

客又问曰，古之医何尝无药众量重者，子何言耶？余曰，前辈名哲，用药精简，处方清灵，每多三、五、七味，主次分明，绝不芜杂；量亦几钱数分。对症发药，效如桴鼓。至于偶有药味众多，咸为丸散合剂，日服不过数钱，乃久病缓治之法。汤液重量，则是分煎分服，自非顿饮可比。几千年来，累各经验，临床运用，较为理想。

实践是检验真理的唯一标准。应当说，以味多量重的方药治病，已经十余年了，自有一定数量的病例，应该拿出来

整理、总结，供大家讨论、研究。摆事实，讲道理，通过检验，得出真理。对病人有利，于后学有益。虽然偏见在我，抑或无病呻吟；然而骨哽在喉，不吐不快。爰作此论，冀挽狂澜，知我罪我，在所不计。

诊余絮话

年迈体衰，半工家休，回溯半世纪来，接触患者，奚啻百万人次，尤以小儿为多。历经琢砺，感受良多；思忆所及，援笔直书。刍言陋语，不足为训，盖亦下工自嘲耳。

致理 学医首先明理，治病必须识病，辨证务需求因，然后立法选方，药物配伍，用量适宜；而病变法变，更应明晓。能掌握以上几点，虽不中亦不远焉。

求本 一病一方，一病一药，确可疗疾；但只能治正面病，而不能治反面病。换言之，能解决比较简单的单纯性疾病，而不能解决病因掩盖着的复杂疾病。如果机械不变，就无从获效，可能会有相反作用。此所以治病必求于本也。

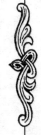

正反 诸事物均可一分为二。医学上亦是如此。仅举《内经知要》所列的病机十九条，那一条不是以二点论来阐发精义。所以中医临床诊病，随时要从正反两方面来考虑，从而治法上也就有从治，逆治之不同了。

难全 医者必曰"辨证论治"，且也必曰"治病必求于本"。但是，为什么我们往往辨证不确，论治不当，要走弯路？为什么在求本方面，有时很明显的病因摆在眼前，而不认识？这是什么道理呢？以我本身的体会，一因粗枝大叶，

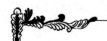

草率从事；二因阅历有限，不能鉴别；三因师承关系，囿于一隅；四因读书不多，思路狭窄。此所以欲为求全之中医，不亦难乎。

慎思 古为今用，洋为中用，这两句毛主席的话。我们"要用脑筋好好想一想，多想出智慧来，去掉浓厚的盲目性"。方才不会厚古薄今，崇洋轻中。这对于发展中医具有指导性的意义。

源流 吾辈的一切智识，都是由实践而得；而一切的实践经验，又都由前人的启发而来。所以没有《内经·热论》，就没有仲景《伤寒论》，也就没有后世的温病学说。这些基本功，我愿后学，一定要好好学习，务必全面掌握，方能临阵不乱。

学医 著书者列举治愈的病案，前后有序，理法俱时，确可作为后学学习资料。然而要真正得到深刻体味，殊非在临床中亲身追随，以及接触到全过程，则很难识得个中三昧的。

操术 读章虚谷一段自白，感慨很深。他说："或曰，观子各篇辩论，阐发经义，反复详明，虽古名医不能过也。然子之名，不著于时，见子治病，不能即愈，得非如跛脚法师之能说不能行乎？余对曰，然也。岂不见秀才家，操笔成文，经论满纸；及其登第，从政临民，往往手足无所措。余亦如是也。……可知明道犹易，操术为难也。"我们则谓未有不明医理者，而能精其术也。然必须有实践才能与理论相结合耳。所以必经实践，认识，再实践，再认识，此之谓欤。

定识 "发热待查"，这是西医病史语。中医则不然。面对病人，俄顷之间，作出判断，便处汤剂。此时此刻，非有

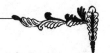

定识于平时，曷克有定力于片刻耶。

取舍 理化诊断，对临床上帮助很大，但当有取舍之处，不能被其框限。有时因患者本元虚弱，虽用大量抗菌药物，不能制其繁殖，反生霉菌。用中药调元培本，菌反自灭。这就是中医所谓"扶正逐邪"之法也。

十纲 阴阳表里寒热虚实，是辨证的八纲。但八纲之外，我认为不能忘记气血两大纲。虽然阴阳两纲中包含气血，但不如明白列出，较为醒目。

权宜 病有久暂，邪有浅深，体有强弱，年有长幼，时有四季，这些都需临症制宜，乃是古圣遗训。事实上在处理时，确有必要都应考虑进去。

惊搐 小儿之惊，其因有二，遇物触而惊者，由于外也。由于外者可静以安之，不药可愈。因病而惊者，动于中也。动于中者，须随证而施治矣。

热病 大凡热病，都属伤寒之类，但有伤寒与温病之区别。所以先从六经分辨，再从卫气营血考虑，则自不难分清其为伤寒耶、温病耶。然必对伤寒温病下过一番功夫，才能眼明心亮。

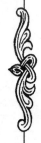

邪正 治外感热病，中医有两条理法。一条是为病邪找出路，一条是给病人存津液。病邪初入，当汗时而汗之；邪热传里，当下时而下之；湿热阻滞，当渗利时而渗利之。这些都是给邪出路，使邪毒排除后，表里得和，津液自保。即使因病受损，病去亦可缓复。西医灭菌输液之法，亦与中医有异曲同工之妙，但在直接与间接之不同耳。

接方 一成不变的东西是没有的，疾病也是如此，因之病变，法亦当变。陆九芝说："书本不载接方，以接方之无定也。然医则全在接方上见本领。"此所以医者必须随机应

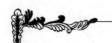

变，灵活运用也。

慎药 药物各有偏性，故有不药为中医之说。此"中"字，乃谓若用药不当反受其害不如不服，是为中庸之道也。每见个别公费劳保病人，不善自调摄以却病，但求常服补剂以强身。渠意服药总比不服为好，此真其愚有可及也。

停乳 婴儿急性泄泻，大便检验，每多脂肪球。当此之时，假令不是坚嘱停奶二三天，虽有对症良药，亦不易见功。

苏机 小儿伏邪用药，唯宜轻清灵通之品，缓缓拨醒其气机，疏透其血络，见功较易。以其娇柔之质，非骤用重剂所能胜任也。

颈核 小儿颈下或耳前后有结核，摸之活动者，此儿禀体多弱，且内有热也。切不可作瘰病治，须慎之戒之。

如需服药，可用消结散：黄芩（酒炒）4.5 克，炒黄连 3 克，山栀仁 4.5 克，象贝 4.5 克，昆布（酒洗）4.5 克，海藻（酒洗）4.5 克，桔梗 4.5 克，麦芽 4.5 克，元参 6 克，连翘 6 克，瞿麦 6 克，薄荷叶 4.5 克，共为末，日每服 6 克，温汤调下。

头汗 小儿头汗，不必治也。小儿纯阳之体，头为诸阳之会。汗为心液，心属火；头汗者心火炎上也，乃清阳发越之象。故不必治。

自汗 小儿昼夜自汗者，气血俱热，营卫虚也。宜当归六黄汤加减主之。方用黄芪以补其卫，当归、生地以益其营，芩、连、柏以泻其气血之火，用浮小麦引入肺以除其皮毛之热。此治诸汗之要方也。

益黄散 钱氏益黄散，余常用治脾胃虚冷而呕吐泻利者，见效迅速。但此为脾胃寒湿太甚之主剂，若云以补脾胃

396

之虚者则误矣。前贤有云：丁香辛热助火；若火旺则土更虚。青陈皮泻肝，亦泻肺与大肠，更虚其土。故脾胃虚者，须用钱氏异功散之类为妥善焉。

马兜铃 马兜铃能吐涌，人多不知；本草书中很少记载，但黄宫绣《本草求真》中明白指出。故小儿肺炎以后，肺气虚耗，浊痰满壅，一二月不愈者（西医谓二肺满布湿啰音，选用青、链、红霉素不能见功），我们治以钱氏补肺阿胶散（改为汤剂）。服三二剂，每有涌吐浓痰盈碗，即获见效。钱氏此方，有马兜铃、阿胶、糯米、杏仁、大力子、甘草。虽经吐涌，而有阿胶、糯米清热降气，既补肺阴，又护胃气，则浊痰蠲除，肺脏自安。所以用得其当，效真如神。

柴胡、葛根 叶天士尝谓："柴胡劫肝阴，葛根竭胃汁。"这是指夏秋暑热，不宜再与疏泄而言。而章虚谷则曰，凡温病热盛，有时因过投寒凉，遏其欲出之势，热反盛而不退者，此时应以柴葛泄邪而去热。《内经》所谓"火郁发之"之理也。我们每遇此等情况，效法运用，再加辛凉清热之珍品，确有疗效。是则要在医者之不拘执偏见耳。

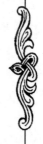

人参 人参可以救人，也可以害人。余在宁波时，曾治一殷商之七月小儿。因泻而脱，已弃于地，适过其门，强之进视，决其死否。余按腹尚温，诊脉不得，启口观舌，则有啼声，知其虽脱未绝。余谓能巫市野山人参壹钱，试之以观效否。家属售归急炖服；次日来报，儿已活矣。再经治疗，得到回生，致谢不已。此人参活人之一事也。但服之不合其证，或不得其法，亦能害人。余目睹于抗日前，一富孀子，年十八岁。为因出门肄业，意欲儿体健壮，将家藏一两人参，不谙服法，一次顿服。从此胸闷烦扰，三昼夜不食不寐，焦急万分，送医院救治，知是人参关系，除补液以外，

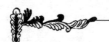

别无他法。归商于余，嘱急市生萝卜二斤，捣法予服。连进二天，下大量宿粪后，得到解化，困顿即安，调理而愈。此又一事例也，识之以作殷鉴。

尿青　有一个三岁女孩，尿出其色如青水，着肉处即溃疡成疮。父母忧之，求治于余。余谓此肝火夹心火下灼而溃烂也。用导赤散加栀子、条芩、龙胆草、甘草梢、黄柏，不五剂而安。

单方　单方验方，应用得当，确有奇效。夏秋季节，小儿患黄水疮者（俗名"天疱疮"），其水甚毒，蔓延遍体，日夜不安，大人亦可感染。我们用农村土方，二三天即能解决。方用鲜丝瓜叶捣叶，调六一散敷于疮面，干则再敷，毒水摄尽，其疮即平。但敷药时，不能洗浴，此为避免反复感染也。

寿人寿己，欢度暮年

生活九十年，行医七十载。耳能听，目能视，食有原齿，腰背尚挺，语声响亮，头脑清楚，思路不衰。由于知医，小病早治，大病亟医。不知不觉，我已是这样过来了。

有人要问，子有如斯收获，定有秘奥，乞道其详，以兹学习。

予坦白地曰：一无养生之法。二不作体育锻炼。只是随遇而安，淡泊名利。当然不能无私，但定要做到一切少私，多为他人着想，心底宽容，不存芥蒂，退一步想，万事安谧。而出于自然，不矫揉造作，这是我一生为人的道理。

平日考虑业务多，个人计较少。自幼年、中年，秉承家训，兢兢业业。到中华人民共和国成立以来，不更初志，特别是党中央对中医的重视、振兴，更促使我钻研整理传统的宝藏。既帮助我业务上的进展，又推动我传帮带的继承工作。同时发扬创新，提高疗效，拯危救难，获益不少。

现在能看到儿童对我的亲热，家长对我有好感，广袤天地，近悦远来，夙愿已售，心慰神怡，自然安泰。

中医之道，学问深邃，内含哲理，不可能浅尝即得，既要读书累卷，又要临床万千。理论结合实践，深入体味，反复思考，心领神会，其乐融融。

回想 1958 年冬，在抢救麻疹工作中，初以常法对待，其死亡率之高，真令吓人。经过深思探究，摸到死因，从失败中获得胜利（当时全市死亡率为百分之九十几，我院得获 0），真令人高兴之极。

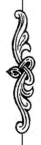

大凡事物的发展，起成败利钝，必有起因，循因而解，理所必然。

1. 麻疹：必须透发。但有顺有逆，顺者不药可安；逆者变化多端，易生危机。1958 年 11 月起，麻疹逐渐流行，流行之广，遍及全国，且病势凶猛，非比寻常。故用常法无效，危殆骇人。我是日夜不离医院，深究其因。每见逆症病儿，两颧苍白，其他身躯则痧疹密布红赤，有的紫暗不明，有的饮即没。面疹一不齐透，毒向内陷，热度陡高，迅即合并肺炎，而转入脑炎，高热昏厥而死亡。

方书云，面部两颊（颧），左属肝，右属肺。肝主血，肺主气。两颧苍白，表现为血瘀气滞，导致疹不透发而成逆症。更因气候严寒，连日大雪，所谓"寒则血涩"，又其一因。于是创用《医林改错》王清任氏的解毒活血汤（药物：

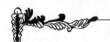

当归、生地、柴胡、葛根、连翘、赤芍、桃仁、枳壳、生甘草）一剂下，颧红面润，麻疹透发，毒解热和而安。神效之捷，令人惊异。从此大量煎汁备用，病孩一服，疹就齐透，得渡难关。迨三月份工作结束后，我院总结死亡率为3%，是全市最低单位，获得卫生当局的表彰。

2.最近有一例难病。女孩杨姓，10岁。西医诊断为"亚败血症"。住本市大医院，反复三次，病程两年，经过各种治疗，激素"倍他米松"每天已增服到8片，如减半片，病情就要反跳。中药也服过不少清热解毒诸剂，而只重不轻。于1991年10月病房医生放病人来我处门诊求治。叙述长期经过，我们从"四诊"来细察，①望诊：激素面孔，且面颊红赤，自诉发烫难忍。特别是舌质胖而嫩，苔白厚腻。②问诊：有低热不清，胸闷气促，胃纳尚可（激素关系）而膝关节酸疼，大便时泄，小便清长。③闻诊：声音低弱，萎靡无力。④切诊：脉沉微细，按腹满软。当时根据一系列主诉及病程中一切的经过。我们则断定此乃风寒湿三邪所困，又因久病，致阳气衰微，症势深入严重，非大剂温振阳气以驱阴霾而化寒湿不可。

处方：川乌　草乌　桂枝　干姜　附块　苍术　川朴牛膝　茯苓，先服一周，药后平稳。二诊原法不变，以后渐见好转，厚苔化尽，寒湿渐驱，患儿形神活泼。病房医生放胆地将"倍他米松"减到7片，以至隔天7片，由于病情非常稳定，激素改用"强的松"每天3片（据说强的松药性要比倍他米松减轻一半）。现出院已3个月了，出院时全部化验基本正常了。

我们见到阳气已复，阴寒尽化，出现阳复阴耗现象，改用护阴药物，使阴阳平衡，速其康复，现在家调养。

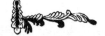

3. 慢性非特异性结肠炎：中医统称下痢，成年人较多，儿童亦有。然与一般下痢迥异，西医有病理诊断而无有效药物。我们在治疗中也走过不少弯路。曾作脾虚治，用过参苓白术散；脏寒用附子理中汤；肾虚五更泄的四神丸；也作少阴下痢用桃花汤，其他灌肠药物等，均无功效。因此深入探讨：根据痛在少腹，或脐之两侧，这是肝经所过的部位，还可指出乙状结肠及其邻近肠段位于腹之深部，腹为阴，此为腹之下极，乃阴尽阳生之处，即为厥阴所主，因之选用仲景乌梅丸方改为汤剂，使服用之时容易摄收而奏功效。

药物：乌梅　川椒目　党参　细辛　肉桂　附子　川连　川柏　当归　干姜。本方之功用：乌梅大酸，急泻厥阴；连柏苦寒，清热坚阴；参归甘温，补气调中；姜附辛热，通启阳气，这些寒热错杂的药物，正是顺应厥阴肝为刚脏的特性，本病就此获得了功效。但因久病根深，疗程较长，要服 30~50 剂才能彻底解决。

4. 有一位我们熟悉科室的女同志，年约 40 岁，患口腔炎半年有余，腮内溃疡红痛，影响进食，时轻时剧，劳则更甚。西药激素、抗炎药，中药服过不少清凉泻火诸品，及外涂锡类散等，未见寸效。日夜不安，痛楚难忍，求治于余。根据主诉与体征，以及治疗的经过，确诊其为"阴性口疮"。此病不同于一般炎症。因思前贤尤在泾对本病的病理解释，他说"为真阴亏损，阳虚假火而为口疮，治非干姜莫属"。于是我在"玉女煎"方中去石膏而入干姜 3 克，嘱药须冷服，使其同气相投（以极热冷服者，以免服时更痛也）。5 剂痛止，再 7 剂，溃疡即平复而愈。此叫作温养敛火法。

几十年来，我诊治过难病不是少数，均有文章节录。现

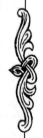

仅举四类者，不过以不同的诊治经过，来说明中医在医疗上的特色。

（1）从第一类麻疹来说，因是年疫情严重，非比寻常，如不明《内经》藏象学说，以及"必先岁气，毋伐天和"的经旨，则不可能辨出其病因为气血瘀滞，并受气候严寒而血涩的相互有关问题，从而选用活血解毒一法，使血活气行，麻疹透发，毒解而安，自己能获得极大的收获耶？

（2）西医诊断的病名和病理。我们中医非常慎重地来作参考的，但不被框限。否则的话，往往就会无所适从了。

就第二例杨姓病儿来说，西医诊断为亚败血症，中医无此病名，所以只有中医理论从四诊（望问闻切）方法，详细辨察，答出结论，掌握了具体资料，诊断其为风寒湿三邪所致。但因二年久病，出现了阳耗阴盛，极度严重状态，则尤须温阳散寒以消阴霾而救阳气的救本要法。激素只能治标，不能治本，这是很明显的事实。我们对本病既辨病，又辨证，标本先后，步步为营，阴阳分明，跳出了败血症的框框，作出合法措施获得很好的疗效，这不是中医的特色吗？

（3）中医传统称为"慢性痢疾"。经现代医学的检验，才能辨析为"慢性非特异性结肠炎"。我们对本病的治疗中，确也走过不少弯路，后从结肠部位来研究，因在腹之下极，位属厥阴，仲景治厥阴方有乌梅丸，并说亦治下痢。从病理与药理研究分析，殊与结肠炎的治疗上颇为合拍，改为汤剂者，使其易于摄收而生疗效也，药症既合，产生成果，但因慢性久病，图治较缓，约需月余方能根除，然饮食起居，还须注意。

（4）例如"口疮"，原是炎症，属火属热，用常法清热

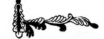

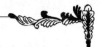

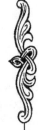

泻火，外涂药物，就能见效。这是"正治"之法，比较易知。但任何事物，有常有变，口疮亦有虚实。本例病人，乃阴性口疮，因药证相反，故所治无效。昔贤尤在泾在《医学读书记》中告诉我们，这是"阴火"，须用干姜"反治"之法。且指导我们这样"热因热用"，而又须热药冷服，使同气相投，服时不会刺痛了。

以上不同类型，不同病情，结合四时季节，或器质性病变，或功能性问题，都是应变而治，要在医者如何明理识病，辨证求因，随时随地来灵活运用呢？

中医中药殊无抗药之弊，这因中医见机而有另辟蹊径之见，病变法亦变，方药一更换，就无从抗药了。

我不同意有人说，中医只能治慢性病，不能治急性病，或急性热病，我在病房中，往往有发热待查的病人，很多的尚未查出病因时，我已应用辨证施治方法为病人退热了。

一个医生知识面要广，首先要多读书。"三人行，必有我师焉"。知识到处都有，一鳞半爪，都是学问，只要你有心"问""学"，日积月累，自有收获，近来读到《谢映庐医案》《程杏轩医案》，这二位都是安徽有道德、有学问的医家。内容既有哲理，又有科学，理论精邃，读之不忍释手。此书绝迹，欲购无门，令人惋惜。当今窃叹如这类符合中医要求的新著，实在太少！

因此我常常想，只有同现实世界和当代科学技术密切相结合的科学，实事求是才能指导人们更好地能动地认识现实世界，改造现实世界，更好地从事科学技术研究，来更快地推动科学技术的发展，才能指导人们更好地能动地认识现实世界，改造现实世界。才能指导科学家和技术工作者更好地去从事科学技术研究，才能更快地推动科学技术的发展。

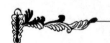
比如中成药问题，现在中成药，新产品层出不穷，而千锤百炼的中成药都取消不做了。如黑锡丹为肾不纳气的哮喘有特效药。控涎丹为下痰要药，且对湿性胸膜炎泻水有特效。大黄䗪虫丸用于干血痨有一定功力。半硫丸、更衣丸、桑麻丸是不同的通便药，用之得当，都有速效，其他要药不胜枚举，我们为啥不重视呢？

创新是必要的，但不能无根据地创新。人参蜂皇浆，不是积压库存了吗？类似新药，是经不起考验的。所以不要以为有毒性药物，一律取消。《内经》有言："药不瞑眩，厥疾不瘳。"

总的来说，人是有机体，每个人都有各种各样不同的内在因素，决不能一概而论，特别是功能性疾病，中医所说气化病，不是物理化验所能答出结论的。所以我们中医有时不能被西医诊断的病名来框限，否则就会无所适从了。

我们从四诊来判断疾病，粗看很感玄妙。但哲理存在于判断中，正如先贤陆九芝所说："非有定识于平时，曷克有定力于片刻耶。"

我平生最可慰的是，儿童对我的亲热，家长对我有好感，都希望我长寿，这是我的收获。我也幸运地自感清朗，思路不衰，还能尽我的微薄知识为下一代尽职而服务。

今天领导们、同志们，文献馆的全体同志们隆重地为我祝寿，我有何德何能，我是既惭愧，又激动，在此谢谢。

并祝全体同志身体健康，工作顺利。

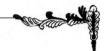

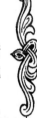

年

谱

1903 年出生于浙江鄞县董家眺，祖传中医。

1920 年起承祖业，随父于家乡悬壶行医，擅治小儿疳泻惊痫诸病，精于辨证，救治了诸多危重儿生命，享誉甬城四乡，名噪一时，成为宁波著名中医。

1929 年作为宁波中医界代表参加全国中医请愿团，赴南京向国民党政府请愿，反对取缔旧医，斗争获得胜利，使传统中医获得生存的权利。

1937 年抗日战争开始，避难至上海定居，并开业行医。以精湛的医术，尊古又创新，疗效显著，病家慕名而来，诊务繁忙，闻名海上。

1951 年集资创办新成区第二联合诊所，任副所长。

1956 年被选为第三届新成区人民代表。历任中华医学会上海分会中医学会常务理事，暨儿科分会副主任。擅治热病及小儿传染病，发表论文"集成金粟丹对小儿发热性惊厥的疗效"。

1958年新成区与江宁区合并改为静安区，继续被选为第四、第五、第六、第七届静安区人民代表，直到调离静安区为止。遵市卫生局指令，放弃私人门诊，急进大公医院中西医协作救治麻疹患儿。精于望诊，创用解毒活血汤抢救麻疹并发肺炎脑炎危重儿成功，使死亡率降至0，获卫生局表彰。光荣地参加全国传染病大会。发表论文"中医中药治疗麻疹的体会""麻疹辨证论透"，获中医界好评。

1959年聘进公家医院，任静安区中心医院中医科主任。并晋升为上海市首批中医主任医师。创办中医带徒班，任班主任，历年教育五届中医学徒班，采用中医药大学的教材和课程。为中医事业培养了一支骨干队伍。

1964年临床以辨证求因，精于推理，治小儿肺炎、肺痈、痢疾等病经验丰富，发表"培土生金法在临床应用上的体会""小儿肺炎的辨证论治"等论文。创制熊麝散救治腺病毒性肺炎重危儿成功。

1977年被选为上海市政协委员，连任直至1986年。任上海市农工民主党市委委员。发表"新生儿口腔疾病的诊治经验""小儿暑证""小儿复发性肠套叠的治验"等论文，创用活血逐瘀利气法通络行瘀，使肠套叠得根治，不必手术。1977~1978年2次被选为静安区卫生先进工作者。

1979年被聘为上海市高级科技职称评定委员会委员。

1980年任上海市中医研究班班主任。上海市中医门诊部顾问、《上海中医药杂志》编委会顾问。研制"温脐散"救治肠麻痹危重儿成功，独辟蹊径应用散剂外敷治急腹症为一创新。

1982年上海市卫生局任命为上海市中医文献馆馆长，兼中医研究班班主任。共办五届研究班，培养了高层次的中医

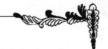

人才。

1983 年聘为上海市中医研究院专家委员会名誉委员。被选为上海市卫生局先进工作者。

1984 年中央卫生部拍摄"杏林春色"录像资料时，被列为上海市十大名医对象之一，拍摄宝贵资料。

1985 年退居二线，为名誉馆长。仍在医教研第一线，继续带教学生应诊；开展中医科研。同年获得 50 多年为祖国医学作出贡献的市级奖。

1988 年 7 月晋升为教授。已出版的《幼科刍言》专著荣获 1987 年度上海市卫生局优秀中医药著作奖；并获中医研究院的著作二等奖。被评为"农工党市委咨询服务先进个人"。捐赠 5000 元给家乡救灾，获宁波市人民政府荣誉奖状。

1990 年任中国中医儿科学会顾问。出版第二册专著《幼科撷要》（由学生宋知行、王霞芳主编）。荣获 1993 年度上海市卫生局科技进步三等奖。同年 12 月中央二部一局评为首批 500 名全国名老中医之一，确立学术经验继承人王霞芳，再次拜师，悉心带教 3 年，是为传人，获吾真传。

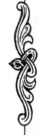

1991 年因对中医事业的杰出贡献，荣获国务院颁发的政府特殊津贴及荣誉证书。

1994 年"董廷瑶老中医诊治婴儿吐乳（火丁按压法）专长的临床研究及机理探讨"的科研题完成，荣获国家中医药管理局科技进步三等奖；并获上海市科委科技进步三等奖，上海市卫生局中西医科技进步三等奖。

1997 年悬壶 70 余年，救治近百万病儿，为中医事业奋斗终生后，将多年节俭积蓄的 10 万元捐献给农工党市委，作为发展中医中药的奖励基金（已建立董廷瑶中医药奖励基

金，2 年 1 次颁奖给在临床医教研方面有杰出成绩的中青年医师）。

　　1999 年已达 97 岁高龄，年迈多病，才停止门诊。业余时间遇有疑难病证，尚精心辨证，指导学生救治难病。

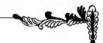

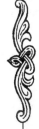

附

录

主要学术思想

1. 明理识病　证治九诀

中医学乃实践科学，贵能愈疾，方药为治病工具，欲遣药以愈疾，全赖理论指导。吾总结临床六十余年的主要学术论点概括为九诀。

（1）明理：景岳曰："万事不外乎理，而医之于理为尤切。"吾谓：医者首要明古人治病之理，必须精读参透中医经典，如"内经""伤寒""温病"等学说理论，掌握整体观念、藏象学说、阴阳传变、五行生克等包括病理、脉理、方理、药理等整套医理。如热病有因外感内伤，外感热病又须辨伤寒与温邪，其感染途径不同，治则亦当应区别。伤寒须汗，温病忌汗；伤寒忌误下，温病则下不嫌早。另如腹泻或菌痢，多也发热，泄泻初起，每多伤食或感邪，伤食须

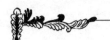

消积导滞，泻止而热退；感邪则疏化邪热，其泻自和；菌痢初起，古有"痢无止法"之训，宜通逐为主，使菌毒排出体外，其痢渐清。都应明其病理，推理论病，因病施治，方药合辙则效如桴鼓。

（2）识病：识病乃是凭借医家对医理、病机知识的理解与掌握。各种疾病都有其本质和发病机理，病情发展过程中亦有规律可循，临床面对纷繁复杂的证候，但需掌握疾病本质和发展规律，自能制定出正确的治疗方案，并测知预后。医者必须不断深化对疾病本质的认识，才能不断提高诊治水平。

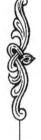

（3）辨证：祖国医学最大特点是整体观念，藏象学说明示，人体各部之间保持密切而有机的联系，相互资生，相互制约。某部位发生病理变化，可以影响到其他器官，甚至全身；而全身的状况，又能影响局部病变。中医治病，运用四诊，望形察色，观舌看苔，切脉闻声，结合主诉，全面收集证候，按五脏所主，八纲分型，作出诊断和治则，此即祖国医学诊治疾病的辨证法。以幼儿不能自诉病苦，是谓"哑科"，又三岁以内其脉气未充，四诊中更应突出望诊。进而言之，小儿稚阴稚阳，易虚易实，如面赤口渴、气粗烦扰、腹胀便结是属实证；而面㿠不渴、气短神倦、腹软便溏多为虚证。然病儿质脆，虽实亦易转虚，传变迅捷，观察亟需周详，见微知著，方能判断正确，临诊不致偾事，此为儿科与内科辨证最大区别之要点。阴阳表里寒热虚实八纲为辨证大纲，希勿忘气血二纲，虽在阴阳中包含气血，然不如明白列出而醒目。初病在气，久病入血，疑难之病常由血分论治，活血养血，祛瘀生新而获效。

（4）求因：任何疾病都有发病原因，病因不明，治多不当，故曰："治病必求于本"。临证遵循《内经》："从内之外者调其内；从外之内者治其外；从内之外而盛于外者，先调其内而后治其外；从外之内而盛于内者，先治其外而后调其内；中外不相及则治主病。"此五条经文说明，任何疾病在治疗上均有规律可循，无论病情变化如何复杂，关键是探求病因属内属外，掌握标本先后以定治则步骤。如治一小儿高热 4 天，黄疸昏迷，尿三胆阳性，血胆红素、谷丙转氨酶均明显升高，西医诊断为传染性肝炎、肝昏迷。吾视其高热神昏，狂躁肢搐，肤目黄染，睛不了了，舌红绛苔黄腻，脉象数实，小溲短赤，便秘五天，显系阳明经腑实热，亟予大剂白虎合大承气汤直折泻火，加紫雪丹辟瘟解毒，2 剂后下宿粪大半盂，热势即退，神志顿清，目睛明了，续进清利而愈。此乃湿热邪毒炽盛于内为病本，黄疸高热狂躁是标，按"从内之外者调其内"，以大剂泻实清里，釜底抽薪，遏其鸥张之势，急黄得退。

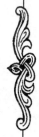

有曰"从外之内盛于内者，先治其外而后治其内"，临床常见新生婴儿，即病腹泻，一日数次，虽连泻四五月却无脱水征象，中西药物罔效，因考虑泻在儿身，根在母乳（属脚气型泄泻），嘱令停哺母乳，其泻即止，倘再吸乳则又泻。可知病从外因起，影响内脏，外因致泻是病本，祛除外因，停哺母乳，则泄泻自和。再予温扶中土，培补元气，调其内。其他数条自可隅反，不再赘述。

（5）立法："法"是古人已验之成规也。中医诊病通过四诊，从外到内，见证推理，以常衡变，作出诊断，从而确定基本疗法，即是"立法"。古有七方十剂，程（钟龄）氏立汗、吐、下、和、温、清、补、消八法。前人立法，为使我们后人触类旁通，斟酌而运用之，然"大匠诲人以规矩，

不能使人巧"。临床勘证，全凭胆识，望形察色辨舌诊脉在于识；选药制方定量减味在于胆，必先有定识于平时，乃有定见于俄顷。

（6）选方：古方浩如烟海，前人制方，均为使后学能知法度。一方者，乃一定之法；法者，不定之方也，必须在自己临床实践中运用前人经验方药，观察疗效加以识别，予以检验，方能积累自身经验，精选方药，所谓"千方易得，一效难求"。选方并不是执一方治一病，世上没有一把钥匙可打开所有的锁，治病也是同理，并无"神仙一把抓"的灵丹妙方和特效药。必须明理、识病、辨证、求因，才能正确立法选方，尚须因人、因时、因地、灵活运用，方能曲尽中医之妙。如黄芩汤治太少合病，热邪下行肠间之自利，对秋天伏热成痢，辄能获效；而败毒散乃治时行外风夹湿之痢疾，即喻氏所谓"逆流挽舟"法也。同为痢疾，病因病机不同，治法选方亦异也。

（7）配伍：古方大多仅数味药组成，药分君臣佐使，均有法度准绳可循，通过配伍发挥药物综合作用，有加强（协同）或抑制（拮抗）作用，亦有监制个别药物之弊性。《伤寒论》诸方，配伍严谨，方简效宏。如"四逆汤"之附子合干姜，伍以甘草，增其温里以救逆；"大承气汤"之大黄配芒硝，伍以枳朴，推荡实积。吾于治疗小儿虫积，选用乌梅配川椒以伏虫，再加川连为末和饴糖为丸，缓攻杀虫；以乌梅、川椒、川连合槟榔、使君子等煎汤，冲入大黄汁，则急攻杀虫，均是通过长期实践，自乌梅丸衍变，改组成显效简方，分缓急用之。故组方不能芜杂，配伍不当，反令掣肘。

（8）适量：药宜适量，若病重药轻，则药不及病，延误病机，病轻药重，则药过病所，诛伐无过，反能益疾。又同

一药因其用量多少，而呈不同作用，如附子有强心镇痛作用，在"桂枝加附子汤"中，附子只用一枚，主治汗漏恶风，以其强心成分加强桂枝之振兴机能；而在"桂枝附子汤"中附子用量是三枚，乃发挥其镇痛作用，以治风湿烦疼。幼儿弱质，脏气清灵，随拨随转，峻烈之剂，未敢轻投，药石治病，用量宜轻，中病即止，毋犯胃气为诚。如婴儿巨结肠症，大便不能自通，初生嫩芽，若用苦寒攻下，大便虽通，则胃气先戕，况通而又秘，因思用元明粉6克，白蜜一匙，开水冲服，即能润下，药简量轻，效不伤正。

（9）知变：疾之发生发展，有常有变，小儿阴阳两稚，病则易虚易实，易寒易热，传变多端，病变则法也当随之变。陆九芝云："书本不载接方，以接方之无定也。然医则全在接方上见本领。"医者应严密观察，灵活应变，选方用药才能丝丝入扣，巧思妙用而中的。

以上九诀，乃吾数十年临床精撷之经验，昔钱仲阳氏曰："医之为艺诚难矣，而治小儿为尤难。"今作小儿医者，是必先精读苦研前辈珍留下卷帙浩繁的经典医籍，揣摩其中科学性所在，临证又须详慎细察，掌握九诀，明理识病，辨证求因，见微知著，方不致误人儿矣。设若"书不熟则理不明，理不明则识不清，临症游移，漫无定见，药证不合，难以奏效"。

2. 四诊重望　面诊分部色诊

儿为哑科，望诊为要。一望形神动态，以获整体印象；二望面色舌苔，兼视涕、痰、二便，以辨阴阳寒热虚实，而于分部面诊尤有精邃意义。秉承经旨，面部以五藏分部，常以额配心，鼻配脾，颐配肾，左颊属肝，右颊属肺。《灵枢·附录五色篇》："青为肝，赤为心，黄为脾，白为肺，黑

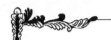

为肾。"此皆五藏所主之常色，太过即是邪色，故曰："青黑为痛，黄赤为热，白为寒。"在精研自钱乙创建小儿面诊五藏分证，涉猎历代儿科医家之论说，经六十余年临床大量实践识辨，更有进一步发挥。概括为山根为脾肺，印堂属心，太阳属肝胆，上下睑及唇、四白皆隶属于脾胃，下颏属肾。又以五色配五藏，若面部淡黄或萎黄，乃脾虚之候；鼻准色黄显则从湿痰滞脾认症。印堂面颊红赤，心肺病热为多，颧红常见于痰热阻肺之咳喘、发热，治拟清解泻肺。颧赤甚或紫黯则常现于先天性心脏病或风湿性心脏病，《灵枢》："心病者……颧赤"，辨证为心血瘀滞，投血府逐瘀汤合清养之剂，每能缓解。而麻疹逆症常现两颧青白，内合脏腑为左肝右肺，肝主血，肺主气，今两颧青白，即是气血郁滞，疹透不畅，邪毒不解，迅即转发肺炎，脑炎危症，急用解毒活血汤抢救获效。

　　面颊红赤，为临床常见面诊之一；其间有一颊红赤较甚，或仅一侧红赤者。同时，其色之分布，也有偏于两颧或两腮之别。从病种看，以上感、气管炎、哮喘，或伴发热者居多。临床亦每见风心、先心等疾患的小儿两颧红赤，甚则紫暗。面部淡黄、萎黄或棕黄，在粗略望诊时都属面黄，然若加细察，则以见布于鼻，兼及二颊为多。经以鼻属脾，"脾风……诊在鼻上，其色黄"（《素问·风论》），《金匮》又以"鼻头……色黄者，胸上有寒。"鼻准色黄从湿痰、从脾胃认症，基本符合临床。

　　例1　孙某　男　3岁　门诊号：24085　1983年8月10初诊。

　　呛嗽2个月，阵发咳逆，痰黏不爽，低热多汗，纳呆便涩，舌苔薄腻。面诊鼻准、眉间及二颊黄色明润。痰浊蕴结

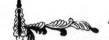

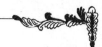

不化，治当燥湿化痰。予陈皮、半夏、茯苓、甘草、竹茹、紫菀、象贝、杏仁、百部、白术、神曲之类。一周后咳松热净，色黄亦退。

颜面部之青白或黯黑，就其分布言，除已提及的山根外，比较常见的部位尚有前额、上下眼胞及唇周。按经旨，前额为肺心所主的部位。如《素问·风论》："肺风……诊在眉上，其色白"。

例2 严某　男　1岁　门诊号：17905　1983年3月30日初诊。

时发昏厥，上周日作三次，但脑电图正常。厥时眼翻痰鸣，平常气促声嘶，低热唇紫，便干量多，舌苔薄白。面诊左侧额上青蓝成片，其下筋脉见布。症属痰厥，风痰蒙窍，治拟豁痰息风。钩藤、天麻、陈皮、竹沥半夏、天竺黄、天将壳、胆南星、白附子、菖蒲、丝瓜络。7剂。药后其厥不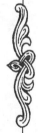发；服四周后复诊，见额上青蓝色已淡。

人中从经旨言，有"面王以下者，膀胱子处也"，见于囟填患婴，阳虚水逆。

例3 杨某　男　7个月　门诊号：27046　1983年9月21日初诊。

8月上旬起泄泻尿闭，腹胀足肿。以后又复发小便癃闭不通，囟门高突，泛恶呕吐，现纳呆作恶，面萎神淡，两目少神，小溲短少，大便较干，囟高而软，舌苔淡白。面诊色晦，人中部尤见青黯。下元阳虚，水饮上逆，治以温化渗利。投以桂枝、白术、茯苓、猪苓、泽泻、附子、通草、谷芽。5剂。药后恶止囟平，两周而安，视其色面润神活，人中青黯亦退。

婴幼儿山根色诊，更有特征，平时山根青筋隐隐或连及

鼻梁、眉心者，都为禀赋薄弱，肺虚脾弱，易罹疾患，常谓："山根青黑，体弱多病。"当患病时，青筋横截成团者，其他如外眉梢、太阳穴、上眼睑等，亦常显布，此又为小儿分部面诊重要内容之一。山根青筋从部位辨证当为脾胃受邪或不足为主，如中焦积滞或脾胃虚寒，又青为肝色，脾虚木乘侮土，多因乳食过度或胃气抑郁，邪客中焦，常见于厌食、疳积、腹痛、泄泻等病症。如《幼幼集成》"山根，足阳明胃脉所起……倘乳食过度，胃气抑郁，则青黑之纹，横截于山根之位"之谓，常采用保和丸、胃苓汤以及董氏消疳类方药主治，消积化滞、抑木扶土；属脾胃虚寒，治用理中汤、益黄散之类温运中阳，辄获良效。小儿肠套叠复发时山根青筋深蓝，辨为肠道瘀阻，肝气郁滞，选用少腹逐瘀汤化裁活血利气而复肠套。以上均是望色生克而知逆顺，辨证施治，药中窾机，症情向愈，异色自隐，临诊屡试屡验。诊视儿疾，当有"望而知之"方谓之神。

例 4　吴某　男　5 个月　门诊号：25127　1983 年 8 月 17 日就诊。

经常腹泻，近日又作，每天五七次，小溲量少，未见发热，眠中时惊，舌苔薄白。面诊山根及左眉梢外青筋显露，肠胃有滞，分利失司。拟四苓合消滞主之。苍术、猪苓、赤苓、泽泻、神曲、山楂、麦芽、车前子、葛根、益元散。连服 10 剂，其泻即平而筋隐色淡。

例 5　傅某　男　2 岁　门诊号：25507　1983 年 8 月 24 日初诊。

厌食消瘦，面色萎羸，汗多淋漓，大便干燥，舌苔花剥。眉间山根青筋明显，左目外眦亦见。肺胃阴液亏少，兹须滋阴清养。珠儿参、麦冬、五味子、石斛、制首乌、白

芍、生熟谷芽、浮小麦、糯稻根。7剂后青筋转淡，症情亦轻。

例6 王某 男 2岁 门诊号：21402 1983年1月18日初诊。

上周肺炎以后，咳嗽未罢，痰阻黏厚，纳食无味，二便尚调，舌红苔薄滑腻。面诊山根青筋明显，鼻梁两侧青暗。痰湿不清，治须化痰肃肺。陈皮、半夏、茯苓、清甘草、川贝、杏仁、竹茹、紫菀、桑皮、谷芽。5剂后咳松痰活，筋隐色润。

例7 夏某 女 1岁 门诊号：19009 1983年6月22日就诊。

新感发热昨起，鼻塞汗少，呕吐纳呆，大便稀溏，小溲深黄，舌苔薄腻。面诊山根及左眉梢青筋显露，两颊亦见黄赤。风邪化热，治拟疏化凉解。连翘、银花各9克，豆豉、黑栀各9克，荆芥、苏梗各6克，芦根30克，竹茹6克，葛根9克，鸡苏散10克（包）。3剂。复诊时热已退，筋淡面和。

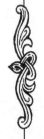

临诊每每询问患儿睡中是否露睛，以素体脾虚之小儿，必有此症。昔夏禹铸辨小儿惊风之虚实，曰："上胞属脾，肿则脾伤也；下胞属胃，青色胃有寒也；肿而露睛者，脾胃虚极也。"指出眼皮属脾，脾虚故眼不能合。睡时露睛乃脾胃虚弱之指征，于儿科临床有诊断参考价值。禀薄脾虚之儿，病中尚见此症，其脾胃中气暗伤，是为信号，辄以益气健脾之剂取效；又常兼见自汗盗汗，面㿠脉弱等症，乃脾胃先虚，营卫失和，选用桂枝汤加防风、黄芪、谷芽而能健脾苏胃，益气敛汗，是为调整脾胃虚弱患儿之良方。

望舌辨苔之要。辨舌苔又为望诊中重要内容之一。章

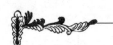

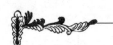

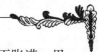

府实热结，急须三承气攻泻实热；若苔黑干燥腹不胀满，里无实结，是津液耗竭，又宜大剂凉润滋阴。寒热虚实当须明辨，毋犯虚虚实实之弊。又有食酸而色黑，称"染苔"，与病无关，不可混淆。

　　小儿舌质淡白者，为心脾虚寒，气血不足，正虚为本，至其变化，必当参合脉证。舌质淡白，脉神尚可，虽有邪热病证，宜轻清邪热，忌用苦寒削伐，以伤气血耳。幼儿体弱，每见热盛伤阴，或阴损及阳，常见舌红倏忽转淡，此时亟须扶阳，几微之间，辨之须清。而吐泻烦渴，舌淡白者，非用温补不可也。

　　上述仅举望舌经验之大纲，临床变化虽多，若能明理，撮其大纲而随证应变，自可类推隅反也。

　　案例：杨某　女　10岁　门诊号：94301

　　患亚败血症住院三次，病程2年，经各种药物治疗，已用激素"倍他米松"，每天用量达8片，如减少半片，病情就反跳，加用中药清热解毒，病情只重不轻。1991年11月来院求治，通过：①望诊，满月睑，两颧红赤，自诉灼烫难忍，然视其舌质淡胖而嫩，苔白厚腻，形神不振；②问诊，低热不清，胸闷气促，膝关节酸痛，大便时泄，小溲清长；③闻诊，语音低弱，萎靡无力；④切诊，脉沉细微，按腹满软。因服激素，胃纳颇佳。按四诊所得分析，断其为风寒湿三邪所困，非大剂温振阳气散寒化湿，以驱阴霾。药用川草乌、桂枝、附块、干姜、苍术、川朴、牛膝、生姜、茯苓、木香等。服用一周，药后平稳，二诊续加仙茅、仙灵脾增其温肾通阳之力，病情逐步缓解，激素递减，前后服药三个月，厚苔化尽，寒湿渐蠲，各项化验基本正常，激素剂减大半，获准出院。又久病阳气衰微，现阳气渐复，阴寒尽化，

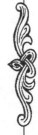

出现阳复阴耗现象，上方去川草乌、苍术、干姜，增入护阴养血之品，使阴阳平衡，速其康复，终至停服激素，诸症向愈，目前已上学复课。

本案亚败血症，中医无此病名，以发热持久，关节酸痛为主症，视其激素面容，红赤灼烫，难以忍受，低热不楚，似为热痹，然从舌质淡胖，苔白厚腻，神萎音低，脉微沉细，便泄溲清，则为里寒湿盛，病已2年，是则阳气衰微为本，辨证求因，抓住病本，分清阴阳寒热，立法选方丝丝入扣，药随症变而能救治重危难症。原由四诊合参，望诊为重之精深功力。西医诊断的病名和理化测试数据，理应慎重作参考，但切不可被框限而无所适从，激素只能治标，不能治本。仍须熟研医籍，明理识病，辨证施治。"非有定识于平时，曷克有定力于片刻耶。"

3. 外感热病　择途逐盗为急

尝云中医治外感热病理法有二，一是为病邪找出路，一是给病人存津液。病邪初入，当汗时而汗之；邪热传里，当下时而下之；湿热阻滞，当渗利时而渗利之，都是给邪以出路，使邪毒排除后，表里得和，津液自保。救治小儿多种热病急症，既从伤寒六经分辨，又自温病三焦论治，识病有定法，疗疾有主方，感证高热，邪自外入，初起邪在浅表，强调祛邪安正，曰：譬如盗至人家，近大门则驱从大门出，近后门则驱从后门出，乃宗经旨"其在皮者汗而发之""其在下者引而竭之"，"开鬼门""洁净府"给病邪以出路。诸如高热惊厥、麻疹、乙脑等不同热病以发汗、攻下、利尿、涌吐，甚至发疹布痧，痘症引浆等不同方法都是为给邪毒以出路也。临床上更有见伤寒蓄血证用抵当汤、桃核承气汤，乃取"血实宜决之"之经旨；小儿口腔溃疡用导赤散泻心令小

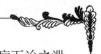

肠之火自小便出，大便实者，酌加大黄，此为上病下治之泄热法。伤寒热病若治不及时，邪传三阴，如贼已逼近寝室，倘能由阴转阳，回归阳明，不失时机则仍可驱以后门出，故曰三阴亦有可下之证也。热病的"开门逐盗"是不令病邪深入也，若祛贼不给出路，关门与之斗，即或贼败，能不损及器皿（脏气与正气）？设或不胜，必两败俱伤，甚或反被贼害，祸莫大焉！故曰"治热病不可关门杀贼也"。

4. 中阴溜府　下法宜慎

《灵枢》："中于阴则溜于府，中于阳则溜于经。""邪入于阴经，若藏气实，邪气入而不能客，还归于府"，提示邪伤阴经后，若脏气充实，不向里传而流入于腑。伤寒学派钱天来更明晰"阴经之邪，而能复归阳明之府者，即……中阴溜府""柯韵伯则认为，三阴皆有可下证，乃是热邪还府，"阳明又是三阴经实邪之出路也"；陆九芝强调："病苟入胃，得为下证，即无死证，而自阴溜府之更为可贵也"。后世医家进一步阐明了阴证转阳、邪结阳明而成可下之证。乃病势逆转，出险入夷之征，此乃"藏气实则还之府"矣。故曰："阳明无死证"。

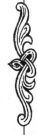

"中阳溜经"已知其为邪中三阳，但辨其三阳何证，因证施治可也；而"中阴溜府"为热邪还府，则为三阴之可下证矣。而其下法又大有研究，仲圣立少阴三急下，柯氏以"三阴皆得从阳明而下"，其理法均未离乎承气；恽铁樵氏虽有黄龙汤扶正攻下，半硫丸辛润温下之发挥，而于临症之际，尚不可拘泥胶著。阴证转阳，其阳气之来复，有微盛之异，盛者转阳明热实燥结，可选仲圣峻攻开结之三承气，泄热润燥之脾约麻仁，润肠导下之蜜煎导法；微者元阳尚弱，腑气寒涩，唯宜辛通温润，除半硫丸外，尚有大黄附子、千

金温脾、东垣通幽、景岳济川等，要在有是症用是药，切忌误下峻攻。曾治一朱姓老人。原有哮喘性支气管炎，肺气肿，每于秋凉渐作，冬令更剧，春暖方平。该年1个月因症情严重而住院治疗。初诊时呼吸急促，痰咳不利，二脉沉数，尺部虚大，舌干苔黄，渴不喜饮，大便干结，小溲短少。高年肾虚，痰饮泛上。予黑锡丹15克（包），济生肾气丸30克（包），煎服。两剂后，二便通，舌转润。然喘难平卧，咳不爽利，汗出较多，不喜饮水，脉沉细而尺虚大，舌红苔腻。少阴肾虚，水气上逆，主以真武。茯苓15克，白术9克，白芍9克，淡附片4.5克，生姜3片，干姜2.4克，细辛2.4克，五味子2.4克，黑锡丹15克（包）。先后6剂，喘平能卧，舌苔滋润，脉沉亦起，软滑无力。唯咳尚不利，而便结5天。此乃由阴转阳之征兆，以肾元素亏，只可润下，方用，苁蓉12克，当归9克，柏子仁9克，半硫丸12克（包），白芍9克，甘草4.5克，五味子3克，细辛2.4克，紫菀9克，款冬花9克。2剂。次日正逢星期日，患者急欲通便，提出要求灌肠。灌肠后大便即下，而旋见胸满气急，喘促心悸，大汗淋漓，神志昏迷，脉微欲绝。西医抢救无效，迅即死亡，离灌肠时间仅4小时。

按：本例为痰饮病，根据六经辨证，确属少阴，投真武加味，6剂后即喘平脉起，然便结不下。如前所述，此为阴证转阳，自阴溜府之征也。其大便闭结乃是生机所在，盖肾气初复，元阳始回，而本元未固，正需扶植，必须慎下，虑其再失也。半硫丸、苁蓉、当归、柏子仁之类温养辛润，可无差忒。灌肠荡涤，势必气耗而脱，能不阴阳离决于俄顷哉。如果我们在场，定然阻止；且误以涤肠之后，若予急救，或可回天。于斯即知，谙熟"中阴溜府"之原理确有重

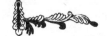

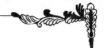

要意义。

"中阴溜府"源于《内经》，法于仲景，而发挥于伤寒学派诸贤。经旨要义可引申概括为4点：①伤寒三阴证由于阳气来复，症势转归阳明而成可下之症，是为狭义的"中阴溜府"；②根据六经辨证，阴证而见阳气渐振，出现便闭之候，是为广义的"中阴溜府"；③"溜府"运用下法当辨虚实寒热，或峻或缓，或温或润，不可偏执；④"溜府"之误治因于峻攻涤肠，阳气暴脱，故重在回阳固元。

5. 调治儿病　重在脾胃生化升降

吾于调治儿科病症每从脾胃生化升降着手，盖小儿体禀稚阴稚阳而又生机蓬勃，营阴精微常呈不足，其生长发育全仗脾胃营养供给。强调小儿先天强者不可恃，若脾胃失调，仍易多病；先天不足者毋庸过忧，适当调摄脾胃，使后天化源充分，亦能渐渐化不足为有余。就病机言，小儿患病多自外感或伤食，每见损及脾胃，诊治时必先察脾胃之厚薄，处方遣药亦须刻刻顾护胃气脾阴，一见不足，及时救护脾胃气阴，即是补益元气、正气。强调"百病以胃气为本"，"治病莫忘脾胃"，推崇仲师、钱乙之方，以白虎之配粳米；小柴胡之配姜枣；补肺散之伍糯米；泻白散之佐粳米，均含有护胃和中之意。故在"小儿用药六字诀"中，"轻"字居于首位，告诫用药勿使过剂，毋犯胃气，免伐生生之气，贵在清灵，贵在和平。

然调补脾胃方面，又忌呆补、蛮补、应掌握通补润燥之配合，在益气滋阴时每佐以通利助运之品。尝用参苓白术散，认为补养脾阴的山药、苡仁、扁豆等均属谷物类，气味甘淡，深合脾胃本性；而在养胃法中，每以石斛、花粉、扁豆、谷芽与陈皮、枳壳、佛手、香橼等润燥相伍、相得

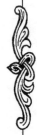

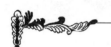

益彰。

　　治小儿泄泻，斡旋脾胃气机。吾遵东垣《脾胃论》"脾胃既虚，不能升浮……清气不升，浊阴不降"之旨，十分重视脾胃升降枢机作用。治小儿泄泻除辨寒热虚实外，常须注意清浊相干，升降失调之机，喜用葛根、扁豆衣、扁豆花、荷叶等药掺入方中，取其轻灵升清、宣发清阳、便泄自和。如一张姓男婴，泄已一月，仍未能止，发热不清，舌红少苔，唇朱口燥，食纳尚可，腹满胀气，肠鸣转矢，小溲不多，四肢清冷。此为虚中夹实，升降失职，乃以荷叶、葛根、银花、扁豆衣轻灵升清为主，使清阳宣发而浊阴自降；配以木香、枳壳理气宽中，条芩、花粉清热生津，党参、山药健脾扶中。三剂而热净肢温，大便成形，腹满较软，小溲通长，升降之理，深涵其奥。更有顽固便秘之因脾胃气机升降失调者，用通润之剂中反佐一味升麻，旋转气机，升发清气，浊阴自降而得结开便通。又曾治一马姓男孩，5岁，起于强忍大便，以致便下秘结，非导不下，一月仅得二次，已是两年顽疾。曾投以润肠之剂，稍能通下，但旋即又秘。见其面色萎黄，腹部柔软，大便虽结但解下尚软，脉弱而舌淡苔净，遂从阳气不振、脾胃失其升降论治。方用桂、附辛温通阳，党、草、归、芍调扶中焦，而以郁李、蒌仁润下降浊，反佐一味升麻，升发清阳，旋动气机。药后即得显效。又有李姓7岁男孩，久患脘腹疼痛，迁延不解，曾以小建中汤治之，其痛稍和，然继见低热阵作，腹痛复发，纳少作恶，脉弦苔薄。从脾胃气机之出入动静分析，认为原属寒邪郁于中土，今则气机已动，邪及少阳，故腹痛兼见阵热。乃投小建中合小柴胡，一以温里而扶脾胃，一以和解而疏郁结，4剂即诸症告平。凡此可显脾胃升降学说对临床的莫大

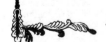

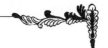

指导意义。

用培土生金法治痰咳久延，包括迁移性肺炎、肺脓疡等重症，肺脾两虚，痰浊内生，久久不愈，擅用星附六君汤培土生金，健脾荣肺，即杜绝生痰之源，复其清肃之令而咳痰均和。宿哮缠绵之因肺脾阳虚，寒饮内伏，辄选苓桂术甘汤通阳健脾，为崇土利饮法。尚可合二陈、三子，成为一首预防复发的根治之剂，以上观点是我对脾胃学说的融会而延伸发展。

曾治一11月龄患先天性溶血性贫血、黄疸之危重儿，经常高热达40℃，咳嗽频作，面如黄蜡。本病系溶血危象，红细胞异常，每易破坏而呈高热身疼，随时有衰竭死亡之虑。审患儿病本乃先天不足，元气大虚，脾之统血失职，病因阴血大耗，为里虚感邪之重症。治疗本病当从脾胃考虑，脾胃乃气血生化之源，然"有形之血难以速生，无形之气所当急固"，亟须补气健脾复其统摄之权，选用东垣麻黄人参芍药汤加味治疗，退热止咳，常能转安，生命延长至8岁。考本方出自东垣《脾胃论》，主治"脾胃虚弱，气促憔悴"而又表有大寒，里邪耗血，成为后世治疗虚人外感之名方，旨在健脾胃益中气以顾病本。应用全方，充分考虑到患儿元气大虚，阴血亏耗的本质，以及卫弱易感外寒之标象，参芪甘草补气益脾，托邪外出，配麻桂以解表邪，归芍养血和营，麦冬五味清热养肺，元气振，阴血生，外邪解而气血资生，从而救治了危重症。

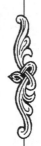